高等职业教育教材

安全技术与管理系列教材

职业卫生

（第三版）

刘景良　主编

化学工业出版社
·北京·

内 容 简 介

《职业卫生》共分十章，内容包括职业卫生与职业危害概述；职业性接触毒物的危害与防治；生产性粉尘的危害与防治；高温、灼伤的危害与防护；噪声的危害与防治；辐射的危害与防护；个体防护；职业卫生管理；建设项目职业病危害评价；职业病危害因素测定技术。本教材的特点是突出职业危害的基本知识、防治与防护技术，以及管理要求，将职业病危害与防护技术的工程内容结合起来并引入案例，有利于读者认识职业危害和掌握防治措施。教材内容全面，实用性突出。

本教材可作为高职高专院校安全类专业和其他涉及职业危害的专业的教学用书，还可作为工矿企业普及职业卫生知识的培训用书。

图书在版编目（CIP）数据

职业卫生/刘景良主编．—3 版．—北京：化学工业出版社，2023.2（2024.8重印）
安全技术与管理系列教材
ISBN 978-7-122-42486-0

Ⅰ.①职… Ⅱ.①刘… Ⅲ.①劳动卫生-高等职业教育-教材 Ⅳ.①R13

中国版本图书馆 CIP 数据核字（2022）第 206560 号

责任编辑：王海燕　张双进　　　　　装帧设计：王晓宇
责任校对：王鹏飞

出版发行：化学工业出版社（北京市东城区青年湖南街 13 号　邮政编码 100011）
印　　装：河北延风印务有限公司
787mm×1092mm　1/16　印张 17½　字数 432 千字　2024 年 8 月北京第 3 版第 2 次印刷

购书咨询：010-64518888　　　　　售后服务：010-64518899
网　　址：http://www.cip.com.cn

凡购买本书，如有缺损质量问题，本社销售中心负责调换。

定　　价：45.00 元　　　　　　　　　　　　　　　　版权所有　违者必究

前　　言

2016年以来,我国新颁布和修订了一系列职业卫生方面的法律法规和标准,如《中华人民共和国职业病防治法》(2018年第4次修正)、《工作场所职业卫生管理规定》(国家卫健委令第5号)、《国家卫生健康委办公厅关于公布建设项目职业病危害风险分类管理目录的通知》(国卫办职健发〔2021〕5号)、《建设项目职业病防护设施"三同时"监督管理办法》(安监总局90号令)、《工作场所有害因素职业接触限值　第1部分：化学有害因素》(GBZ 2.1—2019)、《用人单位劳动防护用品管理规范》等,对企业职业危害因素防控提出了许多新的要求,对企业职业危害因素进行监管的政府主管部门也有了变化。2019年《国家职业教育改革实施方案》颁布实施以及2020年全国职业教育大会以来,国家对职业教育教学改革提出了许多新要求。

本次修订是在本书第二版的基础上修订而成,充分反映我国职业卫生领域的新理论、新技术、新装备,体现职业卫生法律法规标准对存在职业危害因素的生产经营单位的新要求,满足职业教育教学改革的新需求,明确教材的育人功能。

修订与新编写的主要内容如下：

① 在每一章的学习目标中,进一步明确能力或技能目标,新增素质教育目标；强化教材育人功能,进一步丰富了思政元素的内容。

② 第一章中,第一节补充了近年来我国职业病病例的统计分析内容,第三节新增《工作场所职业卫生管理规定》,补充了《使用有毒物品作业场所劳动保护条例》对存在有毒物品作业企业的相关要求,并对其他内容依据新颁布或修订的相关法规标准进行修订。

③ 第二章第一节中,以新编的"职业接触水平及其分类控制措施"替换"有毒作业分级"的全部内容,增加"工作场所空气中有害因素职业接触限值及其应用"作为第五部分。

④ 第四章中对"高温作业及分类""高温作业分级"进行了修订,新编了高温作业"分级管理原则"。

⑤ 第五章中新编了"噪声作业分级与分级管理原则"的内容。

⑥ 第六章新增了"辐射事故案例"。

⑦ 第七章,依据《用人单位劳动防护用品管理规范》等法规标准对"劳动防护用品的选择原则""劳动防护用品的发放"等内容重新进行了编写。

⑧ 第八章,依据《工作场所有害因素职业接触限值　第1部分：化学有害因素》(GBZ 2.1—2019)对"第二节 职业卫生监测"进行修订,全部更新了"工作场所有毒物质职业接触限值测定方法相关标准",新增了"工作场所生产性粉尘职业接触限值测定方法相关标准"。

⑨ 第九章中,删除原第二节"建设项目职业病危害因素识别",新编"建设项目职业病危害现状评价"作为独立一节,并对其他内容进行修订。

⑩ 新编"职业病危害因素测定技术"作为第十章。

⑪ 结合近年来颁布的职业卫生相关法律法规标准的新要求、职业卫生岗位新要求及科技新进展对第二版中的其他不适宜之处进行修订。

⑫ 更新附录1、附录3和附录5。

本书由天津职业大学刘景良教授主编,并负责第1~8章修订及新增内容的编写工作;天津职业大学董菲菲讲师负责第9章修订及新增内容的编写;天津合泰安全卫生评价监测有限公司监测部门负责人徐娜娜工程师完成第10章编写。全书由刘景良统稿,天津职业大学冯艳文教授担任主审。

天津合泰安全卫生评价监测有限公司对本书的修订工作提供了支持,在此表示衷心感谢。

由于编者水平所限,书中不妥之处敬请读者批评指正。

编者

2022年9月

第一版前言

自 2002 年 5 月 1 日《中华人民共和国职业病防治法》（以下简称《职业病防治法》）和相关法规、标准实施以来，我国的职业卫生工作迈上了新的台阶。但从我国职业卫生现状分析可知，我国职业病发病形势依然严峻，职业危害因素分布广泛，接触职业危害因素的人群数以亿计，职业病防治工作涉及几十个行业，法定的职业病达 115 种。贯彻实施《职业病防治法》，保护劳动者健康及其相关权益，将是一项长期而艰巨的任务。

《职业病防治法》坚持"预防为主，防治结合"的方针，强调从源头预防和控制职业病的危害。职业卫生的目的，正如世界卫生组织和国际劳工组织所指出的，是促进和保持所有作业工人身体、精神和社会活动的最高健康水平，预防工作环境对工人健康的影响，保护工人不受工作中有害因素的危害，改善职业环境并使之适合工人的生理和心理状况。所以我们编写《职业卫生》教材的最终目的，是预防和减小职业危害。

基于上述宗旨，本教材包括职业危害识别、评价、预测和控制不良劳动条件对职业人群健康的影响。根据高职学生的特点以及毕业后大都在生产一线从事操作的现状，依据危害识别与防治并重的原则，将职业危害与防护技术措施工程内容结合起来。每一章根据作业环境划分，引入案例，突出实用性，强调职业危害的防治与防护技术措施，并尽可能对产生危害、出现临床症状的原因及防治、防护危害的原理进行解释。本书可作为高职高专院校安全技术和具有危险隐患行业如化工类专业的教材使用，还可作为工矿企业普及职业卫生知识和培训用书。

本教材共分九章，包括职业卫生与职业危害概述；工业毒物的危害与防治；生产性粉尘的危害与防治；高温、灼伤的危害与防护；噪声的危害与防治；辐射的危害与防治；个体防护；职业卫生管理；建设项目职业病危害评价。本教材由以下同志参加编写：第一、三、五章由广西工业职业技术学院张良军、邱媛编写，第二、四、六、七章及附录 4 由天津渤海职业技术学院傅梅绮编写，第八、九章及其余附录部分由常州工程职业技术学院陈川编写。本书由天津渤海职业技术学院傅梅绮统稿，天津渤海化工集团公司劳动卫生研究所副所长孙连第主审。在编写过程中得到化学工业出版社及各编者所在单位的大力支持，在此一并表示衷心感谢。

由于编者水平有限和时间仓促，不妥之处在所难免，敬请读者批评指正。

编 者
2008 年 5 月

第二版前言

2008年以来，我国新颁布和修订了一系列与职业卫生相关的法律法规和标准，如《中华人民共和国职业病防治法》（中华人民共和国主席令第52号）、《职业病危害项目申报办法》（国家安全生产监督管理总局令第48号）、《职业病分类和目录》（国卫疾控发〔2013〕48号）、《职业病危害因素分类目录》（国卫疾控发〔2015〕92号）、《用人单位职业健康监护监督管理办法》（国家安全生产监督管理总局令第49号）、《工业企业设计卫生标准》（GBZ 1—2010）、《职业健康监护技术规范》（GBZ 188—2014）等，对企业职业危害因素监管的政府主管部门已发生变更（由原来的卫生部门变更为安全生产监督管理部门），《职业卫生》第一版教材中的部分内容已不再适合新的形势。本次修订是在第一版教材的基础上进行的，修订中力求充分反映现行适用的职业卫生相关法律法规和标准的核心内容，反映新理论、新技术、新装备，以适应新形势下企业职业卫生管理的需要。

修订与新编写的主要内容如下。

① 第一章中，第一节对"一、职业卫生术语"部分进行了重新编写，删除了第一版的"二、职业卫生工作的研究对象及方法"及"四、职业卫生工作的工作原则和预防原则"，对"三、职业卫生工作的范围及内容"以及"五、我国职业卫生现状分析"进行了修订和补充；第三节中按照新的法规标准重新编写了"职业病防治法""职业病危害项目申报办法""用人单位职业健康监护监督管理办法""建设项目职业卫生'三同时'监督管理暂行办法""工业企业设计卫生标准""工作场所有害因素职业接触限值　化学有害因素""工作场所有害因素职业接触限值　物理因素""职业健康监护技术规范"等内容。

② 第二章中，第一节更新了"职业性接触毒物危害程度分级"，对"四、工业毒物对人体的危害"更名为"四、职业中毒的种类及职业中毒对人体系统及器官的损害"等内容；第二节新增"防毒管理措施"内容，并补充了"事故排风"的相关内容；新增"急性中毒的现场救护"作为第三节；补充了本章案例。

③ 第三章新增"主要生产性粉尘及其危害"作为第二节。

④ 第四章中，第一节对"一、高温作业及分类"进行了修订；删除了第一版第二节"一、评价热环境的热应激指数"，依据新标准GB/T 4200—2008和GBZ 1—2010对第二节的高温作业分级及卫生标准等内容进行修订；新增了案例。

⑤ 第五章新增了"声环境质量标准"的相关内容。

⑥ 第七章第一节删除了"氧气呼吸器"的相关内容，新增了"空气呼吸器"的相关内容；第二节补充了"特种劳动防护用品分类"，更新了"特种劳动防护用品执行标准"；第三节新编了"劳动防护用品的发放"和"劳动防护用品的使用"等内容，并对其他相关内容进行修订；新增案例。

⑦ 第八章删除了第一版的第一节。依据新法规、标准对其他内容进行了修订。

⑧ 第九章依据《建设项目职业病危害预评价导则》（AQ/T 8009—2013）对第三节进行

了修订；依据《建设项目职业病危害控制效果评价导则》（AQ/T 8010—2013）对第四节进行了修订，更新了部分案例分析的内容。

⑨ 结合近年来颁布的相关法律法规标准、职业卫生工作实际及最新科技进展，对第一版中的其他不适宜之处进行了修改。

⑩ 更新了全部附录。

本书由天津职业大学刘景良主编。第八章第二节由浙江省安全生产科学研究院李笑笑完成修订及新增内容的编写，第九章由天津职业大学董菲菲完成修订及新增内容的编写，其余部分由天津职业大学刘景良完成修订及新增内容的编写。全书由刘景良负责统稿。

由于编者业务水平的局限，书中不妥之处在所难免，恳请读者批评指正。

编　者
2016 年 5 月

目　　录

第一章　职业卫生与职业危害概述 ……………………………………………… 001
　　第一节　职业卫生概述 ………………………………………………………… 001
　　第二节　职业危害概述 ………………………………………………………… 007
　　第三节　控制职业病危害的相关法律、法规及标准 ………………………… 012

第二章　职业性接触毒物的危害与防治 ………………………………………… 030
　　第一节　职业性接触毒物的危害 ……………………………………………… 030
　　第二节　职业性接触毒物的防治 ……………………………………………… 047
　　第三节　急性中毒的现场救护 ………………………………………………… 064

第三章　生产性粉尘的危害与防治 ……………………………………………… 072
　　第一节　生产性粉尘对人体的危害 …………………………………………… 072
　　第二节　主要生产性粉尘及其危害 …………………………………………… 079
　　第三节　生产性粉尘的防治 …………………………………………………… 088

第四章　高温、灼伤的危害与防护 ……………………………………………… 100
　　第一节　高温作业的危害 ……………………………………………………… 100
　　第二节　高温作业分级及高温车间气象条件的卫生标准 …………………… 104
　　第三节　高温作业的防护措施 ………………………………………………… 107
　　第四节　灼伤及其防治 ………………………………………………………… 112

第五章　噪声的危害与防治 ……………………………………………………… 118
　　第一节　噪声的危害 …………………………………………………………… 118
　　第二节　噪声的防治 …………………………………………………………… 125

第六章　辐射的危害与防护 ……………………………………………………… 135
　　第一节　辐射线的种类与特性 ………………………………………………… 135
　　第二节　非电离辐射的危害与防护 …………………………………………… 137
　　第三节　电离辐射的危害与防护 ……………………………………………… 141

第七章　个体防护 ………………………………………………………………… 149
　　第一节　个体防护用品的类型 ………………………………………………… 149

第二节　劳动防护用品的选择原则 ································· 153
　　第三节　劳动防护用品的采购、发放、培训及使用 ················· 156

第八章　职业卫生管理 ··· 162
　　第一节　职业卫生日常管理 ··· 162
　　第二节　职业卫生监测 ··· 165

第九章　建设项目职业病危害评价 ····································· 181
　　第一节　概述 ··· 181
　　第二节　建设项目职业病危害预评价 ································· 187
　　第三节　建设项目职业病危害控制效果评价 ························· 191
　　第四节　建设项目职业病危害现状评价 ······························· 195

第十章　职业病危害因素测定技术 ····································· 202
　　第一节　作业场所空气中粉尘浓度测定技术 ························· 202
　　第二节　作业场所空气中有毒物质测定技术（以二氧化锰为例） ····· 207

附录 ··· 211
　　附录1　中华人民共和国职业病防治法 ······························· 211
　　附录2　职业病分类和目录 ··· 224
　　附录3　建设项目职业病防护设施"三同时"监督管理办法 ············· 228
　　附录4　工业企业设计卫生标准 ····································· 236
　　附录5　工作场所有害因素职业接触限值（摘选） ··················· 256

参考文献 ··· 270

第一章 职业卫生与职业危害概述

> **学习目标**
>
> 本章主要掌握职业卫生工作范围；熟悉职业危害因素；了解我国职业危害现状；掌握控制职业病危害相关法规、标准的主要内容；强化职业卫生工作的守法意识。

第一节 职业卫生概述

任何生产活动都是在一定的生产工艺设备条件下和一定的作业环境内进行的。生产过程、劳动过程和作业环境就构成了劳动条件，其状况的好坏，以及劳动组织和操作过程安排是否合理，直接影响到劳动者的身体健康。在生产过程及其他职业活动中，存在着各种化学的、物理的和生物的职业病危害因素，这些危害因素可直接或间接地对劳动者的健康造成不良的影响，使劳动者某些器官或系统发生异常改变，形成急性或慢性病变。职业卫生的基本任务就是改善职业活动中的作业环境，控制和消除有害因素对人体的危害，防止职业危害的发生，以达到保护劳动者的身体健康、提高生产效率、促进生产发展的目的。

一、职业卫生术语

1. 职业卫生

职业卫生原称劳动卫生或工业卫生，也可称之为职业健康，是对工作场所内产生或存在的职业性有害因素及其健康损害进行识别、评估、预测和控制的一门学科。目的是预防和保护劳动者免受职业性有害因素所致的健康影响和危险，促进和保障劳动者在职业活动中的身心健康和社会福利。

2. 劳动条件

指生产过程、劳动过程和作业环境。

3. 工作场所

指劳动者进行职业活动并由用人单位直接或间接控制的所有工作地点。

4. 工作地点

指劳动者从事职业活动或进行生产管理而经常或定时停留的岗位或作业地点。

5. 预防

指预先采取防范措施，这是贯彻于职业病防治活动全过程的根本措施。它包括为控制和消除职业病危害因素所采取的一切措施，特别强调前期预防，强调从职业病危害源头采取措施。

6. 控制

指对工作场所、职业活动过程中产生或者可能产生的职业病危害因素的识别、评价、干预措施。目的是保证工作场所职业病危害因素的浓度或强度符合国家职业卫生标准和卫生要求。

7. 消除

指依靠科技进步，产业结构调整，技术改造和其他治理措施，用无毒材料、工艺代替有毒材料、工艺，根除工作场所已经存在的职业病危害。

8. 职业病危害

指对从事职业活动的劳动者可能导致职业病的各种危害。

9. 职业病危害因素

指职业活动中存在的各种有害的化学、物理、生物因素以及在作业过程中产生的其他职业有害因素。

10. 职业病

从广义上讲是泛指劳动者在劳动过程及其他职业活动中，由于职业性有害因素的影响而引起的疾病。狭义上讲的职业病，即法定职业病，是指国家主管部门公布的职业病目录所列的职业病。

职业病的分类和目录由国务院卫生行政部门会同其他相关部门制定、调整并公布。职业病需经国家指定的医疗机构确诊。

11. 职业禁忌

指劳动者从事特定职业或者接触特定职业病危害因素时，比一般职业人群更易于遭受职业病危害和罹患职业病或者可能导致原有自身疾病病情加重，或者在从事作业过程中诱发可能导致对他人生命健康构成危险的疾病的个人特殊生理或者病理状态。

12. 职业健康监护

指劳动者上岗前、在岗期间、离岗时、应急的职业健康检查和职业健康监护档案管理。

13. 健康

指一个人在身体、心理和社会适应均处于完好状态，而不仅仅是没有疾病或不虚弱。世界卫生组织对人类健康曾经下过这样的定义：一个人的健康应该包括身体健康、精神健康和社会适应良好三个方面。

二、职业卫生工作的范围及内容

职业卫生工作的范围涉及职业病危害因素识别、职业病发病规律分析、职业性有害因素监测、职业健康监护以及职业病防治等。

1. 职业卫生工作的范围

（1）职业病危害因素识别　识别生产过程中产生的各类职业病危害因素。

（2）职业病发病规律分析　职业卫生的一项主要工作是通过资料积累，分析职业病的病因和规律，提出相应的预防措施，改善劳动条件，防止职业病的发生。

职业病的病因是很明确的，造成职业病的主要条件是接触方式、接触时间、接触程度（即职业病危害因素的浓度或强度）等。因此，分析职业病的病因，首先应该分析劳动环境、接触水平、防护条件等综合因素，进而摸清发病规律，采取有效的预防措施。

职业病的发病，存在着极大的个体差异。在同一环境中，有的人发病，有的人不发病；有的发病早，有的发病迟；有的病情重，有的病情轻；有的病程长，有的病程短；有的可影响下一代等，情况各有不同。另外，还要考虑个体的情况，如性别、年龄、营养条件、健康状况、遗传因素、生活方式、卫生习惯等。

（3）职业性有害因素监测　职业性有害因素又称生产性有害因素，是指能对职工的健康和劳动能力产生有害作用并导致疾病的生产因素。

作业场所的作业条件监测是了解工作环境存在职业病危害因素的重要依据，经检测，可以判定职业病危害因素的性质、分布、产生的原因和程度，也可鉴定防护设备的效果。

职业病危害因素监测必须按计划实施，有专门人员负责，建立职业卫生档案。

（4）职业健康监护　职业卫生工作的一项主要内容。健康监护不仅起到保护劳动者健康、提高劳动者自我健康保护意识的作用，也是为了便于早期发现疑似职业病病人，早期治疗。

职业健康体检是了解劳动者健康状况的必要手段，上岗前、在岗期间和离岗时的职业健康体检及离岗后的医学随访，不仅可避免职业禁忌证，还有助于识别劳动者的健康变化，结合作业场所的作业条件监测等资料进行动态对比，可鉴别是否属于职业性病变。

健康监护工作中，必须有专职人员负责，建立职业健康监护档案。

（5）职业病防治　职业病防治工作的目的是预防、控制和消除职业病危害，防治职业病，保护劳动者健康及相关权益。

职业病防治工作，必须发挥各方面的力量，政府监督管理、用人单位自律、职业卫生技术服务、职业病防治、工伤社会保险、社会监督、劳动者自我保护等诸方面，形成良好的职业卫生防控体系。

2. 职业卫生工作的内容

① 进行职业卫生调查。
② 职业卫生立法与监督。
③ 制定和实现改善劳动条件的措施。

④ 人员培训和宣传教育。

三、我国职业卫生现状分析

1. 职业病现状及分析

依据《职业病分类和目录》（国卫疾控发［2013］48号），我国目前法定的职业病共分10大类，分别是职业性尘肺病及其他呼吸系统疾病、职业性皮肤病、职业性眼病、职业性耳鼻喉口腔疾病、职业性化学中毒、物理因素所致职业病、职业性放射性疾病、职业性传染病、职业性肿瘤和其他职业病（详见附录2）。

（1）职业病新发病例仍处于高发态势　根据全国31个省、自治区、直辖市和新疆生产建设兵团（不包括西藏、港、澳、台地区）2007～2021年间职业病报告，整理的主要职业病情况详见表1-1。

表1-1　2007～2021年主要职业病患病情况统计

年份	职业病病例数/例	尘肺病病例数/例	尘肺病比例	职业性化学中毒病例数/例	职业性化学中毒比例	职业性耳鼻喉口腔疾病（噪声聋）病例数/例	职业性耳鼻喉口腔疾病比例
2007	14296	10963	76.69%	2238	15.65%	290	2.03%
2008	13744	10829	78.79%	1931	14.05%	236	1.72%
2009	18128	14495	79.96%	2464	13.59%	424(348)	2.34%
2010	27240	23812	87.42%	2034	7.47%	347(333)	1.27%
2011	29879	26401	88.36%	2131	7.13%	532(492)	1.78%
2012	27420	24206	88.28%	1641	5.98%	639(597)	2.33%
2013	26393	23152	87.72%	1541	5.84%	716(681)	2.71%
2014	29972	26873	89.66%	1281	4.27%	880(825)	2.94%
2015	29180	26081	89.38%	931	3.19%	1097(1052)	3.76%
2016	31789	27992	88.06%	1212	3.81%	1276(1220)	4.01%
2017	26756	22701	84.84%	1021	3.82%	1608	6.01%
2018	23497	19465	82.84%	1333	5.67%	1528	6.50%
2019	19428	15898	81.83%	778	4.00%	1623	8.35%
2020	17064	14367	84.19%	486	2.85%	1310	7.68%
2021	15407	11809	76.65%	567	3.68%	2123	13.78%

注：职业性化学中毒包括职业性急性化学中毒和职业性慢性化学中毒；职业病耳鼻喉口腔疾病中噪声聋占绝大部分比例。

表1-1中的数据体现了如下规律：职业病病例总数自2016年达到峰值（31789例）以来呈现了明显的下降趋势（2021年的15407例）；尘肺病（即肺尘埃沉着病）病例数量占比（2007～2021年间）处于76%～90%之间，平均在80%以上，病例数遥遥领先其他职业病，处于首位，是职业病防治的重中之重；职业性化学中毒病例数量占比呈现明显下降趋势；职业性耳鼻喉口腔疾病病例数量占比呈现明显上升趋势，无论是病例数量还是占比均超越职业性化学中毒，处于第二位。

（2）职业病危害分布行业广，中小企业危害重　从煤炭、有色、建材、冶金等传统工业，到汽车制造、医药、生物工程等新兴产业都不同程度存在职业病危害。在我国各类企业中，中小企业占90%以上，吸纳了大量劳动力，特别是农村劳动力。职业病危害也突出地反映在中小企业。

（3）职业病危害流动性大、危害转移严重　在引进境外投资和技术时，一些存在职业病危害的生产企业和工艺技术由境外向境内转移。与此同时，境内也普遍存在职业病危害从城市和工业区向农村转移，从经济发达地区向欠发达地区转移，从大中型企业向中小型企业转移的情况。在数量庞大的农业劳动力中，其中相当部分人从事尘毒危害作业。由于劳动关系不固定，农民工流动性大，接触职业病危害的情况十分复杂，其健康影响难以准确估计。

（4）职业病具有隐匿性、迟发性特点，易被忽视　慢性职业病特别是尘肺病和某些职业中毒的潜伏期较长，一旦发病往往难以治疗，病死率高。以尘肺为例，潜伏期可长达数年甚至十数年。

（5）职业病很难治愈，易产生连锁不良影响　职业病虽可预防，但很难治愈，一旦患上职业病，患者很容易丧失劳动能力，甚至很容易致残、致死，严重侵害劳动者的身心健康。

急性职业病往往以出现群死群伤为特点，其危害性不容小视。慢性职业病往往需要终身治疗，治疗和康复费用昂贵，给劳动者、用人单位和国家带来严重的经济负担。一些企业由于慢性职业病人逐年不断累积，其医疗和福利费逐年增加，导致企业不堪重负，有的甚至被拖垮，结果造成绝大多数职业病患者得不到定期康复治疗，职业病患者应享受的法定权益得不到保障。由于农民工职业病患者享受法定权益更难以保障，因病致贫、因病返贫比较普遍，特别是那些丧失劳动能力或病故的农民工，其家中老人和孩子无人抚养，极易成为社会不稳定因素。近年来在一些地方屡屡发生的尘肺病、正己烷中毒、三氯甲烷中毒、二氯乙烷中毒、镉中毒等群发性职业病事件还造成了恶劣的社会影响。职业病危害问题已经成为影响社会和谐的公共卫生问题和社会问题。

由于职业病患者绝大多数是青壮年，直接影响到我国人口素质和劳动力资源的可持续发展，加之部分职业病危害因素可侵害人体的生殖系统，影响后代繁衍。

在全球经济一体化进程中，职业病防治与安全、环保工作一样重要，已成为某些发达国家的贸易附加条件，对发展中国家来说成为非关税壁垒。职业病问题已经成为重大的公共卫生问题和社会稳定问题，影响国家经济建设和国际经贸交往。因此，我国必须不断强化职业病防治工作，不断改善劳动卫生条件，不断增强中国企业参与全球市场竞争的能力。

2. 职业病危害的原因

以下因素是造成职业病危害的主要原因。

（1）少数地方政府片面追求经济发展，忽视职业病防治　由于受到地方领导片面追求经济发展的影响，有的地方片面强调经济的快速发展，加之监管不到位，职业病危害源头没有得到有效控制。有的地方政府缺乏科学发展观，出现冒进型政绩观，为了当地经济的快速发展，争相降低门槛招商引资，实施"先上车后补票"的做法，使企业的立项、准入、监管过程没有按照国家法律法规的要求严格把关，导致未经职业病危害评价和未经"三同时"审查的企业开工投产，一些职业病危害严重的企业和产业乘虚而入，导致职业病危害出现从经济发达地区向经济落后地区转移、从城市向农村转移、从国外向国内转移等现象。

（2）劳动用工管理混乱，农民工的权益无法保障　用人单位没有依法与劳动者签订劳动合同、不建立职业健康档案、不参加工伤社会保险，致使劳动者不了解工作场所职业病危害真相，职业健康体检、职业病诊断、治疗等健康合法权益未能得到维护，权益受到损害后，又因没有签订劳动合同而无法索赔。不少农村青壮年农民工在患职业病后，被用人单位残忍辞退，得不到应有的诊治，错过了救治机会，使病情加重甚至丧失了年轻的生命。

（3）政府投入不足，防病能力滞后于经济发展　各地在经费投入上存在着重传染病轻职业病的现象，由于各级各类职业病防治机构缺乏经费的有力保障，导致仪器设备陈旧落后，新的职业病危害因素难于发现和识别，更难以提供执法监督的技术支撑。预防控制措施缺乏针对性，对现有的外资企业、中小乡镇企业，以及庞大的农村流动劳动大军尚缺乏有效的职业病防治管理模式。

（4）用人单位未履行职业病防治主体责任　尽管法律法规已经明确，职业病防治工作的责任主体在用人单位。但是，许多用人单位没有履行好职业病防治的责任，主要表现在未采取有效措施从源头上控制职业病危害，对涉及职业病危害的建设项目，没有遵守国家法律法规，没有经行政主管部门审批的职业病危害评价报告；许多用人单位未建立职业病防治机构，未落实专职人员管理，未建立健全职业病防治规章制度，未向劳动者告知本企业的职业病危害，未采取有效防护措施，未对工作场所实施职业病危害因素监测，没有落实职业健康体检、诊断和治疗。

3. 职业病的防治

在工业发展过程中，各级政府应当加强管理，从以下几个方面强化职业病防治工作。

（1）把职业病防治纳入各级政府年度考核指标　地方各级政府在招商引资过程中，在推进产业发展中应该把劳动者的生命安全、生命健康放在第一位，从源头上控制职业病危害，严把乡镇企业和个体生产者的准入关，禁止以技术转让的形式，将落后的、职业病危害严重的项目、设备、工艺引入，对于有可能产生职业病危害的建设项目，要依法进行职业病危害评价，做到职业病防护设施与主体工程同时设计、同时施工、同时竣工验收投产。建立责任追究制，树立正确的政绩观，将职业病防治工作列入各级政府的年度考核指标，实行"一票否决制"。

凡是职业病危害严重，职业病发病率高或发生重特大职业病危害事故的地方，要追查主要领导人的责任，对那些忽视职业病防治，漠视劳动者健康，造成职业病暴发的领导干部，应予以问责。

（2）建立部门协作监管的长效机制　职业病防治工作是社会系统工程，涉及政府多个部门。为从源头上有效预防和控制职业病危害，应实施行政许可的职业卫生前置制度，建设项目未进行职业病危害评价和未经行政主管部门审核同意的，有关部门不得批准该建设项目立项；用人单位没有履行职业病防治责任的，有关部门不得通过年检。

（3）建立并完善职业卫生执法监督体系、职业卫生技术服务体系和职业病救治体系　在建设从中央到地方省、市（地）、县疾病预防控制中心的同时，应当统筹考虑并加强职业病防治机构的建设，努力建设适应社会经济发展要求的职业病预防控制体系，建立并完善从中央到地方省、市（地）、县的职业病预防控制机构，明确职业病防治为公共卫生体系和疾病预防控制体系中的重要组成部分,在经费投入上与传染病、地方病、寄生虫病同等对待。每个用人单位都要依法设置或指定职业卫生管理机构或者组织,配备专职或兼职职业卫生专业人员。此外,加强对现有的职业病专科医院建设,提高其诊治水平和职业病危害事故的救援能力。

(4) 建立省际职业病防治工作协作互动机制　我国农村有大量的剩余劳动力,成千上万的农民工离家跨省外出打工已成为一种十分普遍的现象,打工期间患职业病而索赔无门的事件时有发生。为及时、有效救治外出打工罹患职业病的农民工,解决拖欠职业病诊治和赔偿费用等问题,国家应建立省际职业病防治工作协作互动机制,避免推诿及企业拒付医疗费等现象的发生。

(5) 建立专项救济基金,落实职业病患者待遇　各级政府应建立职业病防治救济专项基金,解决因职业病致贫、支付不起医疗费的农民工和特困、破产企业罹患职业病职工的体检和治疗问题,解决职业病患者医疗待遇不落实等实际问题。

第二节　职业危害概述

一、职业危害因素概述

1. 职业危害定义

职业危害是指劳动者在从事职业活动中,由于接触生产性粉尘、有害化学物质、物理因素、放射性物质等职业危害因素而对其身体健康所造成的伤害。

2. 职业危害因素分类

工矿企业生产第一线的作业工人,在日常的生产作业过程中,可能会接触到各种各样的职业危害因素。这些职业危害因素,按其来源可以分为下面三类。

(1) 生产过程中接触的职业病危害因素

① 化学因素。工业生产中,作业工人所接触的生产原料、中间体、辅助剂、成品、副产品、杂质和废弃物等,有可能是不同毒性程度的化学毒物,这些物质进入人体后可导致不同程度的职业危害。

② 粉尘。对固体物料进行破碎、研磨、熔融,粉料的装卸、运输、混拌以及气态物质的升华、氧化等操作时,都可能接触生产性粉尘。作业工人长期吸入生产性粉尘,其主要的病理改变是引起肺组织的纤维化,导致尘肺。

③ 物理因素。

a. 高温和低温。

b. 高气压、低气压、高原低氧。

c. 噪声、手传振动、超声波等。

d. 紫外辐射、红外线、激光辐射、微波辐射、工频电磁场、高频电磁场、超高频辐射等。

④ 放射性因素。如 X 射线、α射线、β射线、γ射线、中子射线等。

⑤ 生物因素。艾滋病病毒（限于医疗卫生人员及人民警察）、炭疽芽孢杆菌、布鲁氏菌、森林脑炎病毒等。

(2) 劳动过程中的有害因素　劳动过程中的多种因素可导致劳动者产生生理性疲劳和心理性疲劳，劳动者若长期处于疲劳状态必然会影响身体健康。

① 劳动组织和制度的不合理，如劳动时间过长、工休制度不健全或不合理等。

② 劳动中的精神过度紧张，如在生产流水线上的装配作业工人等。

③ 劳动强度过大或劳动安排不当，如安排的作业与劳动者的生理状况不相适应，或生产定额过高，或超负荷地加班加点等。

④ 个别器官或系统过度紧张，如由于光线不足而引起的视力紧张等。

⑤ 长时间处于某种不良的体位，或使用不合理的工具、设备等。

(3) 作业环境中的有害因素

① 生产场所设计不符合卫生标准，如厂房矮小、狭窄，车间布置不合理，特别是把有毒和无毒工段安排在同一作业场所内等。

② 缺少必要的职业危害防护设施、措施，如缺少通风换气、照明设施，缺少防尘、防毒、防暑降温、防噪声的措施、设备，或有但不完善、效果不好。

③ 个人防护用品方面的配置有缺陷。

二、职业病危害因素分类

依据《职业病危害因素分类目录》（国卫疾控发〔2015〕92号），职业病危害因素分为以下六大类。

① 粉尘。包括硅尘（游离二氧化硅含量超过10%）等51种粉尘和可导致职业病的其他粉尘。

② 化学因素。包括铅及其化合物（不包括四乙基铅）等374种化学物质和可导致职业病的其他化学因素。

③ 物理因素。包括噪声等14种物理因素和可导致职业病的其他物理因素。

④ 放射性因素。包括密封放射性源产生的电离辐射（主要产生γ、中子等射线）等7种放射性因素和可导致职业病的其他放射性因素。

⑤ 生物因素。包括艾滋病病毒（限于医疗卫生人员和人民警察）等7种生物因素和可导致职业病的其他生物因素。

⑥ 其他因素。包括金属烟、井下不良作业条件和刮岩作业（限于手工刮岩作业人员）三种职业病危害因素。

三、化工石油行业主要职业危害因素分布

1. 化学工业的职业危害因素

化学工业产品品种繁多，与其他许多行业的生产密切相关，是许多行业不可缺少的原料。化学工业生产过程常常具有高温、高压、易燃、易爆及易腐蚀等特点，化工生产中的原料、中间体、辅助剂、成品、副产品、杂质和废弃物等均有可能是生产性工业毒物。

下面仅选化工生产中几种有代表性的职业危害阐述如下。

(1) 硫酸生产的职业危害　硫酸生产过程中可能危害工人健康的主要问题是有害气体、

粉尘及高温。

① 有害气体。生产中的主要有害气体是 SO_2。在焙烧、精制、干燥等过程中，都可能有 SO_2 从设备缝隙中逸出。此外，炉气中还含有少量的 SO_2，微量的三氧化二砷、二氧化硒等。有害气体外逸主要是由于管理不良，通风设备发生故障所致；输气管理中由于粉尘堆积淤塞，使炉内压力增高；投料炉口、炉体及管道不密闭；赤热余烬中残存硫黄燃烧形成 SO_2；违反操作规程等。

② 粉尘。在矿石粉碎、传送、筛分和焙烧炉投料、出料及除尘器周围都有可能存在大量粉尘。

③ 高温。焙烧炉在正常操作情况下，炉温控制在 850~950℃，由炉壁、炉口、烟道散发的热量很大。特别是采用沸腾焙烧炉，炉内温度很高，从炉内刚清除出来的炉渣温度约 500℃，如处理不当，也可成为车间内的热源。

(2) 氯碱工业中的职业危害　氯碱生产中的主要职业危害因素是氯气。采用汞电极电解槽法时，还有汞蒸气问题，不但生产过程受汞的污染，甚至成为汞污染环境的来源。汞污染与以下几个环节有关。

① 电解槽不严密，逸出的氯气和汞蒸气在空气中形成氯化汞。
② 电解槽表面常浮有高汞齐，需要经常除去，去除浮渣时可能接触汞蒸气。
③ 清除电解槽中的汞泥（汞渣）或修槽时，都有大量汞蒸气溢出。
④ 修槽时或回收槽内汞泥（汞与油污混合物）可污染作业场所空气，如回收不完全，倾弃时，还可污染水源。
⑤ 循环用的淡盐水和冲洗车间地面的污水都含汞。

(3) 氮肥生产中的职业危害　常用的氮肥有氨水、碳酸氢铵、尿素等，统称为合成氨。合成氨的生产过程，主要分为造气、变换、合成和加工四个部分。

整个生产过程除造气工段外，基本上是管道化生产。劳动强度不大，但有高压反应，且有易爆气体存在。造气工段属于高温车间，存在煤尘危害。变换工段的变换气体压缩机与合成工段的气体压缩机都有强烈噪声。

主要有害气体为一氧化碳，还有少量硫化氢，主要存在于造气工段及变换工段。在合成工段及液氨装钢瓶时有氨气逸出。在清洗过程中，使用的醋酸铜氨液对皮肤黏膜有强烈的刺激作用。

在碳酸铵、硫酸铵和硝酸铵的生产过程中，可有氨、硫酸和硝酸等逸出。在干燥、结晶时，有碳酸铵、硫酸铵和硝酸铵等刺激性粉尘飞扬，对上呼吸道及皮肤、黏膜有强烈刺激作用。

(4) 染料生产中的职业危害
① 有害气体。主要有苯、硫化氢、氮氧化物、氨等。
② 染料的原料和一些中间体属于脂溶性芳香烃化合物，一般可经皮肤吸收。某些化合物有致癌作用。
③ 高温。由加热反应锅炉及各种类型的锅炉及管道散发的热量所引起。
④ 在染料最后烘干和磨成细料的过程中，不能采用湿式作业，因此，易引起粉尘飞扬，污染车间及大气。

(5) 化学农药生产中的职业危害　化学农药生产中的职业卫生问题，主要是原料、中间体、成品中存在的各种化学毒物及其所引起的职业病。

① 有机磷农药（见表 1-2）。

表 1-2　有机磷农药生产中的职业病危害因素

农药名称	职业病危害因素
乐果	硫化氢、五硫化磷、甲醇、甲胺、乐果
敌敌畏	氢氧化钠、敌百虫、敌敌畏
敌百虫	盐酸、氯化钾、甲醇、三氯乙醛、氯气、敌百虫
马拉硫磷	硫化氢、五硫化二磷、甲苯、甲醇、马拉硫磷
内吸磷	铜尘、二甲苯、内吸磷
草甘膦	氢氧化钙、氨、甲醛、草甘膦
杀螟松	盐酸、甲醛、杀螟松
稻瘟净	盐酸、氯乙烷、乙醇、无机粉尘、甲苯、稻瘟净
对硫酸	硫化氢、五硫化二磷、乙醇、氯气、盐酸、丙酮、对硫酸
甲基内吸磷	甲基内吸磷
氧化乐果	甲醇、氨、甲胺、氧化乐果
辛硫磷	乙醇、苯乙腈、辛硫磷
乙基 1605	五硫化二磷、甲醇、氯气、硝酸、对硝基酚、乙基 1605

② 氨基甲酸酯农药（见表 1-3）。

表 1-3　氨基甲酸酯农药生产中的职业病危害因素

农药名称	职业病危害因素
速天威	氢氧化钠、甲酚
混天威	甲酚、光气、甲胺
残杀威	异丙醇、光气、甲胺、残杀威
西维固	异氯酸甲酯、西维固
叶蝉草散	光气、甲胺

③ 拟除虫菊酯农药（见表 1-4）。

表 1-4　拟除虫菊酯农药生产中的职业病危害因素

农药名称	职业病危害因素
氰戊菊酯	氯苯、甲酚
氯氰菊酯	丁烯、氯乙醛、甲酚、氯苯、氰化物
敌虫菊酯	氰化物、异丙醇
氯菊酯	丁烯、氯乙醛、甲酚、氯苯、三乙胺
甲醚菊酯	二甲苯、甲醇、盐酸、乙酸乙酯

2. 石油开采与加工中的职业危害

石油（原油）通常是一种从褐色到黑色的黏稠液体，其化学成分是含有多种烃类的有机化合物，主要为烷烃（液态烷烃、石蜡）、环烷烃（环戊烷、环己烷等）和芳香烃（苯、甲苯、二甲苯、萘、蒽等）。此外，尚含少量的含硫化合物（硫醇、二硫化物、噻吩等）、含氧化合物（环烷酸、酚类）、含氮化合物（吡咯、吡啶、喹啉、胶类）以及胶质和沥青。硫、氧、氮三种元素的含量，一般均少于 1%，但有些石油的含硫量可达 5% 以上。通常石油与天然气共生。天然气主要为甲烷和少量乙烷、丙烷的混合气体，并常含有氮、二氧化碳、硫化氢等。有的还可能含有氦。

原油经过各种加工过程，可制得汽油、煤油、柴油、润滑油、石蜡、沥青、石油焦、液化气等石油产品，并可为塑料、合成纤维、合成洗涤剂、化肥、农药等化工产品提供丰富的原料。

(1) 石油开采　在采油生产过程中，几乎所有作业地带空气中均存在烃类和硫化氢。正常生产时油井附近烃类的浓度，一般不超过 $300mg/m^3$；打捞、刮蜡、量油、输油泵房内输油、储油罐内清罐作业时，可达 $600\sim2100mg/m^3$。在石油蒸气和硫化氢的长期联合作用下，采油工人可发生神经衰弱综合征、皮肤划痕症、血压偏低和心动缓慢、感觉型多发性神经炎，以及眼和上呼吸道刺激症状和油疹等。油疹的发病率可高达 25%～30% 或更高，这与经常接触原油，皮肤和工作服受污染有密切关系。采油工人，在开采含芳香烃组分的石油时，可发生慢性芳香烃中毒；在开采高含硫石油（硫含量高于 2%）时，可发生硫化氢眼炎，甚至角膜溃疡；在油井自喷事故时，可发生天然气窒息、急性烃类化合物和硫化氢中毒，甚至可引起死亡。在酸化作业时，修井工可发生酸类的刺激症状和化学灼伤。此外，尚存在露天作业的异常气象条件影响。

(2) 石油加工（炼油）　炼油基本上是在管道和各种分馏塔、裂解、重整等装置中进行的复杂的物理、化学过程，最终生产出汽油、煤油等燃料油，并从中提取部分溶剂油（苯、甲苯、二甲苯等），副产品是产量很大的石油沥青。炼油可分为初步加工（脱盐、脱水）、一次加工（常压和减压蒸馏）和二次加工（催化重整、催化裂化、糠醛精制、丙烷脱沥青、延迟焦化、加氢精制、白土精制等）。

石油加工（炼油）过程中的职业危害因素如下。

① 油品蒸气主要是低沸点的汽油蒸气，几乎所有作业地带空气中均可存在，尤其装卸油台、储油罐区、轻质油泵房、常压减压蒸馏塔区等处较为严重。生产工人在其长期作用下，可发生神经衰弱综合征、眼和上呼吸道刺激症状、感觉型多发性神经炎，甚至引起慢性中毒。

② 酮苯脱蜡过程中用苯和甲苯作溶剂，生产工人在上述毒物的长期联合作用下，可发生神经衰弱综合征、出血倾向、白细胞减少等，甚至引起慢性苯中毒。

③ 常压减压蒸馏、加氢精制（脱硫精制）、加氢裂化、延迟焦化等过程中，均可产生硫化氢，可发生眼炎和急性中毒。

④ 四乙基铅中加入二氯乙烷、二溴乙烷或氯萘等配成乙基液，用作燃料汽油抗震添加剂，生产工人在四乙基铅长期作用下，可发生神经衰弱综合征、多汗、多涎、三低症（血压低、体温低、脉率低）以及感觉型多发性神经炎等。此外，燃烧含硫燃料的加热炉、锅炉的烟气中含有二氧化硫、一氧化碳和氮氧化物。在催化裂化、延迟焦化过程中可产生气体烃（甲烷、乙烯、丙烯、丁烯等）。使用 Y 型分子筛催化剂时，可有放射性稀土元素污染。在糠醛（或酚）精制过程中，可产生糠醛（或酚）蒸气引起中毒。

催化裂化用的微球硅酸铝在催化剂加料、再生过程中，工作地点空气中硅酸铝粉尘浓度可达 $4.5\sim89.2mg/m^3$。白土精制过程中，工作地点空气中白土粉尘浓度可达 $45.6\sim491.2mg/m^3$。生产工人长期吸入可引起尘肺。

在炼油生产中，各种加热炉的场所均为高温作业。热泵房气温可达 40～50℃。蜡饼发汗室可达 50～63℃，并伴有高气湿。此外，在常压减压蒸馏、催化裂化、延迟焦化等过程中均存在热源，可使工作地点气温升高，并伴有热辐射。在炎热季节，可能引起中暑，在冬季可使上呼吸道感染的患病率增高。

加热炉、空气压缩机、空冷器、泵、大功率电机以及排气放空的管线和阀门处，均可产生强烈的噪声。噪声强度在管式加热炉工作地点可达 100～125dB（A），在油品泵房可达 94～102dB（A），在压缩机室可达 93～97dB（A），工人在噪声的长期作用下，可致听力下降并伴有神经衰弱综合征，甚至引起噪声聋。

第三节　控制职业病危害的相关法律、法规及标准

《中华人民共和国职业病防治法》（以下简称《职业病防治法》）是2001年10月27日第九届全国人民代表大会常务委员会第二十四次会议通过的。这是我国第一部全面规范职业病防治工作的法律。它的出台，标志着我国预防、控制和消除职业病危害因素的侵袭，防治职业病，保护劳动者健康和权益的职业卫生工作走上了规范化、法治化的道路。

现行版本系根据2018年12月29日第十三届全国人民代表大会常务委员会第七次会议通过的全国人民代表大会常务委员会关于修改《中华人民共和国劳动法》等七部法律的决定，所做的第四次修正。

目前，我国已初步形成了具有中国特色并与国际接轨的，符合依法治国和社会主义市场经济建设要求的，由职业卫生法律、法规、规章、相关技术标准与规范组成的职业卫生法律体系框架。

一、职业病防治法律体系

1. 我国的职业卫生法律框架

（1）法律　由全国人民代表大会常务委员会通过的职业卫生法律。包括职业卫生专项法律，如《职业病防治法》；含有职业卫生条款的相关法律，如《中华人民共和国劳动法》。

（2）行政法规　由国务院制定的职业卫生行政法规，如《使用有毒物品作业场所劳动保护条例》。

（3）部门规章　行政主管部门从规范用人单位职业病防治活动、规范技术服务活动、规范行政执法行为、职业病危害防控技术法规4个方面建立健全职业病防治法的配套规章，如《工作场所职业卫生管理规定》《职业病分类和目录》《职业病危害因素分类目录》《职业病危害项目申报管理办法》等。

（4）地方性法规及规章　由地方人大常委会或政府制定的法规及规章，如北京市人大常委会颁布的《北京市职业病防治卫生监督条例》等。

（5）规范性文件　国务院及有关部委发布的各种规范性文件，作为卫生法律、法规和行政规章的重要补充。这些规范性文件常以决定、办法、规定、意见、通知等形式出现。

（6）职业卫生相关标准、规范　标准是"对重复性事物和概念所做的统一规定。它以科学、技术和实践经验的成果为基础，经有关方面协商一致，由主管机构批准，以特定形式发布，作为共同遵守的准则和依据"。

职业卫生标准是以保护劳动者健康为目的的卫生标准，主要包括职业卫生专业基础标准；工作场所作业条件卫生标准；工业毒物、生产性粉尘、物理因素职业接触限值，职业病诊断标准；职业照射放射防护标准；职业病防护用品卫生标准；职业病危害防护导则；劳动生理卫生、工效学标准；职业病危害因素检测、检验方法标准等方面。

2. 中华人民共和国职业病防治法

（1）立法的目的　预防、控制和消除职业病危害，防治职业病，保护劳动者健康及其相

关权益，促进经济社会发展。

(2) 立法的意义

① 在立法上确保了劳动者的合法权益，保障了劳动者的健康。

② 确保社会生产经营活动的正常进行，促进国民经济可持续发展。

③ 有利于保持社会稳定，并在此基础上推动社会文明进步。

④ 有利于适应职业卫生国际公约和建议书的要求，更快地走向国际市场。

(3) 适用范围　适用于中华人民共和国领域内的职业病防治活动。其中中华人民共和国领域是指中华人民共和国的领土、领空和领海。

(4) 主要内容　现行的《中华人民共和国职业病防治法》，共计 7 章 88 条。分别是第一章总则，第二章前期预防，第三章劳动过程中的防护与管理，第四章职业病诊断与职业病病人保障，第五章监督检查，第六章法律责任，第七章附则。主要内容如下。

① 总则。

a. 职业病防治工作的方针、运行机制和基本管理原则。职业病防治工作坚持预防为主、防治结合的方针，建立用人单位负责、行政机关监管、行业自律、职工参与和社会监督的机制，实行分类管理、综合治理。

b. 劳动者依法享有的权利。劳动者依法享有职业卫生保护的权利。用人单位应当为劳动者创造符合国家职业卫生标准和卫生要求的工作环境和条件，并采取措施保障劳动者获得职业卫生保护。

c. 用人单位应当建立、健全职业病防治责任制，加强对职业病防治的管理，提高职业病防治水平，对本单位产生的职业病危害承担责任。

d. 用人单位的主要负责人对本单位的职业病防治工作全面负责。

e. 国家实行职业卫生监督制度。国务院卫生行政部门、劳动保障行政部门依照本法和国务院确定的职责，负责全国职业病防治的监督管理工作。国务院有关部门在各自的职责范围内负责职业病防治的有关监督管理工作。

县级以上地方人民政府卫生行政部门、劳动保障行政部门依据各自职责，负责本行政区域内职业病防治的监督管理工作。县级以上地方人民政府有关部门在各自的职责范围内负责职业病防治的有关监督管理工作。

县级以上人民政府卫生行政部门、劳动保障行政部门（以下统称职业卫生监督管理部门）应当加强沟通，密切配合，按照各自职责分工，依法行使职权，承担责任。

f. 用人单位必须依法参加工伤保险。

g. 任何单位和个人有权对违反本法的行为进行检举和控告。

② 前期预防。

a. 用人单位应当依照法律、法规要求，严格遵守国家职业卫生标准，落实职业病预防措施，从源头上控制和消除职业病危害。

b. 产生职业病危害的用人单位的设立除应当符合法律、行政法规规定的设立条件外，其工作场所还应当符合下列职业卫生要求：

Ⅰ 职业病危害因素的强度或者浓度符合国家职业卫生标准；

Ⅱ 有与职业病危害防护相适应的设施；

Ⅲ 生产布局合理，符合有害与无害作业分开的原则；

Ⅳ 有配套的更衣间、洗浴间、孕妇休息间等卫生设施；

Ⅴ设备、工具、用具等设施符合保护劳动者生理、心理健康的要求；

Ⅵ法律、行政法规和国务院卫生行政部门关于保护劳动者健康的其他要求。

c. 国家建立职业病危害项目申报制度。用人单位工作场所存在职业病目录所列职业病危害因素的，应当及时、如实向所在地卫生行政部门申报危害项目，接受监督。

d. 建设项目（即新建、扩建、改建建设项目和技术改造、技术引进项目）可能产生职业病危害的，建设单位在可行性论证阶段应当向卫生行政部门提交职业病危害预评价报告。未提交预评价报告或者预评价报告未经卫生行政部门审核同意的，有关部门不得批准该建设项目。

职业病危害预评价报告应当对建设项目可能产生的职业病危害因素及其对工作场所和劳动者健康的影响作出评价，确定危害类别和职业病防护措施。

e. 建设项目的职业病防护设施所需费用应当纳入建设项目工程预算，并与主体工程同时设计，同时施工，同时投入生产和使用。

职业病危害严重的建设项目的防护设施设计，应当经卫生行政部门审查，符合国家职业卫生标准和卫生要求的，方可施工。

建设项目在竣工验收前，建设单位应当进行职业病危害控制效果评价。建设项目竣工验收时，其职业病防护设施经卫生行政部门验收合格后，方可投入正式生产和使用。

③ 劳动过程中的防护与管理。

a. 用人单位应当采取下列职业病防治管理措施：

Ⅰ设置或者指定职业卫生管理机构或者组织，配备专职或者兼职的职业卫生管理人员，负责本单位的职业病防治工作；

Ⅱ制定职业病防治计划和实施方案；

Ⅲ建立、健全职业卫生管理制度和操作规程；

Ⅳ建立、健全职业卫生档案和劳动者健康监护档案；

Ⅴ建立、健全工作场所职业病危害因素监测及评价制度；

Ⅵ建立、健全职业病危害事故应急救援预案。

b. 用人单位必须采用有效的职业病防护设施，并为劳动者提供个人使用的职业病防护用品。用人单位为劳动者个人提供的职业病防护用品必须符合防治职业病的要求；不符合要求的，不得使用。

c. 产生职业病危害的用人单位，应当在醒目位置设置公告栏，公布有关职业病防治的规章制度、操作规程、职业病危害事故应急救援措施和工作场所职业病危害因素检测结果。

对产生严重职业病危害的作业岗位，应当在其醒目位置，设置警示标识和中文警示说明。警示说明应当载明产生职业病危害的种类、后果、预防以及应急救治措施等内容。

d. 对可能发生急性职业损伤的有毒、有害工作场所，用人单位应当设置报警装置，配置现场急救用品、冲洗设备、应急撤离通道和必要的泄险区。

对放射工作场所和放射性同位素的运输、贮存，用人单位必须配置防护设备和报警装置，保证接触放射线的工作人员佩戴个人剂量计。

对职业病防护设备、应急救援设施和个人使用的职业病防护用品，用人单位应当进行经常性的维护、检修，定期检测其性能和效果，确保其处于正常状态，不得擅自拆除或者停止使用。

e. 用人单位应当实施由专人负责的职业病危害因素日常监测，并确保监测系统处于正常运行状态。

用人单位应当按照国务院卫生行政部门的规定，定期对工作场所进行职业病危害因素检测、评价。检测、评价结果存入用人单位职业卫生档案，定期向所在地卫生行政部门报告并向劳动者公布。

发现工作场所职业病危害因素不符合国家职业卫生标准和卫生要求时，用人单位应当立即采取相应治理措施，仍然达不到国家职业卫生标准和卫生要求的，必须停止存在职业病危害因素的作业；职业病危害因素经治理后，符合国家职业卫生标准和卫生要求的，方可重新作业。

f. 向用人单位提供可能产生职业病危害的设备的，应当提供中文说明书，并在设备的醒目位置设置警示标识和中文警示说明。警示说明应当载明设备性能、可能产生的职业病危害、安全操作和维护注意事项、职业病防护以及应急救治措施等内容。

g. 向用人单位提供可能产生职业病危害的化学品、放射性同位素和含有放射性物质的材料的，应当提供中文说明书。说明书应当载明产品特性、主要成分、存在的有害因素、可能产生的危害后果、安全使用注意事项、职业病防护以及应急救治措施等内容。产品包装应当有醒目的警示标识和中文警示说明。贮存上述材料的场所应当在规定的部位设置危险物品标识或者放射性警示标识。

h. 任何单位和个人不得将产生职业病危害的作业转移给不具备职业病防护条件的单位和个人。不具备职业病防护条件的单位和个人不得接受产生职业病危害的作业。

i. 用人单位与劳动者订立劳动合同（含聘用合同）时，应当将工作过程中可能产生的职业病危害及其后果、职业病防护措施和待遇等如实告知劳动者，并在劳动合同中写明，不得隐瞒或者欺骗。

劳动者在已订立劳动合同期间因工作岗位或者工作内容变更，从事与所订立劳动合同中未告知的存在职业病危害的作业时，用人单位应当依照前款规定，向劳动者履行如实告知的义务，并协商变更原劳动合同相关条款。

用人单位违反前两款规定的，劳动者有权拒绝从事存在职业病危害的作业，用人单位不得因此解除与劳动者所订立的劳动合同。

j. 用人单位的主要负责人和职业卫生管理人员应当接受职业卫生培训，遵守职业病防治法律、法规，依法组织本单位的职业病防治工作。

用人单位应当对劳动者进行上岗前的职业卫生培训和在岗期间的定期职业卫生培训，普及职业卫生知识，督促劳动者遵守职业病防治法律、法规、规章和操作规程，指导劳动者正确使用职业病防护设备和个人使用的职业病防护用品。

劳动者应当学习和掌握相关的职业卫生知识，增强职业病防范意识，遵守职业病防治法律、法规、规章和操作规程，正确使用、维护职业病防护设备和个人使用的职业病防护用品，发现职业病危害事故隐患应当及时报告。

k. 对从事接触职业病危害的作业的劳动者，用人单位应当组织上岗前、在岗期间和离岗时的职业健康检查，并将检查结果书面告知劳动者。职业健康检查费用由用人单位承担。

用人单位不得安排未经上岗前职业健康检查的劳动者从事接触职业病危害的作业；不得安排有职业禁忌的劳动者从事其所禁忌的作业；对在职业健康检查中发现有与所从事的职业相关的健康损害的劳动者，应当调离原工作岗位，并妥善安置；对未进行离岗前职业健康检查的劳动者不得解除或者终止与其订立的劳动合同。

l. 用人单位应当为劳动者建立职业健康监护档案，并按照规定的期限妥善保存。

职业健康监护档案应当包括劳动者的职业史、职业病危害接触史、职业健康检查结果和职业病诊疗等有关个人健康资料。

劳动者离开用人单位时，有权索取本人职业健康监护档案复印件，用人单位应当如实、无偿提供，并在所提供的复印件上签章。

m. 发生或者可能发生急性职业病危害事故时，用人单位应当立即采取应急救援和控制措施，并及时报告所在地卫生行政部门和有关部门。

对遭受或者可能遭受急性职业病危害的劳动者，用人单位应当及时组织救治、进行健康检查和医学观察，所需费用由用人单位承担。

n. 用人单位不得安排未成年工从事接触职业病危害的作业；不得安排孕期、哺乳期的女职工从事对本人和胎儿、婴儿有危害的作业。

o. 劳动者享有下列职业卫生保护权利：

Ⅰ获得职业卫生教育、培训；

Ⅱ获得职业健康检查、职业病诊疗、康复等职业病防治服务；

Ⅲ了解工作场所产生或者可能产生的职业病危害因素、危害后果和应当采取的职业病防护措施；

Ⅳ要求用人单位提供符合防治职业病要求的职业病防护设施和个人使用的职业病防护用品，改善工作条件；

Ⅴ对违反职业病防治法律、法规以及危及生命健康的行为提出批评、检举和控告；

Ⅵ拒绝违章指挥和强令进行没有职业病防护措施的作业；

Ⅶ参与用人单位职业卫生工作的民主管理，对职业病防治工作提出意见和建议。

用人单位应当保障劳动者行使前款所列权利。因劳动者依法行使正当权利而降低其工资、福利等待遇或者解除、终止与其订立的劳动合同的，其行为无效。

p. 用人单位按照职业病防治要求，用于预防和治理职业病危害、工作场所卫生检测、健康监护和职业卫生培训等费用，按照国家有关规定，在生产成本中据实列支。

④ 职业病诊断与职业病病人保障。第四章共有19条对职业病诊断与职业病病人的保障做出了规定。

⑤ 监督检查。

a. 卫生行政部门履行监督检查职责时，有权采取下列措施：

Ⅰ进入被检查单位和职业病危害现场，了解情况，调查取证；

Ⅱ查阅或者复制与违反职业病防治法律、法规的行为有关的资料和采集样品；

Ⅲ责令违反职业病防治法律、法规的单位和个人停止违法行为。

b. 发生职业病危害事故或者有证据证明危害状态可能导致职业病危害事故发生时，卫生行政部门可以采取下列临时控制措施：

Ⅰ责令暂停导致职业病危害事故的作业；

Ⅱ封存造成职业病危害事故或者可能导致职业病危害事故发生的材料和设备；

Ⅲ组织控制职业病危害事故现场。

在职业病危害事故或者危害状态得到有效控制后，卫生行政部门应当及时解除控制措施。

c. 职业卫生监督执法人员依法执行职务时，应当出示监督执法证件。

d. 职业卫生监督执法人员依法执行职务时,被检查单位应当接受检查并予以支持配合,不得拒绝和阻碍。

⑥ 法律责任。该法根据所制定的制度、措施,按照不同违法行为的不同性质、危害后果,规定了相应的法律责任。

二、主要职业卫生法律法规简介

1.《工作场所职业卫生管理规定》(中华人民共和国国家卫生健康委员会令第5号)

《工作场所职业卫生管理规定》共计5章60条,自2021年2月1日起施行。有关职业病防治的内容如下:

① 第5条规定:国家卫健委依照《中华人民共和国职业病防治法》和国务院规定的职责,负责全国用人单位职业卫生的监督管理工作。

县级以上地方卫生健康主管部门依照《中华人民共和国职业病防治法》和本级人民政府规定的职责,负责本行政区域内用人单位职业卫生的监督管理工作。

② 第8条规定:职业病危害严重的用人单位,应当设置或者指定职业卫生管理机构或者组织,配备专职职业卫生管理人员。

其他存在职业病危害的用人单位,劳动者超过一百人的,应当设置或者指定职业卫生管理机构或者组织,配备专职职业卫生管理人员;劳动者在一百人以下的,应当配备专职或者兼职的职业卫生管理人员,负责本单位的职业病防治工作。

③ 第九条规定:用人单位的主要负责人和职业卫生管理人员应当具备与本单位所从事的生产经营活动相适应的职业卫生知识和管理能力,并接受职业卫生培训。

对用人单位主要负责人、职业卫生管理人员的职业卫生培训,应当包括下列主要内容:

a. 职业卫生相关法律、法规、规章和国家职业卫生标准;

b. 职业病危害预防和控制的基本知识;

c. 职业卫生管理相关知识;

d. 国家卫生健康委规定的其他内容。

④ 第十一条规定:存在职业病危害的用人单位应当制定职业病危害防治计划和实施方案,建立、健全下列职业卫生管理制度和操作规程。

a. 职业病危害防治责任制度;

b. 职业病危害警示与告知制度;

c. 职业病危害项目申报制度;

d. 职业病防治宣传教育培训制度;

e. 职业病防护设施维护检修制度;

f. 职业病防护用品管理制度;

g. 职业病危害监测及评价管理制度;

h. 建设项目职业病防护设施"三同时"管理制度;

i. 劳动者职业健康监护及其档案管理制度;

j. 职业病危害事故处置与报告制度;

k. 职业病危害应急救援与管理制度;

l. 岗位职业卫生操作规程;

m. 法律、法规、规章规定的其他职业病防治制度。
⑤ 第十二条规定：产生职业病危害的用人单位的工作场所应当符合下列基本要求。
a. 生产布局合理，有害作业与无害作业分开；
b. 工作场所与生活场所分开，工作场所不得住人；
c. 有与职业病防治工作相适应的有效防护设施；
d. 职业病危害因素的强度或者浓度符合国家职业卫生标准；
e. 有配套的更衣间、洗浴间、孕妇休息间等卫生设施；
f. 设备、工具、用具等设施符合保护劳动者生理、心理健康的要求；
g. 法律、法规、规章和国家职业卫生标准的其他规定。

⑥ 第十三条规定：用人单位工作场所存在职业病目录所列职业病危害因素的，应当按照《职业病危害项目申报办法》的规定，及时、如实向所在地卫生健康主管部门申报职业病危害项目，并接受卫生健康主管部门的监督检查。

⑦ 第十五条第 2 款规定：存在或者产生职业病危害的工作场所、作业岗位、设备、设施，应当按照《工作场所职业病危害警示标识》（GBZ 158—2003）的规定，在醒目位置设置图形、警示线、警示语句等警示标识和中文警示说明。警示说明应当载明产生职业病危害的种类、后果、预防和应急处置措施等内容。

第十五条第 3 款规定：存在或者产生高毒物品的作业岗位，应当按照《高毒物品作业岗位职业病危害告知规范》（GBZ/T 203—2007）的规定，在醒目位置设置高毒物品告知卡，告知卡应当载明高毒物品的名称、理化特性、健康危害、防护措施及应急处理等告知内容与警示标识。

⑧ 第十七条第 2 款规定：现场急救用品、冲洗设备等应当设在可能发生急性职业损伤的工作场所或者临近地点，并在醒目位置设置清晰的标识。

第十七条第 3 款规定：在可能突然泄漏或者逸出大量有害物质的密闭或者半密闭工作场所，用人单位应当安装事故通风装置以及与事故排风系统相联锁的泄漏报警装置。

第十七条第 4 款规定：生产、销售、使用、贮存放射性同位素和射线装置的场所，应当按照国家有关规定设置明显的放射性标志，其入口处应当按照国家有关安全和防护标准的要求，设置安全和防护设施以及必要的防护安全联锁、报警装置或者工作信号。放射性装置的生产调试和使用场所，应当具有防止误操作、防止工作人员受到意外照射的安全措施。用人单位必须配备与辐射类型和辐射水平相适应的防护用品和监测仪器，包括个人剂量测量报警、固定式和便携式辐射监测、表面污染监测、流出物监测等设备，并保证可能接触放射线的工作人员佩戴个人剂量计。

⑨ 第二十条规定：职业病危害严重的用人单位，应当委托具有相应资质的职业卫生技术服务机构，每年至少进行一次职业病危害因素检测，每三年至少进行一次职业病危害现状评价。

职业病危害一般的用人单位，应当委托具有相应资质的职业卫生技术服务机构，每三年至少进行一次职业病危害因素检测。

检测、评价结果应当存入本单位职业卫生档案，并向卫生健康主管部门报告和劳动者公布。

⑩ 第二十一条规定：存在职业病危害的用人单位发生职业病危害事故或者国家卫生健康委规定的其他情形的，应当及时委托具有相应资质的职业卫生技术服务机构进行职业病危

害现状评价。

用人单位应当落实职业病危害现状评价报告中提出的建议和措施，并将职业病危害现状评价结果及整改情况存入本单位职业卫生档案。

⑪ 第三十四条规定：用人单位应当建立健全下列职业卫生档案资料。

a. 职业病防治责任制文件；

b. 职业卫生管理规章制度、操作规程；

c. 工作场所职业病危害因素种类清单、岗位分布以及作业人员接触情况等资料；

d. 职业病防护设施、应急救援设施基本信息，以及其配置、使用、维护、检修与更换等记录；

e. 工作场所职业病危害因素检测、评价报告与记录；

f. 职业病防护用品配备、发放、维护与更换等记录；

g. 主要负责人、职业卫生管理人员和职业病危害严重工作岗位的劳动者等相关人员职业卫生培训资料；

h. 职业病危害事故报告与应急处置记录；

i. 劳动者职业健康检查结果汇总资料，存在职业禁忌证、职业健康损害或者职业病的劳动者处理和安置情况记录；

j. 建设项目职业病防护设施"三同时"有关资料；

k. 职业病危害项目申报等有关回执或者批复文件；

l. 其他有关职业卫生管理的资料或者文件。

⑫ 第三十六条规定：用人单位发现职业病病人或者疑似职业病病人时，应当按照国家规定及时向所在地卫生健康主管部门和有关部门报告。

2.《职业病危害项目申报办法》

(1) 申报要求　用人单位（煤矿除外）工作场所存在职业病目录所列职业病的危害因素的，应当及时、如实向所在地卫生健康主管部门申报危害项目。

(2) 申报原则　职业病危害项目申报工作实行属地分级管理的原则。

中央企业、省属企业及其所属用人单位的职业病危害项目，向其所在地设区的市级人民政府卫生健康主管部门申报。其他用人单位的职业病危害项目，向其所在地县级人民政府卫生健康主管部门申报。

(3) 申报内容及方式　申报职业病危害项目时，应当提交《职业病危害项目申报表》和下列文件、资料：

① 用人单位的基本情况；

② 工作场所职业病危害因素种类、分布情况以及接触人数；

③ 法律、法规和规章规定的其他文件、资料。

职业病危害项目申报同时采取电子数据和纸质文本两种方式。

(4) 申报与注销时限

① 新建、改建、扩建、技术改造或者技术引进建设项目，自建设项目竣工验收之日起30日内进行申报。

② 因技术、工艺、设备或者材料等发生变化导致原申报的职业病危害因素及其相关内容发生重大变化的，自发生变化之日起15日内进行申报。

③ 用人单位工作场所、名称、法定代表人或者主要负责人发生变化的，自发生变化之日起 15 日内进行申报。

④ 经过职业病危害因素检测、评价，发现原申报内容发生变化的，自收到有关检测、评价结果之日起 15 日内进行申报。

终止生产经营活动的用人单位，应当自生产经营活动终止之日起 15 日内向原申报机关报告并办理注销手续。

(5) 申报管理

① 受理申报的卫生健康主管部门应当自收到申报文件、资料之日起 5 个工作日内，出具《职业病危害项目申报回执》。

② 受理申报的卫生健康主管部门应当建立职业病危害项目管理档案。职业病危害项目管理档案应当包括辖区内存在职业病危害因素的用人单位数量、职业病危害因素种类、行业及地区分布、接触人数等内容。

③ 卫生健康主管部门应当依法对用人单位职业病危害项目申报情况进行抽查，并对职业病危害项目实施监督检查。

3.《用人单位职业健康监护监督管理办法》

(1) 用人单位职业健康监护内容　职业健康监护包括劳动者上岗前、在岗期间、离岗时、应急的职业健康检查和职业健康监护档案管理。

(2) 用人单位职业健康监护职责

① 用人单位应当建立、健全劳动者职业健康监护制度，依法落实职业健康监护工作。

用人单位是职业健康监护工作的责任主体，其主要负责人对本单位职业健康监护工作全面负责。

制定、落实本单位职业健康检查年度计划，并保证所需要的专项经费。

组织劳动者进行职业健康检查，并承担职业健康检查费用。

劳动者接受职业健康检查应当视同正常出勤。

② 用人单位应当选择由省级以上人民政府卫生行政部门批准的医疗卫生机构承担职业健康检查工作，并确保参加职业健康检查的劳动者身份的真实性。

③ 用人单位在委托职业健康检查机构对从事接触职业病危害作业的劳动者进行职业健康检查时，应当如实提供下列文件、资料：

a. 用人单位的基本情况；

b. 工作场所职业病危害因素种类及其接触人员名册；

c. 职业病危害因素定期检测、评价结果。

④ 用人单位应当对下列劳动者进行上岗前的职业健康检查：

a. 拟从事接触职业病危害作业的新录用劳动者，包括转岗到该作业岗位的劳动者；

b. 拟从事有特殊健康要求作业的劳动者。（编者：如高处作业、电工作业、职业机动车驾驶作业等。）

⑤ 用人单位不得安排未经上岗前职业健康检查的劳动者从事接触职业病危害的作业，不得安排有职业禁忌的劳动者从事其所禁忌的作业。

不得安排未成年工从事接触职业病危害的作业，不得安排孕期、哺乳期的女职工从事对本人和胎儿、婴儿有危害的作业。

⑥ 用人单位应当根据劳动者所接触的职业病危害因素，定期安排劳动者进行在岗期间的职业健康检查。

按照《职业健康监护技术规范》（GBZ 188）等国家职业卫生标准的规定和要求，确定接触职业病危害的劳动者的检查项目和检查周期。需要复查的，应当根据复查要求增加相应的检查项目。

⑦ 出现下列情况之一的，用人单位应当立即组织有关劳动者进行应急职业健康检查：

a. 接触职业病危害因素的劳动者在作业过程中出现与所接触职业病危害因素相关的不适症状的；

b. 劳动者受到急性职业中毒危害或者出现职业中毒症状的。

⑧ 对准备脱离所从事的职业病危害作业或者岗位的劳动者，用人单位应当在劳动者离岗前30日内组织劳动者进行离岗时的职业健康检查。劳动者离岗前90日内的在岗期间的职业健康检查可以视为离岗时的职业健康检查。

用人单位对未进行离岗时职业健康检查的劳动者，不得解除或者终止与其订立的劳动合同。

⑨ 用人单位应当及时将职业健康检查结果及职业健康检查机构的建议以书面形式如实告知劳动者。

⑩ 用人单位应当根据职业健康检查报告，采取下列措施：

a. 对有职业禁忌的劳动者，调离或者暂时脱离原工作岗位；

b. 对健康损害可能与所从事的职业相关的劳动者，进行妥善安置；

c. 对需要复查的劳动者，按照职业健康检查机构要求的时间安排复查和医学观察；

d. 对疑似职业病病人，按照职业健康检查机构的建议安排其进行医学观察或者职业病诊断；

e. 对存在职业病危害的岗位，立即改善劳动条件，完善职业病防护设施，为劳动者配备符合国家标准的职业病危害防护用品。

⑪ 职业健康监护中出现新发生职业病（职业中毒）或者两例以上疑似职业病（职业中毒）的，用人单位应当及时向所在地卫生健康主管部门报告。

⑫ 用人单位应当为劳动者个人建立职业健康监护档案，并按照有关规定妥善保存。职业健康监护档案包括下列内容：

a. 劳动者姓名、性别、年龄、籍贯、婚姻、文化程度、嗜好等情况；

b. 劳动者职业史、既往病史和职业病危害接触史；

c. 历次职业健康检查结果及处理情况；

d. 职业病诊疗资料；

e. 需要存入职业健康监护档案的其他有关资料。

⑬ 卫生行政执法人员、劳动者或者其近亲属、劳动者委托的代理人有权查阅、复印劳动者的职业健康监护档案。

劳动者离开用人单位时，有权索取本人职业健康监护档案复印件，用人单位应当如实、无偿提供，并在所提供的复印件上签章。

⑭ 用人单位发生分立、合并、解散、破产等情形时，应当对劳动者进行职业健康检查，并依照国家有关规定妥善安置职业病病人；其职业健康监护档案应当依照国家有关规定实施移交保管。

（3）卫生健康主管部门的监督管理

① 卫生行政执法人员依法履行监督检查职责时，应当出示有效的执法证件，涉及被检

查单位技术秘密、业务秘密以及个人隐私的，应当为其保密。

② 卫生健康主管部门履行监督检查职责时，有权进入被检查单位，查阅、复制被检查单位有关职业健康监护的文件、资料。

（4）法律责任

《职业病危害项目申报办法》明确规定了用人单位未履行相关职责所需承担的法律责任。

4.《使用有毒物品作业场所劳动保护条例》（国务院令第352号）

中华人民共和国国务院令第352号《使用有毒物品作业场所劳动保护条例》于2002年4月30日国务院第57次常务会议通过，2002年5月12日起施行。该保护条例是根据职业病防治法和其他有关法律、行政法规的规定，为了保证作业场所安全使用有毒物品，预防、控制和消除职业中毒危害，保护劳动者的生命安全、身体健康及其相关权益而制定的。

（1）原则规定

① 按照有毒物品产生的职业中毒危害程度，有毒物品分为一般有毒物品和高毒物品。国家对作业场所使用高毒物品实行特殊管理。

② 从事使用有毒物品作业的用人单位应当使用符合国家标准的有毒物品，不得在作业场所使用国家明令禁止使用的有毒物品或者使用不符合国家标准的有毒物品。

③ 禁止使用童工。用人单位不得安排未成年人和孕期、哺乳期的女职工从事使用有毒物品的作业。

（2）作业场所的预防措施

① 用人单位的使用有毒物品作业场所，除应当符合职业病防治法规定的职业卫生要求外，还必须符合下列要求：

a. 作业场所与生活场所分开，作业场所不得住人；

b. 有害作业与无害作业分开，高毒作业场所与其他作业场所隔离；

c. 设置有效的通风装置；可能突然泄漏大量有毒物品或者易造成急性中毒的作业场所，设置自动报警装置和事故通风设施；

d. 高毒作业场所设置应急撤离通道和必要的泄险区。

② 使用有毒物品作业场所应当设置黄色区域警示线、警示标识和中文警示说明。警示说明应当载明产生职业中毒危害的种类、后果、预防以及应急救治措施等内容。

高毒作业场所应当设置红色区域警示线、警示标识和中文警示说明，并设置通信报警设备。

③ 存在高毒作业的建设项目的职业中毒危害防护设施设计，应当经卫生行政部门进行卫生审查；经审查，符合国家职业卫生标准和卫生要求的，方可施工。

④ 从事使用高毒物品作业的用人单位，在申报使用高毒物品作业项目时，应当向卫生行政部门提交下列有关资料：

a. 职业中毒危害控制效果评价报告；

b. 职业卫生管理制度和操作规程等材料；

c. 职业中毒事故应急救援预案。

从事使用高毒物品作业的用人单位变更所使用的高毒物品品种的，应当重新申报。

（3）劳动过程的防护

① 从事使用高毒物品作业的用人单位，应当配备专职的或者兼职的职业卫生医师和护

士;不具备配备专职的或者兼职的职业卫生医师和护士条件的,应当与依法取得资质认证的职业卫生技术服务机构签订合同,由其提供职业卫生服务。

② 用人单位应当确保职业中毒危害防护设备、应急救援设施、通信报警装置处于正常适用状态,不得擅自拆除或者停止运行。

用人单位应当对前款所列设施进行经常性的维护、检修,定期检测其性能和效果,确保其处于良好运行状态。

职业中毒危害防护设备、应急救援设施和通信报警装置处于不正常状态时,用人单位应当立即停止使用有毒物品作业;恢复正常状态后,方可重新作业。

③ 用人单位维护、检修存在高毒物品的生产装置,必须事先制订维护、检修方案,明确职业中毒危害防护措施,确保维护、检修人员的生命安全和身体健康。

维护、检修存在高毒物品的生产装置,必须严格按照维护、检修方案和操作规程进行。维护、检修现场应当有专人监护,并设置警示标志。

④ 需要进入存在高毒物品的设备、容器或者狭窄封闭场所作业时,用人单位应当事先采取下列措施:

a. 保持作业场所良好的通风状态,确保作业场所职业中毒危害因素浓度符合国家职业卫生标准;

b. 为劳动者配备符合国家职业卫生标准的防护用品;

c. 设置现场监护人员和现场救援设备。

未采取前款规定措施或者采取的措施不符合要求的,用人单位不得安排劳动者进入存在高毒物品的设备、容器或者狭窄封闭场所作业。

⑤ 用人单位应当按照国务院卫生行政部门的规定,定期对使用有毒物品作业场所职业中毒危害因素进行检测、评价。检测、评价结果存入用人单位职业卫生档案,定期向所在地卫生行政部门报告并向劳动者公布。

从事使用高毒物品作业的用人单位应当至少每月对高毒作业场所进行一次职业中毒危害因素检测;至少每半年进行一次职业中毒危害控制效果评价。

高毒作业场所职业中毒危害因素不符合国家职业卫生标准和卫生要求时,用人单位必须立即停止高毒作业,并采取相应的治理措施;经治理,职业中毒危害因素符合国家职业卫生标准和卫生要求的,方可重新作业。

⑥ 从事使用高毒物品作业的用人单位应当设置淋浴间和更衣室,并设置清洗、存放或者处理从事使用高毒物品作业劳动者的工作服、工作鞋帽等物品的专用间。

劳动者结束作业时,其使用的工作服、工作鞋帽等物品必须存放在高毒作业区域内,不得穿戴到非高毒作业区域。

⑦ 用人单位应当按照规定对从事使用高毒物品作业的劳动者进行岗位轮换。

用人单位应当为从事使用高毒物品作业的劳动者提供岗位津贴。

此外,该条例还规定:有毒物品的生产、经营、储存、运输、使用和废弃处置的安全管理,依照《危险化学品安全管理条例》执行。

三、主要职业卫生相关标准

1. 职业卫生标准的制定原则、依据及保护水平

(1) 制定原则 制定车间空气中有害物质职业接触限值的原则:"在保护健康的前提下,

做到经济上合理、技术上可行",即安全性和可行性相结合。技术上可行是指现有的技术发展水平能达到,经济上可行意味着执行该项标准的工业企业在经济上能负担得起。

(2)制定依据　制定车间空气中有害物质接触限值,以化学物质的理化特性、动物实验和人体毒理学资料,作业场所劳动卫生学调查和流行病学调查资料为依据,充分利用现有的国内外文献资料,并参考国外职业接触限值的制定依据,结合我国劳动卫生现场的实际状况及工人在该劳动卫生状况下长期进行劳动生产所受的健康危害,制定出既符合我国实际情况,又与国际先进国家的标准相接轨的卫生标准,其主要制定依据为接触-反应关系。

(3)保护水平　有毒物质接触限值的保护水平,是指在空气中有毒物质的浓度不超出该接触限值的环境条件下,持续作业若干年,某种给定的有害效应在接触人群中不致超过某一给定的发生频率。简而言之,即指保持在该接触限值条件下,接触有害因素的职业人群的健康保护所能达到的程度。因此,有害物质的接触限值,与其他卫生标准一样,对健康保障的安全程度(即安全性)是相对的,每项卫生标准对接触者既提供一定的保护水平,又体现着某种可接受的危险度。

2.《工业企业设计卫生标准》(GBZ 1—2010)

该标准所代替标准的历次版本发布情况为:标准-101—56、GBJ 1—62、TJ 36—79、GBZ 1—2002。

该标准规定了工业企业选址与总体布局、工作场所、辅助用室以及应急救援的基本卫生学要求。

该标准适用于工业企业新建、改建、扩建和技术改造、技术引进项目的卫生设计及职业病危害评价。

事业单位和其他经济组织建设项目的卫生设计及职业病危害评价、建设项目施工期持续数年或施工规模较大、因各种特殊原因需要的临时性工业企业设计,以及工业园区的总体布局等可参照该标准执行。

具体内容详见附录4。

3.《工作场所有害因素职业接触限值　第1部分:化学有害因素》(GBZ 2.1—2019)

该标准规定了工作场所化学有害因素(包括358项化学物质、49项生产性粉尘和3项生物因素)的职业接触限值,具体内容详见附录5。

该标准适用于工业企业卫生设计及存在或产生化学有害因素的各类工作场所。适用于工作场所卫生状况、劳动条件、劳动者接触化学因素的程度、生产装置泄漏、防护措施效果监测、评价、管理及职业卫生监督检查等。(该标准不适用于非职业性接触)

工作场所化学有害因素职业接触限值是用人单位监测工作场所环境污染情况,评价工作场所卫生状况和劳动条件以及劳动者接触化学因素的程度的重要技术依据,也可用于评估生产装置泄漏情况,评价防护措施效果等。工作场所有害因素接触限值也是职业卫生监督管理部门实施职业卫生监督检查、职业卫生技术服务机构开展职业病危害评价的重要技术法规依据。

4.《工作场所有害因素职业接触限值　第2部分:物理因素》(GBZ 2.2—2007)

该标准规定了工作场所物理因素(包括超高频辐射、高频电磁场、工频电场、眼直视激光束、激光照射皮肤、微波、紫外辐射、噪声、脉冲噪声、手传振动)的职业接触限值。

该标准适用于存在或产生物理因素的各类工作场所。适用于工作场所卫生状况、劳动条件、劳动者接触物理因素的程度、生产装置泄漏、防护措施效果监测、评价、管理，工业企业卫生设计及职业卫生监督检查等。（该标准不适用于非职业性接触）

工作场所物理因素职业接触限值，是用于监督、监测工作场所及工作人员物理因素职业危害情况，评价工作场所卫生状况的重要依据。目的在于保护劳动者免受物理性职业有害因素危害，预防职业病。

5.《工作场所职业病危害警示标识》（GBZ 158—2003）

该标准对在可能产生职业病危害的工作场所、设备及产品设置警示标识做了规定，可使劳动者对工作场所职业病危害产生警觉。

（1）警示标识类别

① 图形标志。分为禁止标志（禁止不安全行为）、警告标志（提醒对周围环境注意）、指令标志（强制做出某种动作或采用防范措施，避免可能发生的危险）和提示标志（提供相关安全信息）。

② 警示语句。一组表示禁止、警告、指令、提示或描述工作场所职业病危害的词语。可单独使用，也可和图形标志组合使用。

③ 警示线。界定和分隔危险区域的标识线，分为红色、绿色和黄色三种。

④ 有毒物品作业岗位职业病危害告知卡。针对某一职业病危害因素，告知劳动者危害后果及其防护措施的提示卡。根据需要，由各类图形标志和文字组合而成。

（2）警示标识设置

① 使用有毒物品作业场所警示标识的设置。

a. 在使用有毒物品作业场所的显著位置，设置"当心中毒""穿防护服""注意通风"等标识。在维护、检修或设备故障时，设置"禁止启动"或"禁止入内"等标识。

b. 在使用高毒物品作业岗位醒目位置设"有毒物品作业岗位职业病危害告知卡"，告知卡是由图形标志和文字组合成的针对某一职业病危害因素，告知劳动者危害后果及其防护措施的提示卡。

c. 在高毒物品作业场所设置红色警示线。在一般有毒物品作业场所，设置黄色警示线。警示线应设在有毒作业场所外缘不少于30cm处。

② 其他职业病危害工作场所警示标识的设置。

根据不同作业场所的危害，设置不同的警告、指令标识。如在产生粉尘的作业场所设"注意防尘"或"戴防尘口罩"标识；在可引起电光性眼炎的作业场所设置"当心弧光"或"戴防护镜"标识等。

③ 其他警示标识、警示线的设置。

a. 设备警示标识。在可能产生职业病危害的设备上或前方醒目位置设置相应的标识。

b. 产品包装警示标识。可能产生职业病危害的化学品或材料，产品包装上要设置醒目的警示标识和简明中文警示说明。

c. 贮存场所警示标识。贮存可能产生职业病危害物质的场所，应在入口和存放处设置醒目的警示标识和简明中文警示说明。

d. 职业病危害事故现场警示线。根据实际情况，分别设置红色、绿色和黄色临时警示线，划分出不同的功能区。

6.《职业健康监护技术规范》(GBZ 188—2014)

（1）职业健康监护目的

① 早期发现职业病、职业健康损害和职业禁忌证。

② 跟踪观察职业病及职业健康损害的发生、发展规律及分布情况。

③ 评价职业健康损害与作业环境中职业病危害因素的关系及危害程度。

④ 识别新的职业病危害因素和高危人群。

⑤ 进行目标干预，包括改善作业环境条件，改革生产工艺，采用有效的防护设施和个人防护用品，对职业病患者及疑似职业病和有职业禁忌人员的处理与安置等。

⑥ 评价预防和干预措施的效果。

⑦ 为制定或修订卫生政策和职业病防治对策服务。

（2）开展职业健康监护的职业病危害因素的界定原则

本规范将职业健康检查分为强制性和推荐性两种，除了在各种职业病危害因素相应的项目标明为推荐性健康检查外，其余均为强制性。

① 已列入国家颁布的职业病危害因素分类目录的危害因素，符合以下条件者应实行强制性职业健康监护：

a. 该危害因素有确定的慢性毒性作用，并能引起慢性职业病或慢性健康损害；或有确定的致癌性，在暴露人群中所引起的职业性癌症有一定的发病率；

b. 对人的慢性毒性作用和健康损害或致癌作用尚不能肯定，但有动物实验或流行病学调查的证据，有可靠的技术方法，通过系统的健康监护可以提供进一步明确的证据；

c. 有一定数量的暴露人群。

② 已列入国家颁布的职业病危害因素分类目录，对人健康损害只有急性毒性作用，但有明确的职业禁忌证，上岗前执行强制性健康监护，在岗期间执行推荐性健康监护。

③ 对职业病危害因素分类目录以外的危害因素开展健康监护，需通过专家评估后确定，评估内容包括：

a. 这种物质在国内正在使用或准备使用，且有一定量的暴露人群。

b. 要查阅相关文献，主要是毒理学研究资料，确定其是否符合国家规定的有害化学物质的分类标准及其对健康损害的特点和类型。

c. 查阅流行病学资料及临床资料，有证据表明其存在损害劳动者健康的可能性或有理由怀疑在预期的使用情况下会损害劳动者健康。

d. 对这种物质可能引起的健康损害，是否有开展健康监护的正确、有效、可信的方法，需要确定其敏感性、特异性和阳性预计值。

e. 健康监护能够对个体或群体的健康产生有利的结果。对个体可早期发现健康损害并采取有效的预防或治疗措施；对群体健康状况的评价可以预测危害程度和发展趋势，采取有效的干预措施。

f. 健康检查的方法是劳动者可以接受的，检查结果有明确的解释。

g. 符合医学伦理道德规范。

（3）职业健康监护人群的界定原则

① 接触需要开展强制性健康监护的职业病危害因素的人群，都应接受职业健康监护。

② 接触需要开展推荐性健康监护的职业病危害因素的人群，原则上应根据用人单位的

安排接受健康监护。

③ 虽不是直接从事接触需要开展职业健康监护的职业病危害因素的作业,但在工作中受到与直接接触人员同样的或几乎同样的接触,应视同职业性接触,需和直接接触人员一样接受健康监护。

④ 根据不同职业病危害因素暴露和发病的特点及剂量-效应关系,主要根据工作场所有害因素的浓度或强度以及个体累计暴露的时间长度和工种,确定需要开展健康监护的人群,可参考 GBZ/T 229 等标准。

⑤ 离岗后健康检查的时间,主要根据有害因素致病的流行病学及临床特点、劳动者从事该作业的时间长短、工种场所有害因素的浓度等因素综合考虑确定。

(4) 职业健康检查结果的报告与评价

① 职业健康检查报告的种类。职业健康检查机构应根据相关规定和与用人单位签订的主要健康检查委托书,按时向用人单位提交职业健康检查报告。职业健康检查报告分为总结报告、个体结论报告和职业健康监护评价三种报告。职业健康检查报告和评价应遵循法律严肃性、科学公正性和客观公正性。

② 职业健康检查总结报告。体检总结报告是健康体检机构给委托单位(用人单位)的书面报告,是对本次体检的全面总结和一般分析,内容应包括:受检单位、职业健康检查种类、应检人数、受检人数、检查时间和地点,体检工作的实施情况,发现的疑似职业病、职业禁忌证和其他疾病的人数和汇总名单、处理建议等。个体体检结果可以一览表的形式列出花名册。

③ 职业健康检查个体结论报告。每个受检对象的体检表,应由主检医师审阅后填写体检结论并签名。体检发现有疑似职业病、职业禁忌证、需要复查者和有其他疾病的劳动者要出具体检结论报告,包括受检者姓名、性别、接触有害因素名称、检查异常所见、本次体检结论和建议等。个体体检结论报告应一式两份,一份给劳动者或受检者指定的人员,一份给用人单位。

根据职业健康检查结果,对劳动者个体的体检结论可分为以下 5 种。

a. 目前未见异常:本次职业健康检查各项检查指标均在正常范围内;

b. 复查:检查时发现与目标疾病相关的单项或多项异常,需要复查确定者,应明确复查的内容和时间;

c. 疑似职业病:检查发现疑似职业病或可能患有职业病的,需要提交到职业病诊断机构进一步明确诊断;

d. 职业禁忌证:检查发现有职业禁忌的患者,需写明具体疾病名称;

e. 其他疾病或异常:除目标疾病之外的其他疾病或某些检查指标的异常。

④ 职业健康监护评价报告。职业健康监护评价报告是根据职业健康检查结果和收集到的历年工作场所监测资料及职业健康监护过程中收集到的相关资料,通过分析劳动者健康损害和职业病危害因素的关系,以及导致发生职业危害的原因,预测健康损害的发展趋势,对用人单位劳动者的职业健康状况作出总体评价,并提出综合改进建议。职业健康检查机构可根据受检单位职业健康监护资料的实际情况及用人单位的委托要求,共同协商决定是否出具职业健康监护评价报告。

⑤ 职业健康检查结果的汇总和报告。职业健康检查机构应按统计年度汇总职业健康检查结果,并应向卫生计生行政部门报告,向作业场所职业卫生监督管理部门通报。

> **课堂延伸　已发布的其他部分职业卫生配套法规**
>
> ① 《国家职业卫生标准管理办法》(卫生部令 20 号)。
> ② 《职业病危害项目申报管理办法》(卫生部令 21 号)。
> ③ 《建设项目职业病危害分类管理办法》(卫生部令 22 号)。
> ④ 《职业健康监护管理办法》(卫生部令 23 号)。
> ⑤ 《职业病诊断与鉴定管理办法》(卫生部令 24 号)。
> ⑥ 《职业病危害事故调查处理办法》(卫生部令 25 号)。
> ⑦ 《建设项目职业病危害评价规范》(卫法监发)。
> ⑧ 《职业卫生技术服务机构管理办法》(卫生部令 31 号)。
> ⑨ 《高毒物品目录》(卫法监发[2003]142 号文)。

复习思考题

一、单项选择题

1. 在生产过程、劳动过程、作业环境中存在的危害劳动者健康的因素,称为(　　)。
   A. 劳动生理危害因素　　　　　　B. 职业性危害因素
   C. 劳动心理危害因素　　　　　　D. 劳动环境危害因素
2. 以下职业性危害因素中,高温、噪声属于(　　)。
   A. 物理因素　　B. 化学因素　　C. 生物因素　　D. 劳动心理因素
3. 下列生产过程中的危害因素,属于化学因素的是(　　)。
   A. 病毒　　　　B. 真菌　　　　C. 工业毒物　　D. 放射性物质
4. 由职业性危害因素所引起的疾病称为职业病,由国家主管部门公布的职业病目录所列的职业病称(　　)职业病。
   A. 劳动　　　　B. 环境　　　　C. 重度　　　　D. 法定
5. 目前企业中存在的职业性危害因素如粉尘、职业性接触毒物,均来源于(　　)。
   A. 工作环境　　B. 燃料　　　　C. 原料　　　　D. 生产过程
6. 劳动者离开用人单位时,(　　)本人的健康档案。
   A. 有权索取　　B. 无权索取　　C. 有权要求复印　　D. 无权要求复印
7. 对健康监护资料(　　)可作为提高安全卫生工作的可贵的信息资源。
   A. 如实记录　　B. 存档　　　　C. 分析　　　　D. 诊断

二、多项选择题

1. 我国已将(　　)列为法定职业病传染病。
   A. 炭疽　　　　B. 森林脑炎　　C. 哮喘
   D. 传染性皮肤病　E. 布鲁杆菌病
2. 我国已将(　　)等职业致癌物所致的癌症,列入职业病名单。
   A. 石棉　　　　B. 铜　　　　　C. 苯

D. 砷　　　　　　　E. 氯乙烯

3. 与作业环境有关的职业性危害因素包括（　　）。

A. 厂房狭小　　　B. 不良气象条件　　C. 劳动制度不合理

D. 车间位置不合理　E. 传染性因素

4. 《职业病危害项目申报办法》根据建设项目职业病危害程度分为（　　）职业病危害项目。

A. 职业性　　　　B. 生产性　　　　C. 危害较重

D. 危害一般　　　E. 危害严重

5. 职业健康监护的内容包括（　　）。

A. 职业健康预防　　B. 职业健康检查　　C. 职业健康档案

D. 职业健康状况分析　　　　　　　E. 职业健康保护

6. 健康监护档案内容有（　　）。

A. 职业史和疾病史　　　　　　B. 职业性危害因素的监测结果及接触水平

C. 职业健康检查结果及处理情况　　D. 个人健康基础资料

E. 用人单位健康检查记录

三、问答题

1. 何谓职业卫生？
2. 职业危害因素包括哪些内容？
3. 职业病防治工作的方针、运行机制及基本管理原则是什么？
4. 工作场所应符合哪些职业卫生要求？
5. 生产经营单位应采取哪些管理措施防治职业病？
6. 生产经营单位如何对劳动者进行职业健康监护？
7. 生产单位如何进行职业病危害项目的申报？

第二章 职业性接触毒物的危害与防治

> **学习目标**
>
> 本章主要掌握职业性接触毒物的分类、毒性及其评价指标、危害程度分级、有毒作业分级;掌握影响毒物毒性的因素,毒物侵入人体的途径;熟悉职业性接触毒物对人体的危害;熟悉防毒的管理措施和技术措施;掌握有害气体控制、隔离手段和净化技术;了解应急设施配备,熟悉急性中毒现场救护的基本知识,强化生命至上的理念。

第一节 职业性接触毒物的危害

一、职业性接触毒物及其分类

1. 职业性接触毒物

当某物质进入机体并积累达一定量后,就会与机体组织和体液发生生物化学或生物物理作用,扰乱或破坏机体的正常生理功能,引起暂时性或永久性病变,甚至危及生命,该物质就被称为毒性物质,简称毒物。毒物侵入机体而导致的病理状态称为中毒。

所谓职业性接触毒物是指劳动者在职业活动中接触的以原料、成品、半成品、中间体、反应副产物和杂质等形式存在,并可经呼吸道、经皮肤或经口进入人体而对劳动者健康产生危害的物质。

在职业活动中由职业性接触毒物引起的中毒称为职业中毒。因此,在生产中或其他职业活动中必须预防职业中毒。

2. 职业性接触毒物的分类

(1) 按照其存在的物理状态分类

① 粉尘。为有机或无机物质在加工、粉碎、研磨、撞击、爆破和爆裂时所产生的固体颗粒,直径大于 $0.1\mu m$。如制造铅丹颜料的铅尘、制造氢氧化钙的电石尘等。

② 烟尘。为悬浮在空气中的烟状固体颗粒,直径小于 $0.1\mu m$。多为某些金属熔化时产生的蒸气在空气中凝聚而成,常伴有氧化反应的发生。如熔锌时放出的锌蒸气所产生的氧化锌烟尘、熔铬时产生的铬烟尘等。

③ 雾。为悬浮于空气中的微小液滴。多为蒸汽冷凝或通过雾化、溅落、鼓泡等使液体

分散而产生。如铬电镀时铬酸雾、喷漆中的含苯漆雾等。

④ 蒸气。为液体蒸发或固体物料升华而成。如苯蒸气、熔磷时的磷蒸气等。

⑤ 气体。在生产场所的温度、压力条件下散发于空气中的气态物质。如常温常压下的氯、二氧化硫、一氧化碳等。

(2) 按照化学性质、用途和生物作用分类　这种方法把毒性物质分为以下八种类型：

① 金属、类金属及其化合物。如铅、砷等及其化合物。

② 卤素及其无机化合物。如氟、氯、溴、碘等及其化合物。

③ 强酸和碱性物质。如硫酸、硝酸、盐酸、氢氧化钾、氢氧化钠等。

④ 氧、氮、碳的无机化合物。如臭氧、氮氧化物、一氧化碳、光气等。

⑤ 窒息性惰性气体。如氦、氖、氩等。

⑥ 有机毒物。按化学结构又分为脂肪烃类、芳香烃类、脂环烃类、卤代烃类、氨基及硝基烃类、醇类、醛类、醚类、酮类、酰类、酚类、酸类、腈类、杂环类、羰基化合物等。

⑦ 农药类毒物。如有机磷、有机氯、有机硫、有机汞等。

⑧ 染料及中间体、合成树脂、橡胶、纤维等。

(3) 按毒物的作用性质分类　可分为刺激性、腐蚀性、窒息性、麻醉性、溶血性、致敏性、致癌性、致突变性、致畸胎性等。一种毒物可能对人体产生一种或几种不同性质的毒性作用。

(4) 按损害的器官或系统分类　可分为神经毒性、血液毒性、肝脏毒性、肾脏毒性、全身毒性等毒物。一种毒物可作用于人体不同的器官或系统。

二、职业性接触毒物的毒性

1. 毒性及其评价指标

毒性是指某种毒物引起机体损伤的能力，用来表示毒物剂量与反应之间的关系。毒性大小一般以化学物质引起实验动物某种毒性反应所需要的剂量表示。气态毒物，以空气中该物质的浓度表示。所需剂量（浓度）越小，表示毒性越大。最通用的毒性反应是实验动物的死亡数。常用的评价指标有以下几种。

(1) 绝对致死剂量或浓度（LD_{100} 或 LC_{100}）　是指引起全组染毒动物全部（100%）死亡的毒性物质的最小剂量或浓度。

(2) 半数致死剂量或浓度（LD_{50} 或 LC_{50}）　是指引起全组染毒动物半数（50%）死亡的毒性物质的最小剂量或浓度。

(3) 最小致死剂量或浓度（MLD 或 MLC）　是指引起全组染毒动物中只引起个别动物死亡的毒性物质的最小剂量或浓度。

(4) 最大耐受量或浓度（LD_0 或 LC_0）　是指全组染毒动物全部存活的毒性物质的最大剂量或浓度。

经口服或皮肤接触进行实验时，剂量常用每千克体重毒物的毫克数，即 mg/kg 来表示。吸入的浓度则用单位体积空气中的毒物量，即 mg/m^3 来表示。

2. 毒物的毒性分级

(1) 化学急性毒物分级　常根据动物染毒实验资料 LD_{50}（吸入 2h 的结果）进行分级，

可将毒物分为剧毒、高毒、中等毒、低毒和微毒五级，见表2-1。

表2-1 化学物质急性毒物分级

毒性分级	大鼠一次经口 LD_{50} /(mg/kg)	6只大鼠吸入4h死亡2~4只的浓度 /($\times 10^{-6}$)	兔涂皮时 LD_{50} /(mg/kg)	对人可能致死量 /(g/kg)	对人可能致死量 总量(60kg体重)/g
剧毒	<1	<10	<5	<0.05	0.1
高毒	1~50	10~100	5~44	0.05~0.5	3
中等毒	50~500	100~1000	44~350	0.5~5	30
低毒	500~5000	1000~10000	350~2180	5~15	250
微毒	≥5000	≥10000	≥2180	>15	>1000

为了便于实际应用，美国职业安全卫生研究所1976年提出了相对毒性即危害程度的分级标准，见表2-2。

表2-2 有害物质相对毒性分级（人的任何接触途径）

级别	危害程度	急性毒性[①]	慢性毒性[②]
4	重度	死亡	死亡[③]
3	高度	威胁生命的暂时性或永久性危害	大的永久性损害
2	中度	暂时性或永久性小的损害(是指对工人的非致命性致敏物质)	暂时性或永久性小的损害(包括皮肤治癌物)
1	轻度	易恢复的小损害	易恢复的小损害
0	无	仅在特殊情况下或过量时才产生毒性作用的物质	

① 一次接触，即刻效应或晚发性效应。
② 反复接触。
③ 包括与人体致癌有密切关系的物质，但皮肤癌的一般变化除外。

(2) 职业性接触毒物危害程度分级 《职业性接触毒物危害程度分级》(GBZ 230—2010)依据毒性效应指标（急性毒性、刺激与腐蚀性、致敏性、生殖毒性和致癌性）、影响毒物作用的因素指标（挥发性、扩散性、蓄积性）、实际危害后果指标、产业政策指标［如将我国政府已经列入禁止使用名单的物质直接列为极度危害；列入限制使用（含贸易限制）名单的物质，毒物危害指数低于高度危害分级的，直接列为高度危害］等指标将职业性接触毒物分为极度危害（Ⅰ级）、高度危害（Ⅱ级）、中度危害（Ⅲ级）、轻度危害（Ⅳ级）四个级别，见表2-3。

表2-3 职业性接触毒物危害程度分级和评分依据

分项指标		极度危害	高度危害	中度危害	轻度危害	轻微危害	权重系数
积分值		4	3	2	1	0	
急性吸入 LC_{50}	气体[①] /(cm³/m³)	<100	≥100~<500	≥500~<2500	≥2500~<20000	≥20000	5
	蒸气 /(mg/m³)	<500	≥500~<2000	≥2000~<10000	≥10000~<20000	≥20000	
	粉尘和烟雾 /(mg/m³)	<50	≥50~<500	≥500~<1000	≥1000~<5000	≥5000	
急性经口 LD_{50}/(mg/kg)		<5	≥5~<50	≥50~<300	≥300~<2000	≥2000	

续表

分项指标	极度危害	高度危害	中度危害	轻度危害	轻微危害	权重系数
积分值	4	3	2	1	0	
急性经皮 LD_{50}/(mg/kg)	<50	≥50~<200	≥200~<1000	≥1000~<2000	≥2000	1
刺激与腐蚀性	pH≤2 或 pH≥11.5；腐蚀作用或不可逆损伤	强刺激作用	中等刺激作用	轻刺激作用	无刺激作用	2
致敏性	有证据表明该物质能引起人类特定的呼吸系统致敏或重要脏器的变态反应性损伤	有证据表明该物质能导致人类皮肤过敏	动物实验证据充分，但无人类相关证据	现有动物实验证据不能对该物质的致敏性做出结论	无致敏性	2
生殖毒性	明确的人类生殖毒性：已确定对人类的生殖能力、生育或发育造成有害效应的毒物，人类母体接触后可引起子代先天性缺陷	推定的人类生殖毒性：动物实验生殖毒性明确，但对人类生殖毒性作用尚未确定因果关系，推定对人类的生殖能力或发育产生有害影响	可疑的人类生殖毒性：动物实验生殖毒性明确，但无人类生殖毒性资料	人类生殖毒性未定论；现有证据或资料不足以对毒物的生殖毒性作出结论	无人类生殖毒性；动物实验阴性，人群调查结果未发现生殖毒性	3
致癌性	Ⅰ组，人类致癌物	ⅡA组，近似人类致癌物	ⅡB组，可能人类致癌物	Ⅲ组，未归入人类致癌物	Ⅳ组，非人类致癌物	4
实际危害后果与预后	职业中毒病死率≥10%	职业中毒病死率<10%；或致残（不可逆损害）	器质性损害（可逆性重要脏器损害），脱离接触后可治愈	仅有接触反应	无危害后果	5
扩散性（常温或工业使用时状态）	气态	液态，挥发性高（沸点<50℃）	液态，挥发性中（沸点≥50~<150℃）；固态，扩散性高（细微而轻的粉末，使用时可见尘雾形成，并在空气中停留数分钟以上）	液态，挥发性低（沸点≥150℃）；固态，晶体、粒状固体，扩散性中，使用时能见到粉尘但很快降下，使用后粉尘留在表面	固态，扩散性低［不会破碎的固体小球（块），使用时几乎不产生粉尘］	3
蓄积性（或生物半减期）	蓄积系数（动物实验，下同）<1；生物半减期≥4000h	蓄积系数≥1~<3；生物半减期≥400h~<4000h	蓄积系数≥3~<5；生物半减期≥40h~<400h	蓄积系数>5；生物半减期≥4h~<40h	生物半减期<4h	1

① $1cm^3/m^3 = 1ppm$，ppm 与 mg/m^3 在气温为20℃、大气压为101.3kPa（760mmHg）的条件下的换算公式为：$1ppm = 24.04/M_r$ (mg/m^3)，其中 M_r 为该气体的分子量。

注：1. 急性毒性分级指标以急性吸入毒性和急性经皮毒性为分级依据。无急性吸入毒性数据的物质，参照急性经口毒性分级。无急性经皮毒性数据且不经皮吸收的物质，按轻微危害分级；无急性经皮毒性数据但可经皮肤吸收的物质，参照急性吸入毒性分级。

2. 强、中、轻和无刺激作用的分级依据 GB/T 21604 和 GB/T 21609 进行。

3. 缺乏蓄积性、致癌性、致敏性、生殖毒性分级有关数据的物质，其分项指标暂按极度危害赋分。

4. 工业使用在五年内的新化学品，无实际危害后果资料的，该分项指标暂按极度危害赋分；工业使用在五年以上的物质，无实际危害后果资料的，该分项指标按轻微危害赋分。

5. 一般液态物质的吸入毒性按蒸气类划分。

(3) 职业性接触毒物危害程度分级及其行业举例　依据表2-3，对我国最常见的56种毒物的危害程度进行了分级，并作出行业举例，见表2-4。

表2-4　职业性接触毒物危害程度分级及其行业举例

级别	毒物名称	行业举例
Ⅰ级（极度危害）	汞及其化合物	汞冶炼、汞齐法生产氯碱
	苯	含苯黏合剂的生产和使用（制皮鞋）
	砷及其无机化合物①	砷矿开采和冶炼、含砷金属矿（铜、锡）的开采和冶炼
	氯乙烯	聚氯乙烯树脂生产
	铬酸盐、重铬酸盐	铬酸盐和重铬酸盐生产
	黄磷	黄磷生产
	铍及其化合物	铍冶炼、铍化合物的制造
	对硫磷	生产及贮运
	羰基镍	羰基镍制造
	八氟乙丁烯	二氟一氯甲烷裂解及其残液处理
	氯甲醚	双氯甲醚、一氯甲醚生产，离子交换树脂制造
	锰及其无机化合物	锰矿开采和冶炼、锰铁和锰钢冶炼、高锰焊条制造
	氰化物	氰化钠制造、有机玻璃制造
Ⅱ级（高度危害）	三硝基甲苯	三硝基甲苯制造和军火加工生产
	铅及其化合物	铅的冶炼、蓄电池制造
	二硫化碳	二硫化碳制造、黏胶纤维制造
	氯	液氯烧碱生产、食盐电解
	丙烯腈	丙烯腈制造、聚丙烯腈制造
	四氯化碳	四氯化碳制造
	硫化氢	硫化染料的制造
	甲醛	酚醛和脲醛树脂生产
	苯胺	苯胺生产
	氟化氢	电解铝、氢氟酸制造
	五氯酚及其钠盐	五氯酚、五氯酚钠生产
	镉及其化合物	镉冶炼、镉化合物的生产
	敌百虫	敌百虫生产、贮运
	氯丙烯	环氧氯丙烷制造、丙烯磺酸钠生产
	钒及其化合物	钒铁矿开采和冶炼
	溴甲烷	溴甲烷制造
	硫酸二甲酯	硫酸二甲酯的制造、贮运
	金属镍	镍矿的开采和冶炼
	甲苯二异氰酸酯	聚氨酯塑料生产
	环氧氯丙烷	环氧氯丙烷生产
	砷化氢	含砷有色金属矿的冶炼
	敌敌畏	敌敌畏生产、贮运
	光气	光气制造
	氯丁二烯	氯丁二烯制造、聚合
	一氧化碳	煤气制造、高炉炼焦、炼铁
	硝基苯	硝基苯生产
Ⅲ级（中度危害）	苯乙烯	苯乙烯制造、玻璃钢制造
	甲醇	甲醇生产
	硝酸	硝酸制造、贮运
	硫酸	硫酸制造、贮运
	盐酸	盐酸制造、贮运
	甲苯	甲苯制造
	二甲苯	喷漆
	三氯乙烯	三氯乙烯制造、金属清洗
	二甲基甲酰胺	二甲基甲酰胺制造、顺丁橡胶的合成
	六氟丙烯	六氟丙烯制造
	苯酚	酚醛树脂生产、苯酚生产
	氮氧化物	硝酸制造

续表

级别	毒物名称	行业举例
Ⅳ级（轻度危害）	溶剂汽油 丙酮 氢氧化钠 四氟乙烯 氨	橡胶制品（轮胎、胶鞋等）生产 丙酮生产 烧碱生产、造纸 聚全氟乙丙烯生产 氨制造、氮肥生产

① 非致癌的无机砷化合物除外。

（4）职业接触水平及其分类控制措施　按照劳动者实际接触化学有害因素的水平可将劳动者的接触水平分为5级，与其对应的推荐控制措施见表2-5。

表2-5　职业接触水平及其分类控制

接触等级	等级描述	推荐的控制措施
0（≤1% OEL）	基本无接触	不需采取行动
Ⅰ（>1%，≤10% OEL）	接触极低，根据已有信息无相关效应	一般危害告知，如标签、SDS等
Ⅱ（>10%，≤50% OEL）	有接触但无明显健康效应	一般危害告知，特殊危害告知，即针对具体因素的危害进行告知
Ⅲ（>50%，≤OEL）	显著接触，需采取行动限制活动	一般危害告知、特殊危害告知、职业卫生监测、职业健康监护、作业管理
Ⅳ（>OEL）	超过OELs	一般危害告知、特殊危害告知、职业卫生监测、职业健康监护、作业管理、个体防护用品，以及工程、工艺控制

注：1. OEL为职业接触限值，是occupational exposure limit的缩略词。
2. SDS为安全技术说明书，是safety data sheet的缩略词。
3. 作业管理包括对作业方法、作业时间等制定作业标准，使其标准化；改善作业方法；对作业人员进行指导培训以及改善作业条件或工作场所环境等。

表2-5不仅适用于有毒作业的分级管控，同样适用于生产性粉尘作业的分级管控。

3. 影响毒物毒性的因素

（1）化学结构对毒性的影响　各种工业毒物的毒性之所以不同，首先是基于其化学结构的不同。化学物质的结构和毒性之间的关系，目前还没有完整的规律可言。但对于部分化合物，仍具有可遵循的若干规律。

① 饱和脂肪烃类其麻醉作用随分子中碳原子数的增加而增加。如戊烷＜己烷＜庚烷。在碳链中若以支链取代直链，则毒性减弱，如异庚烷的麻醉作用比正庚烷小，2-丙醇的毒性比正丙醇小。碳链首尾相连成环，则毒性增加，如环己烷的毒性大于正己烷。

② 分子结构的不饱和程度越高，毒性就越大。如二碳烃类的麻醉毒性，随不饱和程度的增大而增大，乙炔＞乙烯＞乙烷；丙烯醛和2-丁烯醛对结膜的刺激性分别大于丙醛和丁醛；环己二烯的毒性大于环己烯，环己烯的毒性又大于环己烷。

③ 分子结构的对称性越高，毒性越大。如1,2-二氯甲醚的毒性大于1,1-二氯甲醚，1,2-二氯乙烷的毒性大于1,1-二氯乙烷。芳香族苯环上的三种异构体的毒性次序，一般是对位＞间位＞邻位。如硝基酚、氯酚、甲苯胺、硝基甲苯、硝基苯胺等的异构体均有此特点，但也有例外，如邻硝基苯甲醛、邻羟基苯甲醛的毒性都大于其对位异构体。对于几何异构体的毒性，一般认为顺式异构体的毒性大于反式异构体，如顺丁烯二酸的毒性大于反丁烯二酸。

④ 有机化合物的氢取代基团对毒性有显著影响。脂肪烃中以卤素原子取代氢原子，芳

香烃中以氨基或硝基取代氢原子，苯胺中以氧、硫、羟基取代氢原子，毒性都明显增加。如氟代烯烃、氯代烯烃的毒性都大于相应的烯烃，而四氯化碳的毒性远远高于甲烷等。在芳香烃中，苯环上的氢原子若被甲基或乙基取代，全身毒性减弱，而对黏膜的刺激性增加。

⑤ 芳香烃衍生物的毒性大于相同碳数的脂肪烃衍生物，而醇、酯、醛类化合物的局部刺激作用，则依次增加。

（2）物理结构对毒性的影响　物质的物理性质如物质的溶解性、挥发性以及分散度对毒性都有相当大的影响。

① 溶解性。毒性物质的溶解性越大，侵入人体并被人体组织或体液吸收的可能性就越大。如硫化砷由于溶解度较低，所以毒性较低。氯、二氧化硫较易溶于水，所以能迅速引起眼结膜和上呼吸道黏膜的损害。而光气、氮的氧化物水溶性较差，常需要经过一定的潜伏期才引起呼吸道深部的病变。氧化铅比其他铅化合物易溶于血清，更容易引起中毒。汞盐类比金属汞在胃肠道易被吸收。

对于不溶于水的毒性物质，它们虽不溶于血清，但有可能溶解于脂肪和类脂质中，可与中枢神经系统中的类脂质结合，从而表现出明显的麻醉作用，如苯、甲苯等。四乙基铅等脂溶性物质易渗透至含类脂质丰富的神经组织，从而引起神经组织的病变。

② 挥发性。毒性物质在空气中的浓度与其挥发性有直接关系。物质的挥发性越大，在空气中的浓度就越大。物质的挥发性与物质本身的熔点、沸点和蒸气压有关。如溴甲醛的沸点较低，为4.6℃，常温下极易挥发，故易引起生产性中毒。相反，乙二醇挥发性很小，则很少发生生产性中毒。所以，有些物质毒性很大，但挥发性很小，实际上危险不大。反之，有些物质毒性不大，但挥发性很大，就具有较大的危险。

③ 分散度。在生产条件下，粉尘、烟尘的颗粒分散度越大，就越容易被吸入。如在金属熔融时吸入氧化锌、铜、镍等高度分散性的粉尘，发生铸造性吸入中毒就是例子。

（3）环境条件对毒性的影响　任何毒性物质只有在一定的条件下才能表现出其毒性。物质的毒性与物质的浓度、接触时间以及环境的温度、湿度等条件有关。

① 浓度与接触时间。环境中毒性物质的浓度越高，接触时间越长，就越容易引起中毒。在指定的时间内，毒性作用与浓度的关系因物质而异。有些毒物的毒性反应随剂量增加而加快；有些毒物的毒性反应随剂量增加，开始时变化缓慢，而后逐步加快；有些则开始时无变化，剂量增加到一定程度才出现明显的中毒反应。

② 环境温度、湿度。环境温度越高，越促进毒性物质挥发，增加了环境中毒性物质的浓度，因此，温度越高毒物对人体的危害越大。

环境中的湿度较高，也会增加某些毒物的作用强度，如氯化氢、氟化氢等在高湿环境中，对人体的刺激性明显增加。

③ 劳动强度。劳动强度对毒物吸收、分布、排泄都有显著影响。劳动强度大能促进皮肤充血、汗量增强，毒物的吸收速度加快。耗氧增加，对毒物所致的缺氧更敏感。同时，劳动强度增大能使人疲劳，抵抗力降低，毒物更容易起作用。

④ 环境中多种毒物的联合作用。在生产环境中，操作者所接触到的毒物往往是多种同时存在。多种毒物联合作用的综合毒性较单一毒物的毒性，可以增强，也可以减弱。增强者称为协同作用，减弱者则称为拮抗作用。此外，生产性毒物与生活性毒物的联合作用也比较常见。如酒精可以增强铅、汞、四氯化碳、甲苯、二甲苯、氨基或硝基苯、硝化甘油、氮氧化物、硝基氯苯等的吸收能力，所以接触这类毒物的作业人员不宜饮酒。

(4) 个体因素对毒性的影响　毒物对人体的作用，不仅随毒物剂量和环境条件而异，而且随人的年龄、性别、中枢神经系统状态、健康状况以及对毒物的耐受性和敏感性而有所区别。一般说，少年对毒物的抵抗力弱，而成年人则较强。女性对毒物的抵抗力比男性弱。对于某些致敏性物质，各人的反应是不一样的。如接触对苯二胺、甲苯二异氰酸酯等可诱发支气管哮喘，接触二硝基氯苯等可引起过敏性皮炎，常会因个体不同而有所差异，与接触量无密切关系。此外，患有代谢机能障碍、肝脏或肾脏疾病的人，解毒机能大大削弱，因此较易中毒。如贫血患者接触铅，肝脏患者接触四氯化碳、氯乙烯，肾脏患者接触砷，有呼吸系统疾病的患者接触刺激性气体等，都较易中毒，而且后果可能严重些。因此，为保证劳动者的身体健康，应按职业禁忌证的要求分配工作。

三、工业毒物侵入人体的途径与毒理作用

1. 工业毒物侵入人体的途径

工业毒物侵入人体的途径有呼吸道、皮肤和消化道。生产条件下的工业毒物，主要通过呼吸道和皮肤侵入人体，从消化道进入的较少，若生产中发生意外事故，毒物才有可能冲入口腔。而生活中毒则以消化道进入为主。

(1) 经呼吸道侵入　人体肺泡表面积为 $90 \sim 160 m^2$，每天吸入空气 $12 m^3$，约 $15 kg$。空气在肺泡内流速慢，接触时间长，同时肺泡壁薄、血液丰富，这些都有利于吸收。所以呼吸道是生产性毒物侵入人体的最重要途径。在生产环境中，即使空气中毒物含量较低，每天也会有一定量的毒物经呼吸道侵入人体。

从鼻腔至肺泡的整个呼吸道的各部分结构不同，对毒物的吸收情况也不相同。越是进入深部，表面积越大，停留时间越长，吸收量越大。固体毒物吸收量的大小，与颗粒和溶解度的大小有关。气体毒物吸收量的大小，与肺泡组织壁两侧分压大小、呼吸深度、速度以及循环速度有关。劳动强度、环境温度、环境湿度以及接触毒物的条件，对吸收量都有一定的影响。肺泡内的二氧化碳可能会增加某些毒物的溶解度，促进毒物的吸收。

(2) 经皮肤侵入　有些毒物可通过无损皮肤或经毛囊的皮脂腺被吸收。经表皮进入人体内的毒物需要越过三道屏障。第一道屏障是皮肤的角质层，一般分子量大于 300 的物质不易透过无损皮肤。第二道屏障是位于表皮角质层下面的连接角质层，其表皮细胞富于固醇磷脂，它能阻止水溶性物质的通过，而不能阻止脂溶性物质通过。第三道屏障是表皮与真皮连接处的基膜。脂溶性毒物经表皮吸收后，还要有水溶性，才能进一步扩散和吸收。所以水、脂均溶的毒物（如苯胺）易被皮肤吸收。只是脂溶而水溶极微的苯，经皮肤吸收的量较少。

毒物经皮肤进入毛囊后，可以绕过表皮的屏障直接透过皮脂腺细胞和毛囊壁进入真皮，再从下面向表皮扩散。但这个途径不如经表皮吸收严重。电解质和某些重金属，特别是汞在紧密接触后可经过此途径被吸收。

如果表皮受到伤害，如外伤、灼伤等，可促进毒物的吸收。潮湿也有利于皮肤吸收，特别是对于气态物质更是如此。皮肤经常沾染有机溶剂，使皮肤表面的类脂质溶解，也可促进毒物的吸收。黏膜吸收毒物的能力远比皮肤强，部分粉尘也可通过黏膜吸收进入体内。

(3) 经消化道侵入　许多毒物可通过口腔进入消化道而被吸收。胃肠道的酸碱度是影响毒物吸收的重要因素。胃液是酸性，对于弱碱性物质可增加其电离，从而减少其吸收；对于弱酸性物质则有阻止其电离的作用，因而增加其吸收。脂溶性的非电解物质，能渗透通过胃

的上皮细胞。胃内的食物、蛋白质和黏液蛋白等，可以减少毒物的吸收。

肠道吸收最重要的影响因素是肠内的碱性环境和较大的吸收面积。弱碱性物质在胃内不易被吸收，到达小肠后即转化为非电离物质可被吸收。小肠内分布着酶系统，可使已与毒物结合的蛋白质或脂肪分解，从而释放出游离毒物促进吸收。在小肠内毒性物质可经过细胞壁直接渗入细胞，特别是对大分子的吸收更是如此。

2. 毒性物质的毒理作用

毒性物质进入机体后，通过各种屏障，运转到一定的系统、器官或细胞中，经代谢转化或无代谢转化，在靶器官与一定的受体或细胞成分结合，产生毒理作用。

(1) 对酶系统的破坏　生化过程构成了整个生命的基础，而酶在这一过程中起着极其重要的作用。毒物可作用于酶系统的各个环节，使酶失活，从而破坏了维持生命必需的正常代谢过程，导致中毒症状。

(2) 对DNA和RNA合成的干扰　脱氧核糖核酸（DNA）是细胞核的主要成分，染色体是由双股螺旋结构的DNA分子构成的。长链DNA储存了遗传信息。DNA的信息通过核糖核酸（RNA）被转录，最后翻译到蛋白质中。毒物作用于DNA和RNA的合成过程，产生致突变、致畸变、致癌作用。

(3) 对组织或细胞的损害　组织毒性表现为细胞变性，并伴有大量空泡形成、脂肪蓄积和组织坏死。组织毒性往往并不首先引起细胞功能如糖原含量或某些酶浓度的改变，而是直接损伤细胞结构。在肝、肾组织中，毒物的浓度总是较高，因此这些组织容易产生组织毒性反应。如溴苯在肝脏内经代谢转化为溴苯环氧化物，与肝内大分子共价结合，导致肝脏组织毒性。

机体对化学物质的过敏反应是一种涉及免疫机制的变态反应。初始接触的化学物质作为抗原，诱发机体免疫系统生成细胞或体液的新蛋白质，即所谓抗体，而后再接触同种抗原则形成抗原-抗体反应。第一次接触抗原性物质，往往不产生细胞损害，但产生致敏作用，诱发机体产生抗体。再次接触抗原性物质则产生变态性过敏反应，造成细胞损害。过敏反应部位在皮肤则引起过敏性皮炎，若在呼吸道则引起过敏性哮喘等。

(4) 对氧的吸收、输运的阻断作用　单纯窒息性气体如氢、氮、氩、氖、甲烷等，当它们含量很大时，使氧分压相对降低，机体呼吸时因吸收不到充足的氧而窒息。刺激性气体造成肺水肿而使肺泡气体交换受阻。一氧化碳对血红蛋白有特殊的亲和力，一旦血红蛋白与一氧化碳结合生成碳氧血红蛋白，则失去了正常的携氧能力，造成氧的输运受阻，导致组织缺氧。硝基苯、苯胺等毒物与血红蛋白作用生成高铁血红蛋白，硫化氢与血红蛋白作用生成硫化血红蛋白，砷化氢与红细胞作用造成溶血，使血红蛋白释放。这些作用都使红细胞失去输氧功能。缺氧对生命造成的危害见表2-6。

表2-6　不同氧含量对人体健康的影响

氧含量/%	健康损害
18~22	适宜的氧含量,健康无损害
15~18	劳动能力下降,动作协调性降低,容易引起冠心病
12~14	呼吸加深,频率加快,脉搏加快,动作协调性进一步降低,判断能力下降
10~12	呼吸加深加快,几乎丧失判断能力,嘴唇变紫

续表

氧含量/%	健康损害
8～10	精神失常,昏迷,丧失知觉,呕吐,脸色死灰
6～8	8min 后 100% 致命;6min 后 50% 致命;4～5min 通过治疗可以恢复
4～6	40s 后昏迷,痉挛,呼吸渐缓,死亡

四、职业中毒的种类及职业中毒对人体系统及器官的损害

1. 职业中毒的种类

(1) 急性中毒　急性中毒是由于在短时间内有大量毒物进入人体后突然发生的病变。具有发病急、变化快和病情重的特点。急性中毒可能在当班或下班几个小时内最多1～2天内发生，多数是因为生产事故或工人违反安全操作规程所引起的，如一氧化碳中毒。

(2) 慢性中毒　慢性中毒是指长时间内有低浓度毒物不断进入人体，逐渐引起的病变。慢性中毒绝大部分是蓄积性毒物所引起的，往往在从事该毒物作业数月、数年或更长时间才出现症状，如慢性铅、汞、锰等中毒。

(3) 亚急性中毒　亚急性中毒介于急性与慢性中毒之间，病变较急性的时间长，发病症状较急性缓和的中毒，如二硫化碳、汞中毒等。

2. 职业中毒对人体系统及器官的损害

职业中毒可对人体多个系统或器官造成损害，主要包括神经系统、血液和造血系统、呼吸系统、消化系统、肾脏及皮肤等。

(1) 神经系统

① 神经衰弱综合征。绝大多数慢性中毒的早期症状是神经衰弱综合征及自主神经紊乱。患者出现全身无力、易疲劳、记忆力减退、睡眠障碍、情绪激动、思想不集中等症状。

② 神经症状。如二硫化碳、汞、四乙基铅中毒，可出现狂躁、忧郁、消沉、健谈或寡言等症状。

③ 多发性神经炎。主要损害周围神经，早期症状为手脚发麻疼痛，以后发展到动作不灵活。如二硫化碳、砷或铅中毒，目前已少见。

(2) 血液和造血系统

① 血细胞减少。早期可引起血液中白细胞、红细胞及血小板数量的减少，严重时导致全血降低，形成再生障碍性贫血。经常出现头昏、无力、牙龈出血、鼻出血等症状。如慢性苯中毒、放射病等。

② 血红蛋白变性。如苯胺、一氧化碳中毒等可使血红蛋白变性，造成血液运氧功能障碍，出现胸闷、气急、发绀等症状。

③ 溶血性贫血。主要见于急性砷化氢中毒。

(3) 呼吸系统

① 窒息。如一氧化碳、氰化氢、硫化氢等物质导致的中毒。轻者可出现咳嗽、胸闷、气急等症状，重者可出现喉头痉挛、声门水肿等症状，甚至可出现窒息死亡。有的能导致呼吸机能瘫痪窒息，如有机磷中毒。

② 中毒性水肿。吸入刺激性气体后，改变了肺泡壁毛细血管的通透性而发生肺水肿。如氮氧化物、光气等物质导致的中毒。

③ 中毒性支气管炎、肺炎。某些气体如汽油等可作用于气管、肺泡引起炎症。

④ 支气管哮喘。多为过敏性反应，如苯二胺、乙二胺等导致的中毒。

⑤ 肺纤维化。某些微粒滞留在肺部可导致肺纤维化，如铍中毒。

（4）消化系统　经消化系统进入人体的毒物可直接刺激、腐蚀胃黏膜产生绞痛、恶心、呕吐、食欲不振等症状。非经消化系统中毒者有时也会出现一些消化道症状，如四氯化碳、硝基苯、砷、磷等物质导致的中毒。

（5）肾脏　由于多种物质是经肾脏排出，对肾脏往往产生不同程度的损害，出现蛋白尿、血尿、浮肿等症状，如砷化氢、四氯化碳等引起的中毒性肾病。

（6）皮肤　皮肤接触毒物后，由于刺激和变态反应可发生瘙痒、刺痛、潮红、瘢丘疹等各种皮炎和湿疹，如沥青、石油、铬酸雾、合成树脂等对皮肤的作用。

五、工作场所空气中有害因素职业接触限值及其应用

1. 工作场所空气中有害因素职业接触限值

防止职业中毒，关键是控制工作场所即劳动者进行职业活动的全部地点的空气中有害因素职业接触限值。职业接触限值（occupational exposure limit，OEL）是职业性有害因素的接触限制量值，指劳动者在职业活动过程中长期反复接触对机体不引起急性或慢性有害健康影响的容许接触水平。化学因素的职业接触限值可分为时间加权平均容许浓度、最高容许浓度和短时间接触容许浓度三类。

① 时间加权平均容许浓度（permissible concentration-time weighted average，PC-TWA）指以时间为权数规定的8h工作日、40h工作周的平均容许接触水平。

② 最高容许浓度（maximum allowable concentration，MAC）指工作地点、在一个工作日内、任何时间均不应超过的有毒化学物质的浓度。

定义中的工作地点是指劳动者从事职业活动或进行生产管理过程而经常或定时停留的地点。

③ 短时间接触容许浓度（permissible concentration-short term exposure limit，PC-STEL），指一个工作日内，在遵守PC-TWA前提下，任何一次接触不得超过15min的时间加权平均容许接触水平。

需要指出的是，职业接触限值不是一成不变的。在制定以后，随着有关毒理学和工业卫生学资料的积累、实施过程中毒物接触者健康状况观察的结果，以及国民经济的发展、技术水平的提高，还会不断地进行修订。我国现行的工作场所空气中有毒物质容许浓度标准及临界不良健康效应详见《工作场所有害因素职业接触限值　第1部分：化学有害因素》（GBZ 2.1—2019）。

2. 职业接触限值及应用

有毒物质的职业接触限值，是用来防止劳动者的过量接触，监测生产装置的泄漏及工作环境污染状况，是评价工作场所卫生状况的重要依据，以保障劳动者免受有害因素的危害。在应用职业接触限值浓度标准对工作场所环境进行危害性评价时，应注意以下问题。

① 在评价工作场所的污染或个人接触状况时，应按照国家颁布的标准测定方法和有关采样规范进行检测，在无上述规定时，也可用国内外公认的测定方法，使其全面反映工作场所有害因素的污染状况，并正确运用时间加权平均容许浓度、最高容许浓度或短时间接触容许浓度，做出恰当的评价。

② 时间加权平均容许浓度的应用。要求采集有代表性的样品，按8h工作日内各个接触持续时间与其相应浓度的乘积之和除以8，得出8h的时间加权平均浓度。应用个体采样器采样所得到的浓度值，主要适用于评价个人接触状况；工作场所的定点采样（区域采样），主要适用于工作环境卫生状况的评价。

时间加权平均浓度可按下式计算，工作时间不足8h者，仍以8h计：

$$E=(C_aT_a+C_bT_b+\cdots+C_nT_n)/8$$

式中　　E——8h工作日接触有毒物质的时间加权平均浓度，mg/m^3；

　　　　8——一个工作日的工作时间，h；

C_a，C_b，$\cdots C_n$——T_a，T_b，$\cdots T_n$时间段接触的相应浓度，mg/m^3；

T_a，T_b，$\cdots T_n$——C_a，C_b，$\cdots C_n$浓度下的相应接触持续时间，h。

[例2-1]　乙酸乙酯的时间加权平均容许浓度为$200mg/m^3$。劳动者接触状况为：$300mg/m^3$浓度，接触2h；$160mg/m^3$，接触2h；$120mg/m^3$，接触4h。代入上述公式：

$$E=(2\times300+2\times160+4\times120)mg/m^3\div8=175mg/m^3$$

此结果<$200mg/m^3$，未超过该物质的时间加权平均容许浓度。

[例2-2]　同样是乙酸乙酯，如劳动者接触状况为：$300mg/m^3$浓度，接触2h；$200mg/m^3$，接触2h；$180mg/m^3$，接触2h；不接触，2h。代入上述公式：

$$E=(2\times300+2\times200+2\times180+2\times0)mg/m^3\div8=170mg/m^3$$，结果<$200mg/m^3$，未超过该物质的时间加权平均容许浓度。

③ 短时间接触容许浓度（PC-STEL）的应用。

PC-STEL主要用于以慢性毒性作用为主，但同时具有急性毒性作用的化学物质，是与PC-TWA相配套的短时间接触限制。旨在防止劳动者接触过高的波动浓度，避免引起刺激、急性作用或有害健康影响。

对于制定有PC-STEL的化学因素，应同时符合PC-TWA和PC-STEL的指标限制。即一个工作日内的测定浓度不超过PC-TWA，且在PC-TWA数值以上至PC-STEL数值之间的接触不应超过15min，每个工作日接触该种水平的次数不应超过4次，相继接触的间隔时间不应短于60min。

④ 最高容许浓度（MAC）的应用。

MAC主要用于那些具有明显刺激、窒息和中枢神经系统抑制作用，可导致严重急性健康损害的化学物质。一般情况下，设有MAC的化学物质均无PC-TWA和PC-STEL，对于这些物质，实测浓度值在任何情况下都不允许超过其对应的MAC值。

⑤ 对于标以"皮"字的有毒物质，应积极防止皮肤污染。某些化学物质（如有机磷化合物、三硝基甲苯等）在工作场所中经皮肤吸收是重要的侵入途径，应采用个人防护措施，防止皮肤的污染。

⑥ 当工作场所中存在两种或两种以上有毒物质时，若缺乏联合作用资料，应测定各自

物质的浓度,并分别按各个物质的职业接触限值进行评价。

⑦ 当两种或两种以上有毒物质共同作用于同一器官、系统或具有相同的毒性作用(如刺激作用等),或已知这些物质可产生相加作用时,则应按下列公式计算结果,进行评价:

$$\frac{C_1}{L_1}+\frac{C_2}{L_2}+\cdots+\frac{C_n}{L_n}=1$$

式中　C_1,C_2,$\cdots C_n$——各个物质所测得的浓度;

　　　L_1,L_2,$\cdots L_n$——各个物质相应的容许浓度限值。

以此算出的比值≤1时,表示未超过接触限值,符合卫生要求;反之,当比值>1时,表示超过接触限值,不符合卫生要求。

[例 2-3]　某生产车间内有苯、甲苯、二甲苯三种物质共存,测出苯的 PC-TWA 浓度为 $3mg/m^3$,甲苯为 $25mg/m^3$,二甲苯为 $25mg/m^3$,这三种物质的 PC-TWA 限值依次为 $6mg/m^3$、$50mg/m^3$、$50mg/m^3$,试判断该车间有毒物质的浓度是否超标。

按上式计算:　(3/6)+(25/50)+(25/50)=1.5>1

结果表明,该车间现有浓度已超过共存物质容许的接触限值。

⑧ 对于标有致癌性标识以及有可能损伤基因的化学物质,应采取最先进的技术措施与个人防护,以减少接触机会,尽可能保持最低的接触水平。

六、常见工业毒物及其对人体的危害

1. 刺激性气体

刺激性气体是指对人的眼睛、皮肤特别是对呼吸道具有刺激作用的一类气体的总称。常见的刺激性气体主要有氯气、氨气、氮氧化物、光气、二氧化硫、甲醛、臭氧等。刺激性气体对人体健康的危害与接触浓度的大小和接触时间的长短有关。急性中毒轻者出现眼、上呼吸道刺激症状,重者可致喉头水肿、喉痉挛、中毒性肺炎、肺水肿,并发或伴发心、肾等实质性脏器病变,甚至危及人的生命。长期接触低浓度刺激性气体,可导致慢性支气管炎、结膜炎、咽炎、鼻炎等,同时伴有神经衰弱综合征和消化道症状。个别有支气管哮喘发作,如接触二异氰酸甲苯酯及氯气等。呼吸道反复继发感染,可逐渐导致肺水肿,甚至影响肺功能。

大部分刺激性气体对呼吸道有明显刺激作用并有特殊臭味,人们闻到后就会避开,因此一般情况下急性中毒很少见,出现事故导致刺激性气体泄漏时易引起急性中毒。

(1) 氯气(Cl_2)　黄绿色气体,密度为空气的 2.45 倍,沸点为 -34.6℃。易溶于水、碱性溶液、二硫化碳和四氯化碳等。高压下液氯为深绿色,相对密度为 1.56。化学性质活泼,与一氧化碳作用可生成毒性更大的光气。其 MAC 值为 $1mg/m^3$。

氯溶于水生成盐酸和次氯酸,产生局部刺激。主要损害上呼吸道和支气管的黏膜,引起支气管痉挛、支气管炎和支气管周围炎,严重时引起肺水肿。吸入高浓度氯后,引起迷走神经反射性心跳停止,呈"电击型"死亡。

(2) 光气($COCl_2$)　无色、有霉草气味的气体,密度为空气的 3.4 倍,沸点 8.3℃。加压液化,相对密度为 1.392。易溶于醋酸、氯仿、苯和甲苯等。遇水可水解成盐酸和二氧化碳。其 MAC 值为 $0.5mg/m^3$。

毒性比氯气大10倍，对上呼吸道仅有轻度刺激，但吸入后其分子中羰基与肺组织内的蛋白质酶结合，从而干扰了细胞的正常代谢，损害细胞膜，肺泡上皮和肺毛细血管受损透过性增加，引起化学性肺炎和肺水肿。

（3）氮氧化物（NO_x）　由NO_2、NO、N_2O、N_2O_3、N_2O_4、N_2O_5等组成的混合气体。其中NO_2比较稳定，占比最高。氮氧化物较难溶于水，因而对眼和上呼吸道黏膜刺激不大。主要是进入呼吸道深部的细支气管和肺泡后，在肺泡内可阻留80%，与水反应生成硝酸和亚硝酸，对肺组织产生强烈刺激和腐蚀作用，引起肺水肿。硝酸和亚硝酸被吸收进入血液，生成硝酸盐和亚硝酸盐，可扩张血管，引起血压下降，并与血红蛋白作用生成高铁血红蛋白，引起组织缺氧。NO_2的PC-TWA限值为$5mg/m^3$。

（4）二氧化硫（SO_2）　无色气体，密度为空气的2.3倍。加压可液化，液体相对密度1.434，沸点-10℃。溶于水、乙醇和乙醚。其PC-TWA限值为$5mg/m^3$。

吸入呼吸道后，在黏膜湿润表面上生成亚硫酸和硫酸，产生强烈的刺激作用。大量吸入可引起喉水肿、肺水肿、声带痉挛而窒息。

（5）氨（NH_3）　无色气体，有强烈的刺激性气味，密度为空气的0.5971倍。易液化，沸点-33.5℃。溶于水、乙醇和乙醚。遇水生成氢氧化铵，呈碱性。其PC-TWA限值为$20mg/m^3$。

氨对上呼吸道有刺激和腐蚀作用，高浓度时可引起接触部位的碱性化学灼伤，组织呈溶解性坏死，并可引起呼吸道深部及肺泡损伤，发生支气管炎、肺炎和肺水肿。氨被吸收进入血液，可引起糖代谢紊乱。脑氨增高，可产生神经毒性作用，开始兴奋，随后惊厥，继而嗜睡、昏迷。还可通过神经反射引起心跳和呼吸骤停。

2. 窒息性气体

窒息性气体是指吸入该气体后直接妨碍氧的供给、摄取、运输和利用从而造成机体缺氧的物质，即以气态形式侵入机体而直接引起窒息作用的物质。那些通过它们在机体的其他损伤或致毒作用继发性引起机体缺氧的物质则不应归入窒息性气体毒物。如乙醚或其他有机溶剂可抑制呼吸中枢的功能而造成机体缺氧窒息；光气、氯气、氮氧化物、二氧化硫、氟光气、八氟异丁烯等刺激性气体可明显损伤呼吸道黏膜，引起肺水肿，从而造成机体明显缺氧，但它们均不属于窒息性气体。

根据窒息性气体对机体毒性作用不同，可分为三类。

（1）单纯窒息性气体　如甲烷、氮气、二氧化碳、氩、氖、水蒸气等。这类气体本身毒性很低或无毒，但当它们在空气中的含量增加时，就会相应降低空气中氧的含量，血液从吸入的空气中得不到足够的氧的供应，结果动脉血氧分压下降，组织细胞的供氧量明显减少，而导致机体缺氧窒息。在1atm（101325Pa）下，空气中氧含量约为21%，氧含量低于16%时，即可造成呼吸困难；氧含量低于10%时，则可引起昏迷甚至死亡。

（2）血液窒息性气体　如一氧化碳、一氧化氮以及氨基或硝基化合物蒸气等。这类气体可明显阻碍血红蛋白对氧气的化学结合能力，或妨碍它向组织细胞释放携带的氧气，造成组织缺氧障碍而发生窒息。

一氧化碳是工业生产中最常见的有毒气体之一。在化工、炼钢、炼铁、炼焦、采矿爆破、铸造、锻造、炉窑、煤气发生炉等作业过程中均可接触一氧化碳。

一氧化碳为无味、无色、无臭的气体，与空气的相对密度为0.967；可溶于氨水、乙醇、苯和醋酸；爆炸极限为 12.5%～74.2%。在非高原，其 PC-TWA 限值为 $20mg/m^3$，PC-STEL 限值为 $30mg/m^3$；在海拔 2000～3000m 的高原，其 MAC 值为 $20mg/m^3$，在海拔 3000m 以上的高原，其 MAC 值为 $15mg/m^3$。

一氧化碳主要经呼吸道进入人体，与血液中血红蛋白的结合能力极强，当空气中一氧化碳含量约为 700×10^{-6} 时，血液携带氧的能力便下降一半，可见其毒性之剧。在工业生产中一氧化碳主要造成急性中毒，按严重程度可分为三个等级。轻度中毒者表现为头痛、头晕、心悸、恶心、呕吐、四肢无力等症状，脱离中毒环境几小时后症状消失。中度中毒者除上述症状外，还出现面色潮红、黏膜呈樱桃红色，全身疲软无力，步态不稳，意识模糊甚至昏迷，若抢救及时，数日内可恢复。重度中毒者往往是因为中度中毒患者继续吸入一氧化碳而引起的，此时可在前述症状后发展为昏迷。此外，在短期内吸入大量一氧化碳也可造成重度中毒，这时患者无任何不适感就很快丧失意识而昏迷，有的甚至立即死亡。重度中毒者昏迷程度较深，持续时间可长达数小时，且可并发休克、脑水肿、呼吸衰竭、心肌损害、肺水肿、高热、惊厥等症状，治愈后常有后遗症。

(3) 细胞窒息性气体　如硫化氢、氰化氢。这类毒物主要作用于细胞内的呼吸酶使之失活，从而直接阻碍细胞对氧的利用，使生物氧化过程不能进行，造成组织细胞缺氧。

① 氰化氢（HCN）。在氰化氢的生产制备、制药、化纤、合成橡胶、有机玻璃、塑料、电镀、冶金、炼焦等工业中均有接触氰化氢的生产过程。

氰化氢为无色液体或气体，沸点 26℃，液体易蒸发为带有杏仁气味的蒸气，其蒸气与空气的相对密度为 0.94，可与乙醇、苯、甲苯、乙醚、甘油、氯仿、二氯乙烷等物质互溶；其水溶液呈弱酸性，称为氢氰酸；氰化氢气体与空气混合可燃烧，爆炸极限范围为 6%～40%；其 MAC 值为 $1mg/m^3$。

生产条件下氰化氢气体或其盐类粉尘主要经呼吸道进入人体，浓度高时也可经皮肤吸收。氰化氢气体进入人体后，可迅速作用于全身各组织细胞，抑制细胞内呼吸酶的功能，使细胞不能利用氧气而造成全身缺氧窒息，并称之为"细胞窒息"。

氰化氢毒性剧烈，很低浓度吸入时就可引起全身不适，严重者可死亡。在短时间内吸入高浓度的氰化氢气体可使人立即停止呼吸而死亡，并称之为"电击型"死亡。生产条件下此种情况少见。若氰化氢浓度较低，中毒病情发展稍缓慢，可分为四个阶段：前驱期，先出现眼部及上呼吸道黏膜刺激症状，如流泪、流涎、口中有苦杏仁味，继而出现恶心、呕吐、震颤等症状；呼吸困难期，表现为呼吸困难加剧，视力及听力下降，并有恐怖感；痉挛期，意识丧失，出现强直性、阵发性痉挛，大小便失禁，皮肤黏膜呈鲜红色；麻痹期，为中毒的终末状态，全身痉挛停止，患者深度昏迷，反射消失，呼吸、心跳可随时停止。上述四个阶段只是表示中毒者病情的延续过程，在时间上很难划分，如重症病人可很快出现痉挛以至立即死亡。窒息性气体无论属于哪一类，其主要的致病作用都是引起机体缺氧。脑是机体耗氧量最大的组织，其耗氧量约占全身耗氧量的 20%～25%，脑对缺氧最为敏感。轻度缺氧时即有智力减退、注意力不集中、定向力障碍等表现，随着缺氧加重，可出现烦躁不安、头痛、头晕、乏力、耳鸣、呕吐、嗜睡，甚至昏迷，严重中毒常易合并脑水肿，造成神经细胞发生不可恢复的损伤，甚至细胞死亡。

② 硫化氢（H_2S）。硫化氢用于生产噻吩、硫醇等物质，此外在工业上很少直接应用，通常为生产过程中的废气。在石油开采和炼制、有机磷农药的生产、橡胶、人造丝、制革、精制盐酸或硫酸等工业中均会产生硫化氢。含硫有机物腐败发酵亦可产生硫化氢，如制糖及

造纸业的原料浸渍、腌浸咸菜、处理腐败鱼肉及蛋类食品等过程中都可能产生硫化氢，因此在进入与上述有关的池、窑、沟或地下室等处时要注意对硫化氢的防护。

硫化氢为具有腐蛋臭味的可燃气体，易溶于水产生氢硫酸，易溶于醇类物质、甘油、石油溶剂和原油中，能和大部分金属发生化学反应而具有腐蚀性；爆炸极限范围为4.3%～45.5%，其MAC值为$10mg/m^3$。

硫化氢是毒性比较剧烈的窒息性毒物，工业生产中主要经呼吸道进入人体。硫化氢气体兼具刺激作用和窒息作用。浓度低时，主要表现为刺激作用，可引起结膜炎、角膜炎甚至角膜溃疡等，严重者可引起肺炎及肺水肿，皮肤潮湿多汗时刺激作用更明显；其刺激作用还表现为硫化氢具有恶臭气味，浓度微低可嗅出，浓度高则气味强，当浓度达到一定数值后，可使人的嗅觉神经末梢麻痹，臭味反而闻不出来，此时对人的危害更大。硫化氢对人体细胞产生的窒息作用与氰化氢相似。此外，硫化氢对神经系统具有特殊的毒性作用，患者可在数秒钟内停止呼吸而死亡，其作用甚至比氰化氢还要迅速。

长期接触低浓度硫化氢可造成慢性影响，除引起慢性结膜炎、角膜炎、鼻炎、气管炎等炎症外，还可造成神经衰弱综合征及自主神经功能紊乱。

急性一氧化碳中毒患者的面、唇呈樱桃红色，血液中碳氧血红蛋白明显增多，碳氧血红蛋白无携氧能力，又不易解离，造成全身各组织缺氧。急性氰化氢中毒的患者皮肤黏膜常呈鲜红色，血、尿中硫氰酸盐含量明显增高。急性硫化氢中毒患者血、尿中硫酸盐增加，血中硫化高铁血红蛋白明显增高。急性硝基苯、苯胺中毒患者的皮肤黏膜呈暗紫色，血中高铁血红蛋白明显增高，高铁血红蛋白失去携氧能力，引起组织缺氧。

3. 有机化合物

这类物质主要包括芳烃类、卤代烃类、脂肪烃类、有机农药等，有以下一种或多种毒性作用。

（1）对黏膜和皮肤的刺激作用或致敏作用　长期接触可发生接触性皮炎、毛囊炎、痤疮以及皮肤局限性角化。

（2）侵犯神经系统　急性吸入时主要作用于中枢神经系统和自主神经系统。慢性毒性作用以神经衰弱综合征和周围神经病最为常见，严重时可出现神经系统器质性损害、感觉障碍、不全麻痹和运动失调等。如有机磷农药被吸收后迅速分布于全身，在体内与胆碱酯酶结合生成磷酰化胆碱酯酶，从而抑制酶的活性，导致神经介质乙酰胆碱不能被酶分解而积聚，引起神经紊乱，严重时出现痉挛、持续抽搐、癫痫样发作，甚至可出现肺水肿、呼吸困难、致全身缺氧等。

（3）损害造血系统　其中以苯对造血系统的毒性作用最明显，一般认为，苯中毒是由苯的代谢产物酚引起的，酚能直接抑制造血细胞的核分裂，对骨髓中核分裂最活跃的早期活性细胞的毒性作用更明显，使造血系统受到伤害。常见白细胞减少、血小板减少、贫血、再生障碍性贫血等。苯的氨基、硝基化合物可引起高铁血红蛋白血症和导致红细胞破裂，出现溶血性贫血。

苯在工农业生产中使用广泛，如化工中的香料、合成纤维、合成橡胶、合成洗涤剂、合成染料、酚、氯苯、硝基苯的生产，以及生产过程中使用的溶剂和稀释剂，如喷漆、制鞋、绝缘材料制造等行业中均有接触苯的生产过程。

苯是一种有特殊香味无色透明的液体；沸点80.1℃，闪点-15～10℃；爆炸极限范围

1.3%～9.5%；易蒸发，不溶于水，易溶于乙醚、乙醇、丙酮等有机溶剂；苯蒸气与空气的相对密度为2.8；其PC-TWA容许浓度为6mg/m^3，PC-STEL容许浓度为10mg/m^3。焦油分馏或石油裂解均可产生苯。

生产过程中的苯主要经过呼吸道进入人体，经皮肤仅能进入少量。苯可造成急性中毒和慢性中毒。急性苯中毒是由于短时间内吸入大量苯蒸气引起的，主要表现为中枢神经系统的症状。初期有黏膜刺激，随后可出现兴奋或酒醉状态以及头痛、头晕等现象。重症者除上述症状外还可出现昏迷、谵妄、阵发性或强直性抽搐、呼吸浅表、血压下降，严重时可因呼吸和循环衰竭而死亡。慢性苯中毒主要损害神经系统和造血系统，症状为神经衰弱综合征，有头晕、头痛、记忆力减退、失眠等症状，在造血系统引起的典型症状为白血病和再生障碍性贫血。苯为确定人类致癌物。

(4) 损害肝脏 某些卤代烃类和硝基化合物损害肝脏最明显，主要致肝实质性病变。急性中毒可引起肝细胞脂肪变性和坏死。严重中毒时整个肝小叶细胞坏死，或发生急性黄色肝萎缩。慢性中毒时可引起中毒性肝病，病程较长者，甚至可发展为肝纤维化或肝硬化。

(5) 损害肾脏和膀胱 有些有机化合物急性中毒时，伴有不同程度的肾脏损伤或急性化学性膀胱炎，也可继发溶血。以四氯化碳等引起的急性肾小管坏死性肾病最为严重。

(6) 损害循环系统 四氯化碳、有机农药、有机氟化物等可引起急性心肌损害；三氯乙烯、汽油、苯等有机溶剂的急性中毒中，毒物刺激β肾上腺素受体而致心室颤动。

(7) 致癌作用 某些氨基化合物有致癌作用，联苯胺作用较明显，可引起膀胱癌。苯可引起白血病等。

4. 金属、类金属及其化合物

常见的金属、类金属毒物有铅、汞、铬、镉、镍、砷等及其化合物。

金属的毒性作用与金属的溶解性、氧化价态及在有机体内的氧化-还原转换率等因素有关。一般来说，可溶的、氧化价态高和氧化-还原转换率低的金属毒性较大；反之，则较小。

(1) 汞（Hg） 汞在工业中应用广泛，如食盐电解、塑料、染料、毛皮加工等工业中均有接触汞的生产过程。汞为银白色液态金属，熔点-38.9℃，沸点356.9℃，在常温下即可蒸发，温度升高，蒸发加快。汞液洒落在桌面或地面上会分散成许多小汞珠，增加了蒸发面积。汞蒸气可吸附于墙壁、地面及衣物等形成二次毒源。汞溶于稀硝酸及类脂质，不溶于水及有机溶剂。生产过程中金属汞主要以蒸气状态经呼吸道进入人体。可引起急性和慢性中毒。急性中毒多由于意外事故造成大量汞蒸气散逸引起，发病急，有头晕、乏力、发热、口腔炎症及腹痛、腹泻、食欲不振等症状。慢性中毒较为常见，最早出现神经衰弱综合征，表现为易兴奋、激动、情绪不稳定。汞毒性震颤为典型症状，严重时发展为粗大意向震颤并波及全身。少数患者出现口腔炎、肾脏及肝脏损害。PC-TWA容许浓度：金属汞（蒸气）为0.02mg/m^3，有机汞化合物为0.01mg/m^3。

(2) 铅（Pb） 铅在工业生产中应用广泛，其化合物种类很多，在工业生产中接触铅的人数量多，因此铅中毒是主要的职业病之一。

铅为带有浅蓝色的银白色金属，熔点327℃，沸点1525℃，加热至400～500℃时可产生大量铅蒸气，在空气中迅速氧化成氧化亚铅和氧化铅，并凝结成烟尘。PC-TWA限值：铅烟0.03mg/m^3，铅尘0.05mg/m^3。

铅及其化合物主要从呼吸道进入人体，其次为消化道。工业生产中以慢性中毒为主。初期感觉乏力，肌肉、关节酸痛，继之可出现腹隐痛、神经衰弱等症状。严重者可出现腹绞痛、贫血、肌无力和末梢神经炎。铅属于蓄积性毒物，中毒后对人体造成长期影响。铅的无机化合物为可能人类致癌物，铅为可疑人类致癌物。铅是全身性毒物，主要影响卟啉代谢。卟啉是合成血红蛋白的主要成分，因此影响血红素的合成，产生贫血。铅可引起血管痉挛、视网膜小动脉痉挛和高血压等。铅还可作用于脑、肝等器官，发生中毒性病变。

(3) 锰（Mn） 锰及其化合物在工业中应用广泛。在电焊作业、干电池、塑料、油漆、染料、合成橡胶、鞣皮等工业中均有接触锰的生产过程。

锰为浅灰色硬而脆的金属。熔点1260℃，沸点2097℃，易溶于稀酸。PC-TWA容许浓度（换算为二氧化锰）为0.15mg/m³。

锰及其化合物的毒性各不相同，化合物中锰的原子价越低毒性越大。生产中主要以锰烟和锰尘的形式经呼吸道进入人体而引起中毒。工业生产中以慢性中毒为主，多因吸入高浓度锰烟和锰尘所致。在锰粉、锰化合物及干电池生产过程中发病率较高。发病工龄短者半年，长者10～20年。轻度及中度中毒者表现为失眠，头痛，记忆力减退，四肢麻木，轻度震颤，易跌倒，举止缓慢，感情淡漠或冲动。重度中毒者出现四肢僵直、动作缓慢笨拙、语言不清、写字不清、智能下降等症状。

(4) 铬（Cr） 钢灰色、硬而脆的金属，熔点1900℃，沸点2480℃。铬化合物中六价铬毒性最大。化肥工业催化剂主要原料三氧化铬，是强氧化剂，易溶于水，常以气溶胶状态存在于厂房空气中。六价铬化合物有强刺激性和腐蚀性。铬在体内可影响氧化、还原、水解过程，可使蛋白质变性，引起核酸、核蛋白沉淀，干扰酶系统。六价铬抑制尿素酶的活性，三价铬对抗凝血活素有抑制作用。

第二节 职业性接触毒物的防治

一、防毒管理措施

防毒管理措施主要包括有毒作业环境管理、有毒作业管理和劳动者健康管理三个方面。

1. 有毒作业环境管理

有毒作业环境管理的目的是控制甚至消除作业环境中的有毒物质，使作业环境中有毒物质的浓度降低到国家卫生标准，从而减少甚至消除对劳动者的危害。有毒作业环境管理主要包括以下几个方面的内容。

(1) 组织管理措施 主要做好以下几项工作。

① 健全组织机构。企业应有分管的领导，并设有管理部门、专职或兼职人员当好领导的助手。劳动定员设计应包括应急救援组织机构（站）编制和人员定员（应急救援组织机构急救人员的人数宜根据工作场所的规模、职业性有害因素的特点、劳动者人数，按照0.1%～5%的比例配备）。

② 调查了解企业当前的职业毒害的现状，制定不断改善劳动条件的不同时期的规划，并实施。调查了解企业的职业毒害现状是开展防毒工作的基础，只有在对现状正确认识的基

础上，才能制定正确的规划，并正确实施。

③ 建立健全有关防毒的规章制度，如有关防毒的操作规程、宣传教育制度、设备定期检查保养制度、作业环境定期监测制度、毒物的贮运与废弃制度等。企业的规章制度是企业生产中统一意志的集中体现，是进行科学管理必不可少的手段，做好防毒工作更是如此。防毒操作规程是指操作规程中的一些特殊规定，对防毒工作有直接的意义。如工人进入容器或低坑等的监护制度，是防止急性中毒事故发生的重要措施；下班前清扫岗位制度，则是消除"二次尘毒源"危害的重要环节。"二次尘毒源"是指有毒物质以粉尘、蒸气等形式从生产或贮运过程中逸出，散落在车间、厂区后，再次成为有毒物质的来源。易挥发物料和粉状物料，"二次尘毒源"的危害就更为突出。

④ 对职工进行防毒的宣传教育，使职工既清楚有毒物质对人体的危害，又了解预防措施，从而使职工主动地遵守安全操作规程，加强个人防护。

必须指出，建立健全有关防毒的规章制度及对职工进行防毒的宣传教育是《中华人民共和国劳动法》和《中华人民共和国职业病防治法》对企业提出的基本要求。

(2) 定期进行作业环境监测　车间空气中有毒物质的监测工作是搞好防毒工作的重要环节。通过测定可以了解生产现场受污染的程度、污染的范围及动态变化情况，是评价劳动条件、采取防毒措施的依据；通过测定有毒物质浓度的变化，可以判明防毒措施实施的效果；通过对作业环境的测定，可以为职业病的诊断提供依据，为制定和修改有关法规积累资料。

(3) 严格执行"三同时"制度　《中华人民共和国劳动法》第六章第五十三条明确规定："劳动安全卫生设施必须符合国家规定的标准。新建、改建、扩建工程的劳动安全卫生设施必须与主体工程同时设计、同时施工、同时投入生产和使用。"只有严格执行"三同时"制度才能使污染源得到有效控制，这是预防职业中毒的有效手段。

(4) 及时识别作业场所出现的新有毒物质　随着生产的不断发展，新技术、新工艺、新材料、新设备、新产品等的不断出现和使用，明确其毒害机理、毒害作用，以及寻找有效的防毒措施具有非常重要的意义。对于一些新的工艺和新的化学物质，应请有关部门协助进行卫生学的调查，以搞清是否存在致毒物质。

2. 有毒作业管理

有毒作业管理是针对劳动者个人进行的管理，使之免受或少受有毒物质的危害。在化工生产中，劳动者个人的操作作业方法不当，技术不熟练，身体过负荷，或作业性质等，都是构成毒物散逸甚至造成急性中毒的原因。

对有毒作业进行管理的方法是对劳动者进行个别的指导，使之学会正确的作业方法。在操作中必须按生产要求严格控制工艺参数的数值，改变不适当的操作姿势和动作，以消除操作过程中可能出现的差错。

通过改进作业方法、作业用具及工作状态等防止劳动者在生产中身体过负荷而损害健康。有毒作业管理还应教会和训练劳动者正确使用个人防护用品。

3. 劳动者健康管理

健康管理是针对劳动者本身的差异进行的管理，主要应包括以下内容。

① 对劳动者进行个人卫生指导。如指导劳动者不在作业场所吃饭、饮水、吸烟等，坚持饭前漱口、班后淋浴、工作服清洗制度等。这对于防止有毒物质污染人体，特别是防止有

毒物质从口腔、消化道进入人体，有着重要意义。

② 定期对从事有毒作业的劳动者做健康检查。特别要针对有毒物质的种类及可能受损的器官、系统进行健康检查，以便能对职业中毒患者早期发现、早期治疗。

③ 对新员工入厂进行体格检查。由于个体对有毒物质的适应性和耐受性不同，因此就业健康检查时，发现有禁忌证的，不要分配到相应的有毒作业岗位。

④ 对于有可能发生急性中毒的企业，其企业医务人员应掌握中毒急救的知识，并准备好相应的医药器材。

⑤ 对从事有毒作业的人员，应按国家有关规定，按期发放保健费及保健食品。

二、防毒技术措施

1. 用无毒或低毒物质代替有毒或高毒物质

在生产中用无毒物料代替有毒物料，用低毒物料代替高毒物料或剧毒物料，是消除毒性物质物料危害的有效措施。如在涂料工业和防腐工程中，用锌白或氧化钛代替铅白；用云母氧化铁防锈底漆代替含大量铅的红丹底漆，从而消除了铅的职业危害。用酒精、甲苯或石油副产品抽余油代替苯溶剂；用环己基环己醇酮代替刺激性较大的环己酮等，这些溶剂或稀料的毒性要比所代替的小得多。此外，以无汞仪表代替有汞仪表；以硅整流代替汞整流等。作为载热体，用透平油代替有毒的联苯-联苯醚；用无毒或低毒催化剂代替有毒或高毒的催化剂等等。有些代替是以低毒物代替高毒物，并不是无毒操作，仍要采取适当的防毒措施。

2. 改进生产工艺

选择安全危害性小的工艺代替危害性大的工艺，是防止毒物危害根本性的措施。如硝基苯还原制苯胺的生产过程，过去国内多采用铁粉作还原剂，过程间歇操作，能耗大，而且在铁泥废渣和废水中含有对人体危害极大的硝基苯和苯胺。现在大多采用硝基苯连续催化氢化制苯胺新工艺，大大减少了毒物对人和环境的危害。在环氧乙烷生产中，以乙烯直接氧化制环氧乙烷代替了用乙烯、氯气和水生成氯乙醇进而与石灰乳反应生成环氧乙烷的方法，从而消除了有毒有害原料氯和中间产物氯化氢的危害。在聚氯乙烯生产中，以乙烯的氧氯化法生产氯乙烯单体，代替了乙炔和氯化氢以氯化汞为催化剂生产氯乙烯的方法；在乙醛生产中，以乙烯直接氧化制乙醛，代替了以硫酸汞为催化剂乙炔水合制乙醛的方法，两者都消除了含汞催化剂的使用，避免了汞的危害。黄丹（PbO）的老式生产工艺中氧化部分为带压操作，物料捕集系统阻力大，泄漏点多，而且手工清灰，尾气直接排空，污染严重，后来生产工艺改为减压操作，控制了泄漏。尾气经洗涤后排空，洗涤水循环使用，环境的铅尘浓度大幅度降低。

3. 以密闭、隔离操作代替敞开式操作

在化工生产中，为了控制有毒物质，使其不在生产过程中散发出来造成危害，关键在于生产设备本身密闭化和生产过程各个环节的密闭化。生产设备的密闭化，往往与减压操作和通风排毒措施相结合使用，以提高设备的密闭效果，消除或减轻有毒物质的危害。由于条件限制不能使毒物浓度降到国家标准时，可以采用隔离操作措施。隔离操作是把操作人员与生产设备隔离开来，使操作人员免受散逸出来的毒物危害。

4. 以连续化操作代替间歇操作

对于间歇操作，生产间断进行，需要经常配料、加料，不断地进行调解、分离、出料、干燥、粉碎和包装，几乎所有单元操作都要靠人工进行。反应设备时而敞开时而密闭，很难做到系统密闭。尤其是对于危险性较大和使用大量有毒物料的工艺过程，操作人员会频繁接触毒性物料，对人体的危害相当严重。采用连续化操作才能使设备完全密闭，消除上述弊端。如采用板框式压滤机进行物料过滤就是间歇操作，每压滤一次物料就得拆一次滤板、滤框，并清理安放滤布等，操作人员直接接触大量物料，并消耗大量体力。若采用连续操作的真空吸滤机，操作人员只需观察吸滤机运转情况，调节真空度即可。所以，过程的连续化既简化了操作程序，又为防止有害物料泄漏、降低厂房空气中有害物质的浓度创造了条件。

5. 以机械化、自动化代替手工操作

用机械化、自动控制代替手工操作，不仅可以减轻工人的劳动强度，而且可以减少工人与毒物的直接接触，从而减少了毒物对人体的危害。

三、有害气体产生源的控制和隔离

排除有害、有毒气体和蒸气可采用全面通风及局部排风方式进行。全面通风是在工作场所内全面进行通风换气，以维持整个工作场所范围内空气环境的卫生条件。局部排风是将工业生产中产生的有害、有毒气体或蒸气在其发生源处控制、收集起来，不使其扩散到工作场所，并把有害气体经净化处理后排至工作场所以外，这也是工矿企业中常采用的一种排毒方式。

1. 全面通风

全面通风用于有害物的扩散不能控制在工作场所内一定范围的场合，或是有害物发源地的位置不能固定的场合。这种通风方式的实质就是用新鲜空气来稀释工作场所内的污浊空气，以使工作场所工作地点空气中有害物质的浓度不超过卫生标准所规定的职业接触限值的各项指标。全面通风可以利用自然通风实现，也可以借助于机械通风来实现。

（1）气流组织原则　为保证送入工作场所的空气少受污染，尽快到达工作地点，使操作人员能呼吸到较为新鲜的空气，提高全面通风效果，要求供给工作场所的空气直接送到工作地点，然后再与生产过程散发的有害物质混合排出。

在图2-1中列举了正确与不正确的气流组织方式。"□"表示有害物源，"×"表示操作人员的工作位置。在图2-1(a)中，进风直接送到操作人员的工作位置，再经过有害物源排至工作场所外，以此来保证工作地点的操作人员呼吸到新鲜空气，这是正确的气流组织方式。在图2-1(b)中，进风先经过有害物质散发源，再送到操作人员的工作位置，这样使已污染的空气通过工作区是不可取的。

此外，要避免新鲜空气未经过工作地点而经过工作场所门窗开口或局部排气罩口排出。

（2）送、排风口位置对通风效果的影响　全面通风效果的好坏，在很大程度上取决于工作场所内气流组织是否合理。工作场所内的气流组织，靠设置在一定位置上的送风口和排风口来实现。按全面通风原则，工作场所内送风口应设在有害物含量较小的区域，排风口则应尽量布置在有害物产生源附近或有害物含量最高区以便最大限度地把有害物从工作场所内排

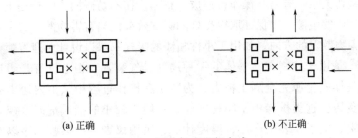

图 2-1 两种气流组织方式

出。在布置进、排风口时,应尽量使气流在整个工作场所内均匀分布,减少滞留区,避免有害物在死角处不断积累。

送风口和排出口的相对位置,一般有下送上排、上送下排及上送上排三种形式,每种形式中,送、排风口又可布置在工作场所同侧或对侧。

① 下送上排。从工作场所下部的送风口送入新鲜空气,直接在操作地区散开,然后流向工作场所上部,经排风口排出。这种气流组织方式多用于散发有害余热的工作场所,新鲜空气可以最短路线迅速到达工作地点,途中受污染的机会较少,在工作场所下部工作地点作业的工人直接接触到新鲜空气。涡流区很少。

② 上送下排。新鲜空气从工作场所上部的送风口送入,通过工作地点,从工作场所下部的排风口排出,涡流区较少。这种气流组织方式可用于无热源存在的工作场所。

③ 上送上排。送风口在工作场所上部,自上而下送风,气流通过工作地点后再返至上部,经排风口排出。采用这种方式时,由于送出的新鲜空气先经过工作场所上部然后才到达工作地点,途中可能受到污染,且因气流的路线不很通畅,往往有较多的涡流区。这种气流组织方式用得很少,只有在工作场所下部不便布置排风口时才采用。

2. 局部通风

为改善室内局部空间的空气环境,向该空间送入或从该空间排出空气的通风方式称为局部通风。

局部送风就是将具有一定速度的空气直接送到指定地点,使局部地区形成良好的空气环境。对于面积很大、作业人员很少的生产车间,采用局部送风(如空气淋浴)来改善局部地区的空气环境是经济的。

局部排风则是在散发有害物质的局部地点设置排风罩捕集有害物质,经净化器处理后将净化后的空气排至室外,使有害物质不致在室内扩散,污染车间空气。局部排风需要的风量小,效果好,设计时应优先考虑。用于排毒的局部通风系统,主要由排气罩(吸气罩)、风道、风机、净化器、排气筒组成,如图 2-2 所示。从有毒、有害气体的净化回收来说,只有局部排风系统才能实现,而全面通风换气,则因有害、有毒气体被稀释扩散,无法集中,也就无法予以净化回收。

吸气罩有排毒柜、伞形罩及槽边吸气罩等。它的形

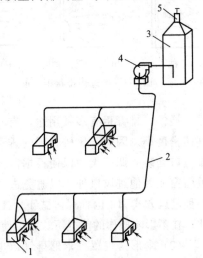

图 2-2 局部排毒系统
1—吸气罩;2—风道;3—净化器;
4—风机;5—排气筒

状与工艺过程有密切关系,有时与操作台连成一整体。在不妨碍操作的前提下,吸气口应尽量接近有毒、有害气体发生源,以保证取得良好的吸气效果。当有害物散发有一定的方向性时罩口位置应迎着有害物散发的方向,如用于小件喷漆的吸气罩罩口设计成迎着喷枪喷射的方向。

(1) 排毒柜 是用于控制有害气体的一种局部排气装置。柜上设有开闭自如的操作孔和观察孔,把有害气体发生源完全隔于柜内。为防止在操作过程中从柜内逸出有害气体,需自柜内抽风,造成负压。这类排毒柜密闭程度好,一般用较小的抽风量即可控制有害气体的泄漏。在化学实验室、电子仪表生产厂、温度计厂、医用仪表厂的某些工序以及小件喷漆作业等常使用这种柜形吸气罩。

实验表明,在上抽风时,排毒柜内上、下都发生较大的漩涡,下部靠台面处的漩涡可能使柜内有害气体逸出,如图2-3(a) 所示。当柜内无热源时,采用上抽50%、下抽50%风量的联合抽风,工作口速度分布较上抽风均匀,发生在台面处的漩涡也较上抽风时小。这种情况较上抽风有利,如图2-3(b) 所示。当完全采用下抽风时,通风柜工作口的速度分布非常均匀,沿工作口高度速度变化很小,几乎全部接近平均速度,而发生在台面处的漩涡极小,这对于排除冷过程的密度较大的有害气体是有利的,如图2-3(c) 所示。

当排毒柜内有较大热源时,柜内会形成较强的对流气流。此时,即使有害气体密度大也不一定沉积于排毒柜台面处。在这种情况下,不论有害气体密度大小,排毒柜抽气口以设于柜顶部为宜。图2-4所示为有热源的几种情况。图2-4(a) 所示为排气口设在顶部,由于排风量不足,柜内有害气体仍有部分外逸。图2-4(b) 所示为排风量足够,但由于排气口设在下部,有害气体不能很通畅地排走,仍有部分气体自工作口上部逸出。只有在图2-4(c) 所示情况下,即当排气口设在顶部并有足够排气量时,柜内有害气体才能全部排走。

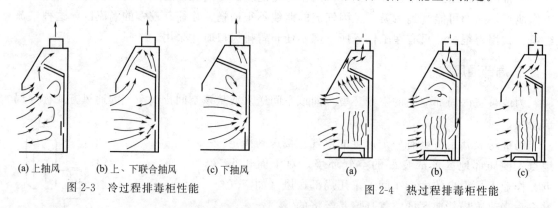

(a) 上抽风　　(b) 上、下联合抽风　　(c) 下抽风　　　　(a)　　　　(b)　　　　(c)

图2-3　冷过程排毒柜性能　　　　　　　图2-4　热过程排毒柜性能

通常,排毒柜有多种用途,有时有热源,有时无热源,有时有害气体密度大,有时有害气体密度小。因此,比较合理的排毒柜设计是:在柜的顶部和下部同时设排气口,并在顶部排气口处装一调节阀,以便根据需要调节顶部和下部的风量比。此外,排毒柜不宜设置在接近门窗或其他进风口处,以避免进风气流干扰排气。当排毒柜只开启一面工作口时,在室内各种进风方式和柜内抽风方式下,工作口风速分布较同一抽风量开启两面工作口时均匀。因此,在不影响操作的前提下,为了使排毒柜有较好的效果,以开启一面工作口进行操作为宜。

(2) 伞形排气罩　伞形排气罩也是应用得十分广泛的一种局部排气罩,通常安装在有害物发生源的上方,罩面与发生源之间的距离视有害物的特性和工艺操作条件而定。当发生源只产生有害物而发热量不大时(一般指有害气体不高于周围空气的温度)为冷过程,此时伞形排气罩在发生源最不利的有害物散发点处,造成一定的上升风速,将有害气体吸入罩内;

当发生源散发有害物且散热量较大时为热过程，此时伞形排气罩将热气流及其诱导气流"接受"并全部排走。因此，有冷过程伞形排气罩与热过程伞形排气罩之分。

① 影响冷过程伞形排气罩效果的因素。罩口风速的分布与罩体的扩张角有关，扩张角越小，罩口风速分布越均匀。但扩张角过小，为使罩面适应有害物发生源形状并具有足够面积，伞形罩罩体会过高，既耗费材料，又为车间的建筑高度所限制。因此，在一般情况下，伞形排气罩扩张角应小于60°、大于45°，以保证其排气效果和实用性。此外，伞形排气罩的效果还与罩口离发生源的距离、侧面围挡的程度有很大关系。罩口离发生源越近，侧面围挡的程度越高，排气效果就越好。所以在不影响生产操作的前提下，应尽量使罩口接近有害物发生源，并尽可能在排气罩侧面增设围挡，这样既能节省风量，又提高了排气效果。

② 影响热过程伞形排气罩效果的因素。热过程不同于冷过程的主要之处在于有热诱导上升气流存在。在工作场所内，热源上部有两种形式的热气流，一种是设备本身在操作过程中产生的热气流，另一种是热设备表面对流散热时形成的对流气流，任何垂直、水平热表面对流散热时，其附近的空气被加热后形成上升的对流气流。在热气流上升过程中，由于热诱导作用，沿途不断有周围空气掺混进去，使热气流体积不断增大，气流截面也随之扩大。热过程伞形排气罩的作用，是把上升过程中体积逐渐增大的污浊空气迅速排走，有低悬伞形罩和高悬伞形罩之分。

(3) 槽边吸气罩 槽边吸气罩是专门用于各类工业池、槽（如酸洗槽、电镀槽、油垢清洗槽等）上的一种局部排风装置。它是利用安装在工业池、槽边缘一侧、两侧或整个周边的条缝吸气口，在槽面上造成一定的横向气流，将槽内散发的有害气体或蒸气吸走。

① 吸气特性。槽边吸气罩的特点是，不影响工艺操作，有害气体不流进操作人员的呼吸带。但因吸气罩造成的气流运动方向与散发的有害气体的运动方向不一致，所以所需的抽风量较大。

② 吸气罩的结构形式。槽边吸气罩罩口结构有多种形式，如条缝式、平口式、斜口式、倒置式及吹吸式等。为使抽风量不致过大，罩口至槽内液面的距离应尽量减小，一般以不超过150mm为宜。

③ 吸气罩的布置。按吸气罩口的布置形式，槽边吸气罩可分为单侧、双侧或周边形（环形）三种。单侧适用于槽宽$B \leqslant 700$mm的槽子。槽宽过大时，如仍用单侧槽边吸气罩，吸气罩口至最不利的槽子边缘点的距离增大，会使抽风量大大增加。在槽宽$B > 700$mm时，采用双侧吸气为宜。而在$B \geqslant 2000$mm或圆形工业池、槽的情况下，采用周边或环形吸气罩。上述三种槽边吸气罩的布置形式见图2-5。

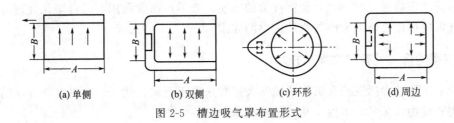

(a) 单侧　　　　(b) 双侧　　　　(c) 环形　　　　(d) 周边

图2-5　槽边吸气罩布置形式

3. 事故排风

在生产中可能突然逸出大量有害物质或易造成急性中毒、易燃易爆的化学物质的室内作业场所，应设置事故通风装置及与事故排风系统相联锁的泄漏报警装置。

《工业企业设计卫生标准》（GBZ 1—2010）对事故通风系统做了如下规定。

① 事故通风宜由经常使用的通风系统和事故通风系统共同保证，但在发生事故时，必须保证能提供足够的通风量。事故通风的风量宜根据工艺设计要求通过计算确定，但换气次数不宜<12次/h。

② 事故通风通风机的控制开关应分别设置在室内、室外便于操作的地点。

③ 事故排风的进风口，应设在有害气体或有爆炸危险的物质放散量可能最大或聚集最多的地点。对事故排风的死角处，应采取导流措施。

④ 事故排风装置排风口的设置应尽可能避免对人员的影响。事故排风装置的排风口应设在安全处，远离门、窗及进风口和人员经常停留或经常通行的地点；排风口不得朝向室外空气动力阴影区和正压区；此外，在放散有爆炸危险的可燃气体、粉尘或气溶胶等物质的工作场所，应设置防爆通风系统或事故排风系统。

4. 报警与检测

在有可能发生急性职业中毒的工作场所，应结合生产工艺和毒物特性，根据自动报警装置技术发展水平设计自动报警或检测装置。

《工业企业设计卫生标准》（GBZ 1—2010）对此做了如下规定。

① 检测报警点应根据 GBZ/T 233—2010 的要求，设在存在、生产或使用有毒气体的工作地点，包括可能释放高毒、剧毒气体的作业场所，可能大量释放或容易聚集的其他有毒气体的工作地点也应设置检测报警点。

② 应设置有毒气体检测报警仪的工作地点，宜采用固定式，当不具备设置固定式的条件时，应配置便携式检测报警仪。

③ 毒物报警值应根据有毒气体毒性和现场实际情况至少设警报值和高报值。预报值为 MAC 或 PC-STEL 的 1/2，无 PC-STEL 的化学物质，预报值可设在相应超限倍数值的 1/2；警报值为 MAC 或 PC-STEL 值，无 PC-STEL 的化学物质，警报值可设在相应的超限倍数值；高报值应综合考虑有毒气体毒性、作业人员情况、事故后果、工艺设备等各种因素后设定。

四、有害气体的净化技术

为了防止大气污染，保护环境，用通风排气的方法从车间内排出的各种有害气体需采取适当的净化处理措施。对一些有经济价值的物质，要尽量回收利用。经过净化处理后排到大气中的有害气体应符合国家废气排放标准的要求。

1. 有害的挥发性有机物净化技术

工业上常见的含挥发性有机物的废气大多数来源于石油、化工、有机溶剂行业的生产过程。该类有机物大多具有毒性、易燃易爆，部分是致癌物。

有机废气净化和回收方法有两类，一类是破坏性方法，如燃烧法，将有机废气转化成 CO_2 和 H_2O；另一类是非破坏性方法，即将有机废气净化并回收，这类方法有：吸附法、冷凝法、吸收法等，也可采用上述方法的组合，如冷凝-吸附、吸收-冷凝等。

（1）选择原则　为了选择一种经济上合理、符合生产实际、达到排放标准的最佳方案，必须综合考虑各方面因素。

① 污染物的性质。根据污染物的不同物理和化学性质，采用效率高且经济的控制技术。例如利用有机污染物易氧化、燃烧的特点，可采用催化燃烧或直接燃烧的方法；而卤代烃的燃烧处理，则需考虑燃烧后氢卤酸的吸收净化措施。利用有机污染物易溶于有机溶剂的特点，以及与其他组分在溶解度上的差异，可采用物理或化学吸收的方法来达到净化或提纯的目的。利用有机污染物能被某些吸附剂吸附的原理，可采用吸附方法来净化有机废气。

② 污染物的浓度。含有机化合物的废气，往往由于浓度不同而采用不同的净化方法。如污染物浓度高时，可采用火炬直接燃烧（不能回收热值），或引入锅炉或工业炉直接燃烧（可回收能量）。而浓度低时，则需要补充一部分燃料，采用热力燃烧或催化燃烧。污染物浓度较高时，也不宜直接采用吸附法，因为吸附剂的容量往往很有限。

③ 生产的具体情况及净化要求。结合生产的具体情况来考虑净化方法，有时可以简化净化工艺。例如，锦纶生产中，用粗环己酮、环己烷作吸收剂，回收氧化工序排出的尾气中的环己烷，由于粗环己酮、环己烷本身就是生产的中间产品，因而不必再生吸收液，令其返回生产流程即可。用氯乙烯生产过程中的三氯乙烯作吸收剂，吸收含氯乙烯的尾气，也具有同样的优点。另外，不同的净化要求，往往有不同的适宜的净化方案。

④ 经济性。所选择的最佳方案应当尽量减少设备投资和运行费用，尽可能回收有价值的物质或热量，从而获得经济效益。

选择有机废气治理技术应始终坚持实用性和经济性的原则。如果运行可靠性不好，使用中操作不方便，导致设备经常停用或损坏，再好的技术也不行；又如运行成本很高，再高的净化效率也无意义。

总之，各种净化方法都有各自的优缺点。要针对具体情况，因地制宜地选择合适的净化方法。

(2) 燃烧净化　用燃烧方法将有害气体、蒸气、液体或烟尘转化为无害物质的过程称为燃烧法。燃烧法净化时所发生的化学反应主要是燃烧氧化作用及高温下的热分解。因此，这种方法只能适用于净化那些可燃的或在高温情况下可以分解的有害物质。对化工、喷漆等行业的生产装置中所排出的有机废气，广泛采用燃烧净化的手段。由于有机气态污染物燃烧氧化的最终产物是 CO_2 和 H_2O，因而使用这种方法不能回收到有用的物质，但由于燃烧时放出大量的热，使排气的温度很高，所以可以回收热量。

目前在实际中使用的燃烧净化方法有直接燃烧、热力燃烧和催化燃烧。

① 直接燃烧。该方法只适用于净化含可燃有害组分浓度较高，或者用于净化有害组分燃烧时热值较高的废气，因为只有燃烧时放出的热量能够补偿散向环境中的热量时，才能保持燃烧区的温度，维持燃烧的持续。如果可燃组分的浓度处于爆炸上下限的中间，即爆炸极限范围之内，则采用直接燃烧是不合适的，因为会导致火焰沿着废气管道向后燃烧，从而管道内发生爆炸。一般来说，安全的直接燃烧法，废气中有机物的浓度应在爆炸下限的25%以内。

直接燃烧的设备可以采用一般的燃烧炉、窑或通过一定装置将废气导入锅炉作为燃料气进行燃烧。直接火焰燃烧的温度一般需在1100℃左右，燃烧完全的最终产物为 CO_2、H_2O。直接燃烧法净化烘漆废气流程见图 2-6。

② 热力燃烧。热力燃烧用于可燃有机物质含量较低的废气的净化处理，工艺流程如图 2-7 所示。

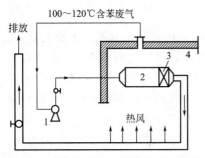
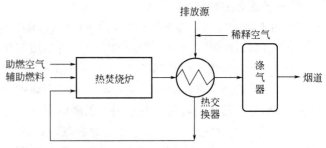

图 2-6　直接燃烧法净化烘漆废气流程　　　　图 2-7　热力燃烧工艺流程示意
1—风机；2—燃烧炉；3—瓷环；4—烘箱壁

由于这类废气中可燃有机组分的含量很低，本身不能维持燃烧，因此，在热力燃烧中，被净化的废气不是作为燃烧所用的燃料，而是在含氧量足够时作为助燃气体，不含氧时则作为燃烧的对象。在进行热力燃烧时一般需燃烧其他燃料（如煤气、天然气、油等），把废气温度提高到热力燃烧所需的温度，使其中的气态污染物进行氧化，分解成为 CO_2、H_2O 等。热力燃烧所需温度较直接燃烧低，在 540～820℃ 即可进行。

为使废气温度提高到有害组分分解温度，热力燃烧过程需用辅助燃料燃烧来供热。但辅助燃料不能直接与全部要净化处理的废气混合，那样会使混合气中可燃物的浓度低于燃烧下限，以至不能维持燃烧。如果废气以空气为主，即含有足够的氧，就可以用部分废气使辅助燃料燃烧，使燃气温度达到 1370℃ 左右，用高温燃气与其余废气混合达到热力燃烧的温度。这部分用来助燃的辅助废气叫助燃废气，其余部分废气叫旁通废气。若废气以惰性气体为主，即废气缺氧，不能起助燃作用，则需要用空气助燃，全部废气均作为旁通废气。

a. 热力燃烧条件和影响因素。在热力燃烧中，废气中有害的可燃组分经氧化生成 CO_2 和 H_2O，但不同组分燃烧氧化的条件不完全相同。对大部分物质来说，温度为 740～820℃，停留时间为 0.1～0.3s 即可反应完全；大多数碳氢化合物在 590～820℃ 即可完全氧化，而 CO 和浓的碳烟粒子则需较高的温度和较长的停留时间。因此，温度和停留时间是影响热力燃烧的重要因素。此外，高温燃气与废气的混合也是热力燃烧的关键，在一定的停留时间内如果不能混合完全，就会导致有些废气没有上升到反应温度就已逸出反应区外，因此不能得到理想的净化效果。

由上可知，在供氧充分的情况下，反应温度、停留时间、湍流混合构成了热力燃烧的必要条件。

b. 热力燃烧装置。进行热力燃烧的专用装置称为热力燃烧炉，其结构应满足热力燃烧时的条件要求，即应保证获得 760℃ 以上的温度和 0.5s 左右的接触时间，这样才能保证对大多数碳氢化合物及有机蒸气的燃烧净化。热力燃烧炉的主体结构包括两部分：燃烧器，其作用是使辅助燃料燃烧生成高温燃气；燃烧室，其作用为使高温燃气与旁通废气湍流混合达到反应温度，并使废气在其中的停留时间达到要求。

普通锅炉、生活用锅炉以及一般加热炉，由于炉内条件可以满足热力燃烧的要求，因此可以用作热力燃烧炉，这样做不仅可以节省设备投资，而且可以节省辅助燃料。但在使用普通锅炉等进行热力燃烧时应注意：废气中所要净化的组分应当几乎全部是可燃的，不燃组分如无机烟尘等在传热面上的沉积将会导致锅炉效率的降低；所要净化的废气流量不能太大，过量低温废气的引入会降低热效率并增加动力消耗；废气中的含氧量应与锅炉燃烧的需氧量相适应，以保证充分燃烧，否则燃烧不完全所形成的焦油等将污染炉内传热面。

③ 催化燃烧。催化燃烧实际上为完全的催化氧化,即在催化剂作用下,使废气中的有害可燃组分完全氧化为 CO_2 和 H_2O。由于绝大部分有机物均具有可燃烧性,因此催化燃烧法已成为净化含碳氢化合物废气的有效手段之一。又由于很大一部分有机化合物具有不同程度的恶臭,因此催化燃烧法也是消除恶臭气体的有效手段。

催化燃烧法已成功地应用于金属印刷、绝缘材料、漆包线、炼焦、化工等多种行业中净化有机废气。特别是在漆包线、绝缘材料、印刷等生产过程中排出的烘干废气,因废气温度和有机物浓度较高,对燃烧反应及热量回收有利,具有较好的经济效益,因此应用广泛。

针对排放废气的不同情况,可以采用不同形式的催化燃烧工艺,但无论采用何种工艺流程,都具有以下特点。

a. 进入催化燃烧炉的气体首先要经过预处理,除去粉尘、液滴及有害成分,避免催化床层堵塞和催化剂中毒。

b. 进入催化床层的气体温度必须达到起燃温度反应才能进行,因此对低于起燃温度的气体必须进行预热。预热的方式可以采用电加热也可以采用烟道气加热,目前应用较多的是电加热方式。

c. 催化燃烧放出大量的热,必须进行回收利用。

d. 若处理的气量较小,一般采用催化燃烧炉(即将预热、换热、反应等部分组合安装在同一设备中);若处理气量较大,一般将预热器、热交换器、反应器等分别设立,如图 2-8 所示。

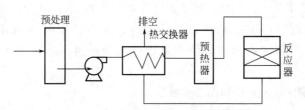

图 2-8　催化燃烧净化有机废气流程示意

④ 燃烧工艺性能。燃烧工艺性能见表 2-7。从表 2-7 可知,燃烧法适合于处理浓度较高的挥发性有机物废气,一般情况下去除率均在 95% 以上。直接燃烧法虽然运行费用较低,但由于燃烧温度高,容易在燃烧过程中发生爆炸,并且浪费热能产生二次污染,因此目前较少采用;热力燃烧法通过热交换器回收了热能,降低了燃烧温度,但当挥发性有机物浓度较低时,需加入辅助燃料,以维持正常的燃烧温度,从而增大了运行费用;催化燃烧法由于燃烧温度显著降低,从而降低了燃烧费用,但由于催化剂容易中毒,因此对进气成分要求极为严格,不得含有重金属、尘粒等易引起催化剂中毒的物质,同时催化剂成本高,使得该方法处理费用较高。

表 2-7　燃烧法处理挥发性有机物运行性能

燃烧工艺	直接燃烧法	热力燃烧法	催化燃烧法
浓度范围/(mg/m³)	>5000	>5000	>5000
处理效率/%	>95	>95	>95
最终产物	CO_2,H_2O	CO_2,H_2O	CO_2,H_2O
投资	较低	低	高
运行费用	低	高	较低
燃烧温度/℃	>1100	700~870	300~450
其他	易爆炸、热能浪费且易产生二次污染	回收热量	VOCs 中如含重金属、尘粒等物质,则会引起催化剂中毒,预处理要求较严格

（3）有毒气体的吸附净化　吸附法广泛应用于治理含挥发性有机物的废气。吸附法具有如下特点：可以较彻底地净化废气，即可进行深度净化，特别是对于低浓度废气的净化，比其他方法显现出更大的优势；在不使用深冷、高压等手段下，可以有效地回收有价值的有机物组分。

由于吸附剂对被吸附组分吸附容量的限制，吸附法适于处理中低浓度废气，不适用于浓度高的废气。

① 吸附剂。可作为净化含挥发性有机物废气的吸附剂有活性炭、硅胶、分子筛等，其中应用最广泛、效果最好的吸附剂是活性炭。原因在于其他吸附剂（如硅胶、金属氧化物等），具有极性，在水蒸气共存条件下，水分子和吸附剂极性分子进行结合，从而降低了吸附剂吸附性能，而活性炭分子不易与极性分子相结合，从而提高了吸附挥发性有机物的能力。但是，也有部分挥发性有机物被活性炭吸附后难以再从活性炭中除去，此类挥发性有机物不宜采用活性炭作为吸附剂，而应选用其他吸附材料。难以从活性炭中除去的挥发性有机物有：丙烯酸、丙烯酸乙酯、谷胱醛、皮考啉、丙烯酸丁酯、2-乙基己醇、异佛尔酮、丙酸、丁酸、丙烯酸二乙基酯、甲基乙基吡啶、二乙氰酸甲苯酯、丁二胺、丙烯酸异丁酯、甲基丙烯酸甲酯、三亚乙基四胺、二乙酸三胺、丙烯酸乙癸酯、苯酚、戊酸。

② 吸附工艺。在用活性炭吸附法净化含有机化合物的废气时，其流程通常包括：a. 预处理部分，预先除去进气中的固体颗粒物及液滴，并降低进气温度（如有必要）；b. 吸附部分，通常采用 2～3 个固定床吸附器并联或串联；c. 吸附剂再生部分，最常用的是水蒸气脱附法使活性炭再生；d. 溶剂回收部分，不溶于水的溶剂可与水分层，易于回收；水溶性溶剂需采用精馏法回收，处理量小的水溶性溶剂也可与水一起掺入煤炭中送锅炉烧掉。

固定床活性炭吸附-回收流程如图 2-9 所示。

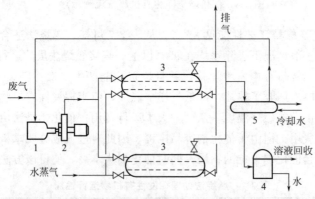

图 2-9　固定床活性炭吸附-回收流程
1—过滤器；2—风机；3—吸附器；4—分离器；5—冷凝器

有机废气经冷却过滤降温及去除固体颗粒后，经风机进入吸附器，吸附后气体排空。两个并联操作的吸附器，当其中一个吸附饱和时则将废气通入另一个吸附器进行吸附，饱和的吸附器中则通入水蒸气进行再生。脱附气体进入冷凝器冷凝，冷凝液流入静止分离器，分离出溶剂层和水层后再分别进行回收或处理。

活性炭吸附适用于吸附如下挥发性有机物气态污染物：

a. 挥发性有机物的分子量在 50～200，相应的沸点为 19.4～176℃；

b. 脂肪族与芳香族的碳氢化合物，C原子数在 $C_4 \sim C_{14}$；

c. 大多数卤素族溶剂（符合 a.），包括四氯化碳、二氯乙烯、过氯乙烯、三氯乙烯等；

d. 大多数酮（丙酮、甲基酮）和一些酯（乙酸乙酯、乙酸丁酯）；

e. 醇类（乙醇、丙醇、丁醇）。

（4）有毒蒸气的冷凝净化　冷凝净化是将有毒蒸气从空气中冷却凝结成液体而达到分离的净化方法。冷凝法是脱除和回收挥发性有机物最简单的方法，在气体中挥发性有机物浓度大于 5000mg/m^3（标准状态）的条件下，最高的脱除率约 95%，故冷凝法常用作挥发性有机物的第一级净化。

① 冷凝法的适用范围。冷凝法适于在下列情况下使用：

a. 处理高浓度废气，特别是含有害物组分单纯的废气；

b. 作为燃烧与吸附净化的预处理，特别是有害物含量较高时，可通过冷凝回收的方法减轻后续净化装置的操作负担；

c. 处理含有大量水蒸气的高温废气。

② 冷凝流程与设备。冷凝法所用设备主要分为两大类：

a. 表面冷凝装置。将冷却介质与废气隔开，通过间壁进行热量交换，使废气冷却的设备。如列管式冷凝器、喷洒式蛇管冷凝器等均属这类设备。使用这类设备可回收被冷凝组分，因而，比较适用于贮罐、油槽、混合锅及清洁的干燥装置等处散发有机蒸气的净化，而且，冷却水的耗用量小，但处理废气的容量也较小，冷却效率较差。

b. 接触冷凝装置。将冷却介质与废气直接接触进行热量交换的设备。如喷淋塔、填料塔、板式塔、喷射塔等均属这类设备。接触冷凝装置一般结构比较简单，安装、操作均很方便。适用于处理含大量水蒸气的高湿废气，使用这类设备冷却效果好，但冷凝物质不易回收，冷却用水量大，且对排水要进行适当处理。

根据所使用的设备不同，可以将冷凝法流程分为直接冷凝（见图 2-10）和间接冷凝（见图 2-11）两种。

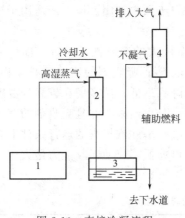

图 2-10　直接冷凝流程

1—真空干燥炉；2—接触冷凝器；
3—热水器；4—燃烧净化炉

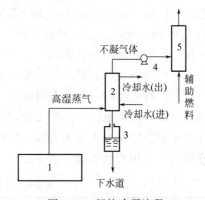

图 2-11　间接冷凝流程

1—真空干燥炉；2—冷凝器；3—冷凝液贮槽；
4—风机；5—燃烧净化炉

（5）有毒气体的吸收净化　在对含挥发性有机物废气进行治理的方法中，吸收法的应用不如燃烧（催化燃烧）法、吸附法等广泛，影响应用的主要原因是有机废气的吸收剂均为物理吸收，其吸收容量有限。

① 吸收工艺。吸收法净化有机废气，最常见的是用于净化水溶性有机物。国内已有一些有机废气吸收的应用实例，但净化效率都不高。目前在石油炼制及石油化工的生产及贮运中采用吸收法进行烃类气体的回收利用。吸收法控制挥发性有机物污染的典型工艺如图2-12所示。

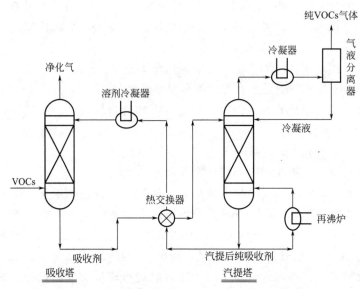

图 2-12　挥发性有机物（VOCs）吸收工艺流程

含挥发性有机物的气体由底部进入吸收塔，在上升的过程中与来自塔顶的吸收剂逆流接触而被吸收，被净化后的气体由塔顶排出。吸收了挥发性有机物的吸收剂通过热交换器后，进入汽提塔顶部，在温度高于吸收温度或（和）压力低于吸收压力时得以解吸，吸收剂再经过溶剂冷凝器冷凝后进入吸收塔循环使用。解吸出的挥发性有机物气体经过冷凝器、气液分离器后以纯挥发性有机物气体的形式离开汽提塔，被进一步回收利用。该工艺适用于挥发性有机物浓度较高、温度较低和压力较高的场合。

② 吸收剂。吸收剂必须对被去除的挥发性有机物有较大的溶解性，同时，如果需回收有用的挥发性有机物组分，则回收组分不得和其他组分互溶；吸收剂的蒸气压必须相当低，如果净化过的气体被排放到大气，吸收剂的排放量必须降到最低；洗涤塔在较高的温度或较低的压力下，被吸收的挥发性有机物必须容易从吸收剂中分离出来，并且吸收剂的蒸气压必须足够低，不会污染被回收的挥发性有机物；吸收剂在吸收塔和汽提塔的运行条件下必须具有较好的化学稳定性及无毒无害性；吸收剂分子量要尽可能低，以使吸收能力最大化。净化某些有机废气采用的吸收剂见表2-8。

表 2-8　净化有机废气采用的吸收剂

吸收剂	水	柴油、机油	氢氧化钾	盐酸、硫酸	次氯酸钠
吸收质	苯酚	多苯环化合物	有机酸	胺类	甲醛、乙醛、甲醇

③ 吸收设备。用于挥发性有机物净化的吸收装置，多数为气液相反应器，一般要求气液有效接触面积大，气液湍流程度高，设备的压力损失小，易于操作和维修。挥发性有机物吸收净化过程，通常污染物浓度相对较低，气体量大，因而选用气相为连续相，湍流程度较

高，相接口大的如填料塔、湍球塔型较为合适。填料塔的气液接触时间、气液比均可在较大范围内调节，且结构简单，因而在挥发性有机物吸收净化中应用较广。

2. 含铅废气的净化技术

(1) 铅污染的来源　铅污染是一个严重的社会公害。铅污染主要来自铅矿的采掘、冶炼和含铅汽油的燃烧，含铅燃煤的燃烧以及含铅产品生产及使用中的高温作业过程。国外资料显示，空气中的铅污染98%来自含铅汽油的燃烧。为了控制铅污染，世界各国都对汽油中含铅量作了规定，并逐渐推广采用无铅汽油。我国自2000年9月1日起禁止销售和使用含铅汽油。

含铅废气大体上可分成铅尘与铅烟两种。铅烟由气溶胶凝聚而成，粒径很小，一般在$0.01 \sim 1 \mu m$，铅尘其形态不规则，粒径相对较大，一般为$1 \sim 200 \mu m$。

(2) 含铅烟气的净化技术　控制铅污染的途径，一是禁止含铅汽油的使用；二是控制工业上铅的排放量。后者又可以从两方面入手，一方面是改革工艺，减少铅烟和铅尘的排放；另一方面是对排放尾气进行净化，使其达到或低于国家允许的排放标准。

含铅烟气的治理方法可分为干法与湿法两大类。干法包括布袋除尘、电除尘等，湿法有水洗法、酸性溶液吸收法、碱性溶液吸收法以及其他方法等。

布袋除尘及电除尘都是高效的除尘方法，但对于粒径在$0.1 \mu m$以下的气溶胶状铅烟，其脱除效率是有限的，而用化学吸收的方法却具有较好的效果，如两级净化的方法，即先用干法除去较大颗粒铅尘，然后以酸或碱性溶液吸收，常常具有较高的净化效率。化学吸收法常用的吸收剂有稀乙酸、氢氧化钠溶液等。

① 稀乙酸溶液吸收法。吸收剂为$0.25\% \sim 0.3\%$的稀乙酸，吸收产物为乙酸铅。主要反应为：

$$2Pb + O_2 = 2PbO$$
$$Pb + 2CH_3COOH = Pb(CH_3COO)_2 + H_2$$
$$PbO + 2CH_3COOH = Pb(CH_3COO)_2 + H_2O$$

整个净化过程分为脉冲布袋除尘和稀乙酸吸收净化两步。该方法的工艺流程见图2-13。

该方法已在蓄电池厂、粉末冶金厂等工厂用于含铅废气的净化，净化率约为90%以上，净化后排气中含铅浓度可降到$0.02 \sim 0.05 mg/m^3$，低于国家排放标准。生成的乙酸铅可用于生成颜料、催化剂和药剂等。但乙酸有较强的腐蚀性，因此对设备的防腐要求较高。

② 氢氧化钠溶液吸收法。以1%NaOH水溶液作吸收剂，其化学反应为：

$$Pb + O_2 = PbO_2$$
$$PbO_2 + 2NaOH = Na_2PbO_3 + H_2O$$
$$2Na_2PbO_3 + 6H_2O = 2Na_2[Pb(OH)_6]$$

其工艺流程见图2-14。

该净化方法流程简单，操作方便，在同一设备内进行除尘和脱铅，净化效率高。此外，可同时除油，因此特别适用于印刷行业和熔铅锅排出的烟气。我国一些印刷厂采用此法净化熔铅锅产生的铅烟，取得满意的效果，其净化效率为89%~99%。但在进口铅烟浓度较低时，净化效率较低，且吸收液须经处理，否则会造成二次污染。

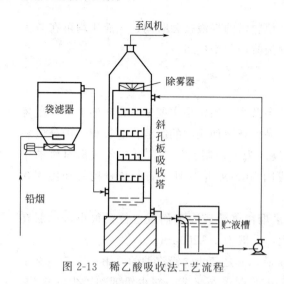
图 2-13 稀乙酸吸收法工艺流程

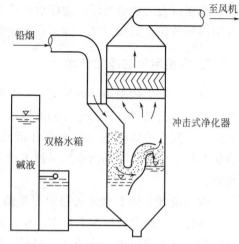
图 2-14 氢氧化钠溶液吸收法工艺流程

3. 硫化氢废气治理技术简介

硫化氢是一种无色的易燃气体，毒性很大，并具有特殊的臭鸡蛋味。在工业生产中，硫化氢主要来自天然气净化、石油精炼、炼焦及煤气发生等能源加工过程，其中天然气净化、石油精炼尾气中所含浓度较高，总量最大。其次在硫化染料、人造纤维、二硫化碳等化工工业，以及在医药、农药、造纸、制革等轻工业生产中也有产生，虽然总量较小，但浓度往往很高。对作业人员的身体健康甚至生命安全构成严重威胁，必须加以治理。

对硫化氢的治理主要是依据其弱酸性和强还原性进行脱硫。目前国内外所采用的方法很多，但归纳起来主要有干法和湿法两类。具体方法应根据废气的性质、来源及具体情况而定。

（1）干法脱硫　干法是利用硫化氢的还原性和可燃性，以固体氧化剂或吸附剂来脱硫，或者直接使之燃烧。干法脱硫是以氧气使硫化氢氧化成硫或硫氧化物的一种方法，也可称为干式氧化法。常用的方法有改进的克劳斯法、氧化铁法、活性炭吸附法、氧化锌法等。所用的脱硫剂、催化剂有活性炭、氧化铁、氧化锌、二氧化锰及铝钒土，此外还有分子筛、离子交换树脂等。一般可回收硫、二氧化硫、硫酸和硫酸盐。

（2）湿法脱硫　与干法脱硫相比，湿法脱硫具有占地面积小、设备简单、操作方便、投资少等优点，因此脱硫除硫化氢正向着湿法转变，湿法也是目前常用的方法。按脱硫剂的不同，湿法脱硫又可分为液体吸收法和吸收氧化法两类。液体吸收法中有利用碱性溶液的化学吸收法、利用有机溶剂的物理吸收法，以及同时利用物理吸收和化学吸收的物理化学吸收法；而吸收氧化法则主要采用各种氧化剂、催化剂进行脱硫。这些方法一般均可副产硫、硫酸和硫酸铵等。

对于一般化工、轻工等行业排出的含硫化氢浓度高、总量小的废气，常用化学吸收法或物理吸收法；对于含硫化氢浓度较高而且总量也很大的天然气、炼厂气，则应以回收硫黄为主要技术政策，常用克劳斯法及吸收氧化法处理，而对于低浓度硫化氢气体，一般使用化学吸收法或吸收氧化法净化。

4. 汞蒸气净化方法简介

（1）环境中汞的来源　汞在常温下就可蒸发，因此，空气中的汞包括汞蒸气和含汞化合物的粉尘。在汞的生产及使用中，常造成汞的流失或泄漏，汞蒸气直接挥发进入空气中；油、煤、矿物在燃烧过程中含汞化合物的挥发等都是环境中汞的来源。而水银氯碱厂、用汞化合物作焦化剂的化工厂，以及汞矿山、汞冶炼厂、使用汞作材料的电源、仪表厂等则是汞的主要污染源。

(2) 汞蒸气的净化方法　目前，国内治理汞蒸气的方法主要有吸收法、吸附法和联合净化法。如果来自污染源的含汞气体浓度很高，应先采用冷凝法进行预处理，以便先回收易于冷凝的大部分汞。例如，在水银法电解氯碱生产中，从解汞器出来的氢气温度达 90～120℃，带有大量汞蒸气和水蒸气，这种氢气首先被冷却到 40℃以下，此时大部分汞和水的蒸气被凝结并回流入解汞器。冷凝后的氢气含汞仍较高，采用溶液吸收法处理，一般可使氢气含汞降到 $10\sim20\mu g/m^3$，基本解决汞蒸气污染问题。各种不同方法的原理见表 2-9。

表 2-9　汞蒸气净化方法

方法名称	基本原理	优缺点及适用范围
$KMnO_4$ 溶液吸收法	当汞蒸气遇到 $KMnO_4$ 溶液时，迅速被氧化成氧化汞，产生 MnO_2 又与汞蒸气继续反应，从而使汞蒸气得到净化。主要的化学反应为： $2KMnO_4+3Hg+H_2O \longrightarrow 2KOH+2MnO_2+3HgO$ $MnO_2+2Hg \longrightarrow Hg_2MnO_2$	优点：净化效率高，设备简单，流程短 缺点：要随时补充吸收液，$KMnO_4$ 利用率低 适用范围：含汞氢气及仪表电器厂的含汞蒸气（低温电解回收汞）
NaClO 溶液吸收法	NaClO 是一种强氧化剂，可将金属 Hg 氧化成 Hg^{2+}，在有 NaCl 存在的情况下，Hg^{2+} 与大量的 Cl^- 发生配位反应，生成 $[HgCl_4]^{2-}$。化学反应式为： $Hg+ClO^-+H_2O \longrightarrow Hg^{2+}+Cl^-+2OH^-$ $Hg^{2+}+4Cl^- \longrightarrow [HgCl_4]^{2-}$	优点：净化效率高，吸收液来源广，无二次污染 缺点：流程复杂，操作条件不易控制 适用范围：水银法氯碱厂含汞氢气（电解回收汞）
热浓 H_2SO_4 吸收法	热浓 H_2SO_4 将汞氧化成硫酸汞沉淀，从而将汞与烟气分离。反应式为： $Hg+2H_2SO_4 \longrightarrow HgSO_4+2H_2O+SO_2$	优点：净化效率高，吸收液来源广，无二次污染 缺点：流程复杂，操作条件不易控制 适用范围：含汞焙烧烟气（回转窑蒸馏冷凝回收汞）
硫酸-软锰矿吸收法	吸收液为粒度为 110 目筛的软锰矿 100g/L、硫酸 3g/L 左右的悬浮液。主要化学反应： $MnO_2+2Hg \longrightarrow Hg_2MnO_2$ $Hg_2MnO_2+4H_2SO_4+MnO_2 \longrightarrow 2HgSO_4+2MnSO_4+4H_2O$	优点：吸收液来源广，投资费用低 缺点：效率只能达到 96% 适用范围：炼汞尾气及含汞蒸气（电解回收汞）
I_2-KI 溶液吸收法	吸收溶液与含汞废气接触时发生下列化学反应： $Hg+I_2+2KI \longrightarrow K_2HgI_4$	优点：净化效率高，运行费用低，有一定的效率 缺点：一次性投资大 适用范围：含汞焙烧烟气（电解回收汞）
过硫酸铵溶液吸收法	当过硫酸铵吸收液与含汞废气接触时，发生如下反应： $Hg+(NH_4)_2S_2O_8 \longrightarrow HgSO_4+(NH_4)_2SO_4$	优点：净化效率高 缺点：设备要求高 适用范围：含汞蒸汽（电解回收汞）

五、应急设施的配备

依据《工业企业设计卫生标准》(GBZ 1—2010)，生产或使用剧毒或高毒物质的高风险工业企业应设置紧急救援站或有毒气体防护站。紧急救援站或有毒气体防护站使用面积可参考该标准附录 A 表 A.2 (详见附录 4)，有毒气体防护站的装备应根据职业病危害性质、企业规模和实际需要确定，并可参考该标准附录 A 表 A.3 配置 (详见附录 4)。

根据车间（岗位）毒害情况配备防毒器具，设置防毒器具存放柜。防毒器具在专用存放柜内铅封存放，设置明显标识，并定期维护与检查，确保应急使用需要。

第三节　急性中毒的现场救护

在生产和检修过程中，有时由于设备突发性损坏或泄漏致使大量毒物外溢（逸）造成作业人员急性中毒。急性中毒往往病情严重，且发展变化快。因此必须全力以赴，争分夺秒地及时抢救。及时、正确地抢救化工生产或检修现场中的急性中毒事故，对于挽救重危中毒者，减轻中毒程度防止并发症的产生具有十分重要的意义。另外，争取了时间，为进一步治疗创造了有利条件。

急性中毒的现场急救应遵循下列原则。

1. 救护者的个人防护

急性中毒发生时毒物多由呼吸系统和皮肤进入人体。因此，救护者在进入危险区抢救之前，首先要做好呼吸系统和皮肤的个人防护，佩戴好供氧式防毒面具或氧气呼吸器，穿好防护服。进入设备内抢救时要系上安全带，然后再进行抢救。否则，不但中毒者不能获救，救护者也会中毒，致使中毒事故扩大。

2. 切断毒物来源

救护人员进入现场后，除对中毒者进行抢救外，同时应侦查毒物来源，并采取果断措施切断其来源，如关闭泄漏管道的阀门、堵加盲板、停止加送物料、堵塞泄漏设备等，以防止毒物继续外溢（逸）。对于已经扩散出来的有毒气体或蒸气应立即启动通风排毒设施或开启门、窗，以降低有毒物质在空气中的含量，为抢救工作创造有利条件。

3. 采取有效措施防止毒物继续侵入人体

① 救护人员进入现场后，应迅速将中毒者转移至有新鲜空气处，并解开中毒者的颈、胸部纽扣及腰带，以保持呼吸通畅。同时对中毒者要注意保暖和保持安静，严密注意中毒者神志、呼吸状态和循环系统的功能。在抢救搬运过程中，要注意人身安全，不能强硬拖拉以防造成外伤，致使病情加重。

② 清除毒物，防止其沾染皮肤和黏膜。当皮肤受到腐蚀性毒物灼伤时，不论其吸收与否，均应立即采取下列措施进行清除，防止伤害加重。

a. 迅速脱去被污染的衣服、鞋袜、手套等。

b. 立即彻底清洗被污染的皮肤，清除皮肤表面的化学刺激性毒物，冲洗时间要达到15～30min左右。

c. 如毒物系水溶性，现场无中和剂，可用大量水冲洗。用中和剂冲洗时，酸性物质用弱碱性溶液冲洗，碱性物质用弱酸性溶液冲洗。

非水溶性刺激物的冲洗剂，须用无毒或低毒物质。对于遇水能反应的物质，应先用干布或者其他能吸收液体的东西抹去污染物，再用水冲洗。

d. 对于黏稠的物质如有机磷农药，可用大量肥皂水冲洗（敌百虫不能用碱性溶液冲洗），要注意皮肤皱褶、毛发和指甲内的污染物。

e. 较大面积的冲洗，要注意防止着凉、感冒，必要时可将冲洗液保持适当温度，但以不影响冲洗剂的作用和及时冲洗为原则。

f. 毒物进入眼睛时，应尽快用大量流水缓慢冲洗眼睛15min以上，冲洗时把眼睑撑开，让伤员的眼睛向各个方向缓慢移动。

4. 促进生命器官功能恢复

中毒者若停止呼吸，应立即进行人工呼吸。人工呼吸的方法有压背式、振臂式、口对口（鼻）式三种。最好采用口对口式人工呼吸法。其方法是，抢救者用手捏住中毒者鼻孔，以每分钟12～16次的速度向中毒者口中吹气，或使用苏生器。同时针刺人中、涌泉、太冲等穴位，必要时注射呼吸中枢兴奋剂（如"可拉明"或"洛贝林"）。

心跳停止应立即进行人工复苏胸外挤压。将中毒患者放平仰卧在硬地或木板床上。抢救者在患者一侧或骑在患者身上，面向患者头部，用双手以冲击式挤压胸骨下部部位，每分钟60～70次。挤压时注意不要用力过猛，以免造成肋骨骨折、血气胸等。与此同时，还应尽快请医生进行急救处理。

5. 及时解毒和促进毒物排出

发生急性中毒后应及时采取各种解毒及排毒措施，降低或消除毒物对机体的作用。如采用各种金属配位剂与毒物的金属离子配合成稳定的有机配合物，随尿液排出体外。

毒物经口引起的急性中毒。若毒物无腐蚀性，应立即用催吐或洗胃等方法清除毒物。对于某些毒物亦可使其变为不溶的物质以防止其吸收，如氯化钡、碳酸钡中毒，可口服硫酸钠，使胃肠道尚未吸收的钡盐成为硫酸钡沉淀而防止吸收。氨、铬酸盐、铜盐、汞盐、羧酸类、醛类、脂类中毒时，可给中毒者喝牛奶、生鸡蛋等缓解剂。烷烃、苯、石油醚中毒时，可给中毒者喝一汤匙液体石蜡和一杯含硫酸镁或硫酸钠的水。一氧化碳中毒应立即吸入氧气，以缓解机体缺氧并促进毒物排出。

案例2-1 浙江某电化厂多人急性氯中毒事故

[事故过程] 1979年9月7日下午1时55分，某电化厂液氯工段正在充装液氯时，一只0.5t重的充满液氯的钢瓶突然发生粉碎性爆炸。随着震天巨响，全厂气雾弥漫。大量的液氯汽化，迅速形成巨大的黄绿色气柱冲天而起，形成蘑菇状，高达40余米。爆炸现场留有直径6m、深1.82m的深坑。该工段414m^2的厂房全部倒塌。在现场有67个液氯钢瓶，爆炸了5只，击穿了5只，13只击伤变形，5t的液氯储罐被击穿泄漏，厂房内的全部管道被击穿、变形。瓦砾、钢瓶碎片在空中横飞，数公里外有震感。在爆炸中心有一只重达1735kg的液氯钢瓶被气浪垂直掀起，飞越12m高的高压电线后，坠落在30m外的盐库内，另一只重达1754kg的液氯钢瓶被气浪冲到20m外的荷花池里。一块重达1kg的钢瓶碎片飞了830m，一块重72.5kg的钢瓶封头飞至85m外的居民院内，将一名81岁在院内扫地的老妪砸死。

液氯从这些容器内冲出，泄漏的氯气共达10.2t，当时是东南风，风速3.7m/s，大量的氯气迅速呈60°扇形向西北方向扩散，中轴线距离为4600m，波及范围达7.35km^2，共有32个居民区和6个生产队受到不同程度的氯气危害，造成大量人员急性中毒。受氯气危害的人数达1208人，其中诊断为氯气刺激反应者有429人，均在门诊治疗。另有不同程度急性中毒患者779人，均收入住院治疗，其中轻度中毒者459人，占58.9%；中度中毒者215人，占27.6%；重度中毒者105人，占13.5%。其中男性389人，占49.9%；女性390人，占50.1%。

本次事故共死亡59人，其中现场死亡18人，均为外伤砸死等。另有41人为严重急性氯气中毒死亡，其中7人为严重中毒性肺水肿，口鼻涌出粉红色泡沫痰，入院后几分钟内死亡。爆炸后1h左右12人死于肺水肿。其余也陆续死亡，最后死亡1人是爆炸后13h。死亡者均在16岁以上，其中男性30人，女性11人。死亡的41人均为距离爆炸中心50m内的重污染区的居民，而本厂职工都能逆风爬上厂外东南方向的一个高土坡，故无一人因急性氯气中毒而死亡。

[应急抢救过程] 事故发生时，大量氯气从爆炸的钢瓶、被击穿的钢瓶和被击裂的管道、储罐中一起冲出，黄烟滚滚。为防止更大危害，控制氯气外逸是当务之急。工段郑××不顾个人安危，冲进爆炸现场关闭了液氯汽化阀门、液氯储槽与钢瓶连接的阀门，初步切断了氯气源。防化兵部队、消防队人员大量喷水来抑制已经逸出的氯气扩散，到次日凌晨4时，关闭了现场所有的储槽、管道的阀门，消除了氯气外逸。

液氯工段爆炸现场尚存液氯钢瓶五十多只。有的钢瓶被爆炸气浪冲击互撞，严重变形；有的压在倒塌的墙壁下面。这些钢瓶如再发生爆炸，逸出氯气，将对全市人民构成极大的威胁，必须清除。而清除它又有极大的危险，在搬运中可能发生爆炸。抢救指挥部作了认真、细致的讨论，决定采取钢瓶泄压和远距离开启钢瓶阀门的办法，并准备好放爆沙袋、液碱和喷射碱的消防车。组织医务人员备好抢救药物在现场待命。

以电化厂为中心划定了半径为400m的危险区，危险区内的全部人员都要进行紧急疏散。共动员了8万人撤离危险区（占全市人口的1/4）。经过9h的紧急战斗，终于实现了这个计划，排除了全部险情，杜绝了再次发生恶性事故的可能。

事故发生后，该市的11个医疗单位都接受了收治中毒病人的任务。他们在缺乏职业病专业人员和缺少抢救经验、药物的情况下收治了全部病人，做了大量工作，使中毒病人得到了治疗和处理。

该市领导十分重视抢救工作，组织邻近省市的专家积极支持，陆续组织了由90多人组成的12支医疗队赶赴现场，参加抢救工作。上海医疗队携带药品、器械约2t第二天由飞机运到出事地点，在抢救中发挥了很好的作用。各地医疗队与当地医务人员一起共同研究抢救方案，抢救危重病人，有效地制止了中毒人员的死亡。为了便于临床治疗和善后处理，医疗抢救组制定了《急性氯气中毒分级诊断标准》和统一的治疗方案（当时尚无诊断标准）。对患者逐一进行检查，明确诊断分级，明确抢救重点，按方案进行治疗。经过上述处理后，除20多位重度患者外，其余患者均很快治愈。

[事故分析] 本例发生在一次事故中，中毒人数之多，死亡人数之多，危害之大，经济损失之大，在全国是罕见的，是截止事故发生之时新中国成立以来化工系统最大的一起事故。经过2个多月的调查和模拟试验，终于查清此次爆炸的原因是氯化石蜡倒灌入钢瓶内，引起的化学爆炸。从本例事故可以看出该电化厂没有建立正常的安全生产管理制度，没有在抓生产的同时做好安全工作。致使倒灌有100多千克液体石蜡

的液氯钢瓶没有被查出，混于其他液氯钢瓶中一起充装液氯，因而发生了化学性大爆炸。由此可见，凡是生产、使用化学毒物的企业必须认真贯彻"安全第一，预防为主，综合治理"的方针，建立完善的安全管理制度，并严格付诸实施，及时清除事故隐患，才能从根本上避免发生类似事故。此外，这次事故造成的中毒人数如此众多，与该电化厂建于人口稠密居民区之中有直接关系。液氯钢瓶爆炸后，大量氯气扩散到居民区，造成众多人员中毒。因此，氯碱厂、化肥厂、焦化厂等厂址都必须与居民区有一定距离的安全隔离带。

当时，该市没有职业病防治机构，没有职业病专职医生，各医院都缺乏氯中毒的抢救知识。事故发生后，在短时间内上千名中毒病人被送入各个医院，医务人员没有思想准备，医院床位不够，抢救药品、器械不足等等，造成工作秩序混乱，医疗效果较差。在短短几小时内就有几十名中毒病人死亡。从 41 例中毒死亡病人的死亡时间分析，有半数以上病人死于事故发生后的 1~2h 以内，最后一例死亡病人距事故发生也只有 13h。由此可见可能发生多人急性中毒的化工企业都要制定化学事故应急预案，医务人员要熟悉抢救技术和操作技能，一旦发生急性中毒事故能做到现场、就近进行有效抢救，减少伤亡。

案例2-2　电子厂正己烷群体职业中毒事故

[事故过程] 1996 年 8 月上旬，深圳市龙岗区劳动局接到该区某电子厂 52 名工人的联名投诉信，反映该厂一些女工出现行走困难、四肢麻木等症状，区劳动局与区防疫站的工作人员随即赶到现场进行调查。该电子厂属来料加工企业，以加工装配液晶显示器和电话机为主，全厂共有 11 个车间，员工 500 多人。从 1996 年 5 月份起，在电子厂液晶显示器灌液车间和清洗车间工作的工人，相继出现手脚发麻、全身无力的症状；随后不久，有的员工有时走路都会脚部发软，不由自主跪倒在地。7 月初，一些员工出现同样症状，他们向工厂和车间负责人多次反映，要求安排患者入院治疗，在灌液车间安装抽风排毒设施，但都未得到解决。到 7 月中旬，灌液车间员工向该厂行政人事部反映，有位女工已生病近 1 个月，病重得不能行走，7 月 18 日被送到附近医院检查治疗；有 3 名员工病情严重，表现为手脚酸痛、麻痹无力、行走困难等症状。以后几天陆续有生病员工要求治疗，共 40 人，其中有 13 名症状严重者住院治疗。直到 8 月 5 日工人集体投诉到劳动局后，工厂才意识到问题的严重性。

[事故分析] 这次发病的员工，主要分布在灌液和清洗两个车间，共 40 人有明显的临床症状，除了 2 名是男工外，其余都是女工。经过对该厂生产环境进行卫生监测和病人的临床方面的检查，发现这两个车间正己烷的浓度超过卫生毒理学指标 4.6 倍。经省、市职业病诊断小组专家的调查和研究，诊断为正己烷引起的职业中毒。到当年 11 月止，该厂住院治疗人数达 56 人，其中女工 53 人，男工 3 人。重症者已瘫痪不起，有 7 人出现肌肉萎缩，走路拖步，轻微者让人搀扶可以行走。

据调查，该电子厂从 1995 年 11 月开始用正己烷取代氟利昂作为清洗液晶片和注液槽的溶剂，每周用量达 800kg。正己烷是一种有毒的有机溶剂，在我国属于限制使用的化学溶剂，它会对人体神经造成损害，导致四肢麻木、无力、肌肉张力减退等症状。该厂库存的罐装铁桶说明书的危险情况一栏标明，该溶剂属极度易燃，吸入该溶剂气体或沾上皮肤都会对人体造成永不复原的损害。然而，该电子厂在生产中使用这样一种危险物品，却只在车间一边的墙上安装了几台排风扇，车间是全封闭式，灌液车间面积为100m^2，清洗车间约为20m^2，灌液车间每班要容纳二三十人上班，清洗车间要容纳十几人上班，而且每班工作时间达10~12h，工厂又未给工人配备必要的防毒面罩和手套。因此，工人在没有得到必备的劳动防护的情况下，长期、反复地吸入并和皮肤接触，从而引起正己烷慢性中毒。

案例2-3　　　印度博帕尔毒气泄漏事故

印度博帕尔农药厂发生的12·3事故是世界上最大的一次化工毒气泄漏事故。其死亡损失之惨重，震惊全世界，以至几十年后的今天仍是令人触目惊心的，现将此事故概括如下。

[**事故过程**]1984年12月3日凌晨，印度的中央联邦首府博帕尔的美国联合碳化物公司农药厂发生毒气泄漏事故。有近40t剧毒的甲基异氰酸酯（MIC）及其反应物在2h内冲向天空，顺着7.4km/h的西北风，向东南方向飘荡，霎时间毒气弥漫，覆盖了相当部分市区（约64.7km^2）。高温且密度大于空气的MIC蒸气，在当时17℃的大气中，迅速凝聚成毒雾，贴近地面层飘移，许多人在睡梦中就离开了人世。而更多的人被毒气熏呛后惊醒，涌上街头，人们被这骤然降临的灾难弄得晕头转向，不知所措。博帕尔市顿时变成了一座恐怖之城，一座座房屋完好无损，满街遍野到处是人、畜和飞鸟的尸体，惨不忍睹。在短短的几天内死亡2500余人，有20多万人受伤需要治疗。一星期后，每天仍有5人死于这场灾难。半年后的1985年5月还有10人因事故受伤而死亡，据统计本次事故共死亡3500多人。受害者需要治疗、孕妇流产、胎儿畸形、肺功能受损者不计其数。

这次事故经济损失高达近百亿元，震惊整个世界。各国化工生产部门纷纷进行安全检查，消除隐患，都在吸取这次事故悲惨的教训，借前车之鉴，防止类似事件发生。

[**甲基异氰酸酯的物理性质**]甲基异氰酸酯是无色、易挥发、易燃烧的液体，分子量为57，沸点为39.1℃，20℃时的蒸气压为46.4kPa（348mmHg），蒸气密度比空气的大1倍。它是生产氨基甲酸酯农药西维因的主要原料。

MIC的化学性质很活泼，能与有活性的氢基团起反应；能和水反应并产生大量热；它能在催化剂的作用下，发生放热的聚合反应。促进聚合反应的催化剂很多，如碱、金属氯化物及金属离子铁、铜、锌等，因此MIC不能同这些金属接触。接触它的容器需用304不锈钢和衬玻璃材料制成，输送管道需用不锈钢或衬聚四氟乙烯材料制成。容器体积要大，盛装MIC量只容许占容积的一半。大量储存时应使温度保持在0℃。

MIC产品规格要求含量不小于99%，游离氯0.1%，含三聚物不大于0.5%。MIC中残留有少量光气，它能抑制MIC与水反应及聚合反应，但光气也能提供氯离子，可腐蚀不锈钢容器。因此，每套设备使用5年应更换。

[事故分析] 本次事故发生的原因是多方面的，该厂 MIC 生产过程中技术、设备、人员素质、安全管理等许多方面都存在着问题。有人对本次事故进行了较详细的分析，找出了 67 条发生原因。在诸多原因中以下几条是主要原因。

（1）事故直接原因 610 号储罐进入大量的水（残留物实验分析表明进入了 450~900kg 水）和产品中氯仿含量过高（标准要求不大于 0.5%，而实际发生事故时高达 12%~16%）。12 月 2 日当用氮气将 MIC 从 610 号储罐传送至反应罐时没有成功，部门负责人命令工人对管道进行清洗。按安全操作规程要求，应把清洗的管道和系统隔开，在阀门附近插上盲板，但实际作业时并没有盲板。水进入 610 号储罐后与 MIC 反应可产生二氧化碳和热量。这类反应在 20℃时进行缓慢，但因为热量累积，加之氯仿及光气提供的离子起催化作用，加速水和 MIC 之间的反应；而且氯离子腐蚀管道（新安装的安全阀排放集管不是不锈钢而是普通钢），使其中含铁离子等催化 MIC 发生聚合反应也产生大量的热，加速水与 MIC 之间的反应，蒸发加剧。热使 MIC 蒸发加剧，蒸气压上升，产生的二氧化碳也使压力上升。这类异常反应到后来愈演愈烈，导致罐内压力直线上升，温度急剧增高，造成泄漏事故发生。据推测事故当时罐内压力至少达到 1.0MPa，温度至少达到 200℃。

（2）其他因素

① 厂址选择不当。建厂时未严格按工业企业设计卫生标准要求，没有足够的卫生隔离带。建厂时，该厂像磁石般吸引着失业者和贫穷者来到这里。先后在工厂周围搭起棚房安家，最后竟与工厂一街之隔，形成了霍拉和贾拉喀什两个贫民聚居的小镇。而政府考虑到饥民的生计而容忍了这种危险的聚居。结果在这次悲惨的事故中，两个小镇在工厂下风侧，故两镇居民死伤最多，受害最重。

② 政府和工厂对 MIC 的毒害作用缺乏认识，发生大的泄漏事故后，根本没有应急救援和疏散计划。事故当夜，市长（原外科医生）打电话问工厂毒气的性质，回答是气体没有什么毒性，只不过会使人流泪。一些市民打电话给政府问发生了什么事，回答是搞不清楚，并劝说居民，对任何事故的最好办法是待在家里不要动。结果是不少人在家中活活被毒气熏死。在整个事故过程中，通信系统对维持秩序和组织疏散方面没有发挥什么作用。农药厂的阿瓦伊亚医生说："公司想努力发出一个及时的劝告，但被糟糕的印度通信部所阻断。在发生泄漏的当日早晨，我花了 2h 试图通过电话通知博帕尔市民，但得不到有关部门的回答。"

③ 工厂的防护检测设施差，仅有一套安全装置，由于管理不善，而未处于应急状态之中，事故发生后不能启动。该厂没有像美国工厂那样的早期报警系统，也没有自动检测安全仪表。该厂的雇员缺乏必要的安全卫生教育，缺乏必要的自救、互救知识，灾难来临时又缺乏必要的安全防护保障，因此事故中雇员束手无策，只能四散逃命。

④ 管理混乱。工艺要求 MIC 储存温度应保持在 0℃左右，而有人估计该厂 610 号储罐长期为 20℃左右（因温度指示已拆除）。安全装置无人检查和维修，致使在事故中，燃烧塔完全不起作用，淋洗器不能充分发挥作用。因随意拆除温度指示和报警装置，错失抢救良机。交接班不严格，常规的监护和化验记录漏记。该厂 1978~1983 年曾先后发生过 6 起中毒事故，造成死亡 1 人，48 人中毒。这些事故却未引起该厂领导层重视安全，未能认真吸取教训，终于酿成大祸。

⑤ 人员技术素质差。2日23时610号储罐突然升压，工长得到报告时，他却说不要紧，可见他对可能发生的异常反应缺乏认识。

公司管理人员对MIC和光气的急性毒性简直到了无知的程度，他们经常对朋友说："当光气泄漏时，用湿布将脸和嘴盖上，就没有什么危险了。"他们经常向市长说："工厂一切事情都很正常，没有值得操心的。工厂很安全，非常安全。"甚至印度劳动部长也说"博帕尔工厂根本没有什么危险，永远不会发生什么事情。"

操作规程要求，MIC装置应配置专职安全员，3名监督员、2名检修员和12名操作员，关键岗位操作员要求大学毕业。而在1984年12月该装置无专职安全员，仅有1名装置安全责任者、1名监督员、1名检修者，操作员无1名大学毕业生，最高也只有高中学历，MIC装置的负责人是刚从其他部门调入的，没有处理MIC紧急事故的经验。操作人员注意到MIC储罐的压力突然上升，但没有找到压力上升的原因。为防止压力上升，设置了一个空储罐，但操作人员没有打开该储罐的阀门。清洗管道时，阀门附近没有插盲板，水流入MIC储罐后可能发生的后果操作员不知道。违章作业，MIC储罐按规程实际储量不得超过容积的50%，而610号实际储量超过70%。

⑥ 对MIC急性中毒的抢救无知。MIC可与水发生剧烈反应，因此用水可较容易地破坏其危害性，如用湿毛巾可吸收MIC并使其失去活性，这一信息若向居民及时发布可免去很多的死亡和双目失明。医疗部门和医务人员都不知道其抢救方法。当12月5日美国联合碳化物公司打来电话称可用硫代硫酸钠进行抢救时，该厂怕引起恐慌而没有公开这个信息。12月7日德国著名毒物专家带了5万支硫代硫酸钠来到印度的事故现场，说明该药抢救中毒病人很有效，但州政府持不同意见而要求专家离开博帕尔市。

[事故教训] 从这起震惊全世界的惨重事故中，可以总结出如下几个方面的教训。

① 对于生产化学危险物品的工厂，在建厂前选址时，应作危险性评价。根据危险程度留有足够的防护带。建厂后，不得在临近厂区建居民区。

② 对于生产和加工有毒化学品的装置，应装配传感器、自动化仪表和计算机控制等设施，提高装置的本质安全水平。

③ 剧毒化学品的储存量应以维持正常运转为限，博帕尔农药厂每日使用MIC的量为5t，但该厂却储存了55t，这样大的储存量没有必要。

④ 健全安全管理规程，并严格执行。提高操作人员的技术素质，杜绝误操作和违章作业。严格交接班制度，记录齐全，不得有误，明确责任，奖罚分明。

⑤ 强化安全教育和健康教育，提高职工的自我保护意识和普及事故中的自救、互救知识。坚持持证上岗，不获得安全作业证者不得上岗。

⑥ 生产和加工剧毒化学品的装置应有独立的安全处理系统，一旦发生泄漏事故能即时启动处理系统，将毒物全部吸收和破坏掉。该系统应定期检修，只要正常生产在进行，它即处于良好的应急工作状态。

⑦ 对小事故要作详细分析处理。该厂在1978～1983年曾发生过6起急性中毒事故，并且中毒死亡一人，遗憾的是未引起管理人员对安全的重视。

⑧ 凡生产和加工剧毒化学品的工厂都应制定化学事故应急救援预案。通过预测把可能导致重大灾害的情报在工厂内公开。并应定期进行事故演习，使有关人员都清楚防护、急救、脱险、疏散、抢险、现场处理等信息。

复习思考题

1. 什么是毒物和职业性接触毒物？毒物侵入人体的途径有哪些？
2. 职业性接触毒物危害程度是如何分级的？
3. 有毒作业分级依据的三项指标是什么？
4. 影响毒物毒性的因素有哪些？
5. 防毒技术措施包括哪些？
6. 有害气体产生源的控制和隔离的手段有哪些？
7. 有害挥发性有机物的净化技术有哪些？
8. 沥青烟的治理方法主要有哪些？
9. 汞蒸气的净化方法包括几种？
10. 如何做好急性中毒的现场救护？

第三章 生产性粉尘的危害与防治

> 📚 **学习目标**
>
> 本章主要掌握生产性粉尘对人体的危害以及尘肺的相关知识,熟悉防尘的基本技术和个体防护措施,了解常用除尘设备的特点和适用范围。增强消除粉尘的责任感,为劳动者的健康保驾护航。

粉尘是指直径很小的固体颗粒物质,飘浮在空气中的粉尘是一种空气污染物,其可以是自然环境中天然产生的,如火山爆发的尘埃,也可以是工业生产或日常生活中的各种人类活动产生的。生产性粉尘就是在生产过程中形成,并能长期飘浮在空气中的固体颗粒。随着工业规模的不断扩大,生产性粉尘的种类和数量不断增多,同时,许多生产性粉尘在形成后,表面往往还能吸附其他的气态或液态有害物质,成为其他有害物质的载体。生产性粉尘不仅造成作业环境的污染,影响作业人员的身心健康,而且由于它们会扩散,污染厂区外的大气环境,直接或间接影响周围环境居民的身心健康,引起一系列的环境问题,关系到人类的健康、生存和发展。

生产性粉尘污染和健康危害是我国最关注的职业和环境污染核心问题之一。生产性粉尘的产生与技术水平、生产工艺和防护措施有关。可以通过适当的措施降低和防止其产生。

第一节 生产性粉尘对人体的危害

生产性粉尘是指在工业生产过程中产生的粉尘,还包括农业生产中脱粒、磨粉等过程产生的,能长时间浮游在空气中的固体微粒。

一、生产性粉尘的来源和分类

1. 生产性粉尘的来源

粉尘的来源十分广泛。生产性粉尘一般由工业生产上的破碎、运转作业产生。生产性粉尘主要来源如下。

① 传统行业如矿山开采过程中的凿岩、爆破、装载、隧道开凿、运输以及煤矿采煤工作面的割煤、运输、支护等各工序,矿石加工生产过程中的粉碎、选矿、筛分等工序。

② 开山筑路、开凿隧道、修筑涵洞过程中的打眼、爆破、建筑等。

③ 金属冶炼加工、筛分、研磨、选矿、配料、水泥、石棉、玻璃、陶瓷等生产过程中

的原料粉碎，皮毛的加工。

④ 皮毛、纺织工业的原料处理。

⑤ 化学工业原料的加工处理、包装等过程。

⑥ 煤的燃烧，及烟草、骨粉的制造，以及粮食生产中的脱粒、磨粉等。据统计，每燃烧1t煤，约有3~11kg粉尘排入大气。

依据《2021年中国生态环境状况公报》，2021年我国空气质量影响因素中，PM2.5和PM10作为首要污染物的超标天数分别占总超标天数的39.7%和25.2%，两项合计为64.9%，反映了粉尘排放是导致空气质量超标的主要因素，而生产性粉尘是PM2.5和PM10的重要来源。

课堂延伸　　　　　　　　**什么是雾霾？**

雾霾，顾名思义是雾和霾。但是雾和霾的区别很大。空气中的灰尘、硫酸、硝酸等颗粒物组成的气溶胶系统造成视觉障碍的叫霾。霾就是灰霾（烟霞）。

雾霾天气是一种大气污染状态，雾霾是对大气中各种悬浮颗粒物含量超标的笼统表述，尤其是PM2.5（空气动力学当量直径小于等于2.5μm的颗粒物）被认为是造成雾霾天气的"元凶"。随着空气质量的恶化，阴霾天气现象出现增多，危害加重。中国不少地区把阴霾天气现象并入雾一起作为灾害性天气预警预报。统称为"雾霾天气"。

雾霾的源头多种多样，比如汽车尾气、工业排放、建筑扬尘、垃圾焚烧，甚至火山喷发等等，雾霾天气通常是多种污染源混合作用形成的。但各地区的雾霾天气中，不同污染源的作用程度各有差异。

2. 生产性粉尘的分类

（1）根据性质分类

① 无机性粉尘。

a. 金属性粉尘，如铁、锡、铝、铅、锰等。

b. 非金属性粉尘，如硅石、石棉、滑石、煤等。

c. 人工无机性粉尘，如水泥、金刚砂、玻璃纤维等。

② 有机性粉尘。

a. 植物性粉尘，如棉、麻、面粉、木材、烟草、茶等。

b. 动物性粉尘，如兽毛、角质、骨质、毛发等。

c. 合成材料粉尘，如有机燃料、炸药、人造纤维等。最主要见于塑料加工过程中，塑料的基本成分除高分子聚合物外，还有填料、增塑剂、稳定剂、色素及其他添加剂。

③ 混合性粉尘。系指上述各种粉尘混合存在。在生产环境中，最常见的是混合性粉尘。

（2）根据粉尘颗粒在空气中停留时间状况分类

① 降尘。指直径大于10μm的颗粒能够依其自身重力作用降落到地面，称为降尘。降尘多产生于大块固体的破碎、燃烧残余物的结块及研磨粉碎物质。沙尘暴也是降尘来源之一。

② 飘尘。直径小于10μm，在大气中长时间飘浮而不易沉降的颗粒物，如烟、雾等颗粒

物。因飘尘可长期飘浮在空气中，很容易被人体吸收，危害极大。

（3）根据粉尘在呼吸道沉积部位分类

① 非吸入性粉尘。又称为不可吸入性粉尘。当粒子空气动力学直径大于 $15\mu m$ 时，粒子被吸入呼吸道的机会非常少，因此称为非吸入性粉尘。

② 可吸入性粉尘。当粒子空气动力学直径小于 $15\mu m$ 时，可以进入呼吸道，进入胸腔周围，故又称为可吸入性粉尘或胸腔粉尘。其中，空气动力学直径为 $10\sim15\mu m$ 的粒子主要沉积在上呼吸道上，主要沉积部位为：鼻、咽、喉头、气管、支气管等。在《环境空气质量标准》（GB 3095—2012）中，将空气动力学直径小于或等于 $10\mu m$ 的颗粒物定义为可吸入颗粒物（即 PM10）。

③ 呼吸性粉尘。指可到达呼吸道深部和肺泡区，进入气体交换区域的颗粒物。医学上的呼吸性粉尘是指能够到达并且沉积在呼吸性细支气管和肺泡的那一部分粉尘，不包括可呼出的那一部分。依据《工作场所有害因素职业接触限值 第 1 部分：化学有害因素》（GBZ 2.1—2019），呼吸性粉尘其空气动力学直径均小于 $7.07\mu m$。

（4）按粉尘的大小及光学特性分类

① 可见粉尘。指粒径大于 $10\mu m$，肉眼可见的粉尘。

② 显微镜粉尘。指粒径在 $0.25\sim10\mu m$，用光学显微镜可观测的粉尘。

③ 超微显微镜粉尘。指粒径在 $0.25\mu m$ 以下，用电子显微镜可观测的粉尘。

二、生产性粉尘的性质

粉尘对人体的危害程度与其理化性质有关，与其生物学作用及防尘措施等也有密切关系。在卫生学上，粉尘理化性质包括粉尘的化学成分、分散度、溶解度、密度、形状、硬度、荷电性和爆炸性等。

1. 粉尘的化学成分

由于粉尘长期飘浮于空气中，其体积小，比表面积大，吸附能力强，可吸附空气中的有害物质，使其毒性增加。并且颗粒粒径越小，表面自由能越大，吸附的元素量越多。从 20 世纪 60 年代开始，国外就使用光学显微镜、电子显微镜、电子探针和 X 射线衍射仪等对烟尘颗粒、大气飘尘等进行形态、光学特性、无机化学元素组成及矿物学特征的表征。颗粒物的化学组成非常复杂，不同粒径颗粒，其组成差异很大，主要包括无机物和有机物两大类。无机物多含于粗粒子中，多源于土壤及污染源直接排放，属一次颗粒物，主要由 Si、Fe、Al、Na、Ca、Mg 等 30 种元素组成，细粒子主要是 SO_4^{2-}、NO_3^-、NH_4^+、痕量金属（Cu、Zn、Pb、Cd、Cr）和炭黑等。检测出的有机物有烷烃、多环芳烃（PAHs）、烯烃、亚硝胺、杂氮环化物、醌类、酚类、有机酸、芳香族化合物等。工业区大气颗粒物中 Fe、Zn、Ni、Cu 等占主要成分，来自冶金等工业。另有其他元素如 S、Ca、K 等，主要是煤炭燃烧所致。

粉尘的化学成分、浓度和接触时间是直接决定粉尘对人体危害性质和严重程度的重要因素。根据粉尘化学性质不同，粉尘对人体可有致纤维化、中毒、致敏等作用，如游离二氧化硅粉尘的致纤维化作用。对于同一种粉尘，它的浓度越高，与其接触的时间越长，对人体危害越重。另外，化学成分与危害程度的关系还表现在粉尘的新鲜程度上。由于外力的机械切割或挤压作用而破碎产生的新粉尘颗粒被称为新鲜粉尘。新鲜粉尘放置一段时间后称陈旧粉尘。有研究者认为新鲜粉尘表面有大量氧化活性很强的自由基，从而增强了粉尘的毒害性，致病作用变强。陈旧粉尘的表面活性自由基已被氧化失效，表面常被黏土包裹，毒性作用降低，对机体的损害时间延长。

2. 分散度

粉尘的分散度也称为粉尘的粒径分布，是指在某种粉尘中不同粒径的粉尘所占的百分比。可用质量分数或个数分数来表示。前者称为质量分布，后者称为粒数分布。

粉尘的分散度高，即表示小粒径粉尘占的比例大，反之则小。分散度的高低与尘源情况及附近气流的流动情况有关。在生产环境中，由于通风、热源、机器转动以及人员走动等原因，使空气经常流动，从而使尘粒沉降变慢，延长其在空气中的浮游时间，被人吸入的机会就增多。直径小于 $5\mu m$ 的粉尘对机体的危害性较大，也易于达到呼吸器官的深部。

粉尘被机体吸入的机会与其在空气中的稳定程度与分散度相关。粉尘的分散度越高，在空气中飘浮的时间越长，沉降速度越慢，被人体吸收的机会越大。当粉尘粒子密度相同时，分散度越高，粒子沉降速度越慢；当粒子大小相同时，密度越大沉降速度越快。因此在设计通风除尘系统时，必须根据粉尘的密度，采用不同的风速。当粉尘质量相同时，其形状越接近球体，所受空气阻力越小，沉降速度越快。例如静止空气中 $10\mu m$ 石英尘，数分钟就降落下来，而 $1\mu m$ 的石英尘，则需要 $5\sim 7h$。而生产性粉尘，多为 $10\mu m$ 以下的颗粒，小于 $2\mu m$ 的占 40% 以上，这些粉尘在空气中长期漂浮，被人体吸收的机会必然增加。

粉尘分散度越大，单位体积总表面积越大，越易参与理化反应，对人体危害越大。

粉尘分散度还与粉尘在呼吸道的阻留有关。粉尘粒子的直径、密度、形状直接影响着粉尘颗粒在呼吸道各区域的阻留沉降率。动物实验证明，将质量相同而分散度不同的石英尘注入动物器官造成矽肺（现称硅沉着病），直径越小，发病越快，病变越重。当尘粒数量相同而质量不同时，质量越大，病变越重。说明在矽肺的发生发展过程中，粒子大小有一定意义，而进入肺内粉尘的质量起着更重要的作用。

3. 溶解度与密度

粉尘溶解度大小与对人体危害程度的关系，因粉尘作用性质不同而异。主要呈化学毒性作用的粉尘，随溶解度的增大，其在呼吸道上被吸收越多，危害作用越强；而溶解度小的粉尘，则进入肺泡部位，持续危害机体。主要呈机械刺激作用的粉尘，随溶解度的增大其危害作用减弱。如含有重金属铅、镉等的粉尘可在呼吸道中溶解吸收，其溶解度越高，吸收剂量越大，对人体毒害作用越大。而石英粉尘，难以溶解，但可在支气管和肺泡内聚集，产生尘肺。脂溶性粉尘，若黏附在皮肤上，则可穿透角质层被人体吸收，但无水溶性，则无法进入真皮的毛细血管。

粉尘颗粒密度的大小与其在空气中的稳定程度有关，尘粒大小相同，密度大者沉降速度快、稳定程度低。在通风除尘系统设计中，要考虑密度这一因素。

4. 形状与硬度

粉尘颗粒的形状多种多样。质量相同的尘粒因形状不同，在沉降时所受阻力也不同，因此，粉尘的形状能影响其稳定程度。坚硬并外形尖锐的尘粒可能引起呼吸道黏膜机械损伤，如某些纤维状粉尘（如石棉纤维）。

5. 荷电性

高分散度的尘粒通常带有电荷，粉尘的荷电量与作业环境的湿度和温度有关。尘粒带有相异电荷时，可促进凝集、加速沉降。粉尘的这一性质对选择除尘设备有重要意义。荷电性对粉尘在空气中的稳定程度有一定影响，同性电荷相斥，增强了空气中粒子的稳定度。异种电荷相吸，使尘粒碰击、聚集并沉降。荷电的尘粒在呼吸道易被阻留。相同条件下，荷电尘粒在肺内残留量达70%～74%，不带电荷的则阻留10%～16%。

6. 爆炸性

高分散度的煤炭、糖、面粉、硫黄、铝、锌等粉尘具有爆炸性，事实上，所有可燃的粉尘均具有爆炸性。发生爆炸的条件是存在能量足够的引爆源（如明火、火花、静电等）和粉尘在空气中达到爆炸浓度。可能发生爆炸的粉尘下限浓度：煤粉为$114g/m^3$，铝粉为$58g/m^3$，亚麻皮屑为$16.7g/m^3$，奶粉为$7.6g/m^3$，硫黄为$2.3g/m^3$，棉花为$25.2g/m^3$。

> **案例3-1　　　　粉尘爆炸的危害**
>
> 　　1978年12月12日，东北某轻合金加工厂工人用铝线绑着碎布反复清除除尘器排气管内壁黏着的镁粉，使粉尘大量悬浮在空气中。由于在清理活动中管壁撞击钢制隔板产生火花，引发了镁粉粉尘爆炸，爆炸事故导致5人死亡，2人重伤，$432m^2$厂房全部炸毁。
> 　　1987年3月15日东北某亚麻厂发生粉尘爆炸事故，爆炸还引发了火灾，事故导致58人死亡，177人受伤。
> 　　2014年8月2日7时34分，位于江苏的某金属制品有限公司抛光二车间发生特别重大铝粉尘爆炸事故，事故最终造成146人死亡，直接经济损失3.51亿元。

三、生产性粉尘对人体的危害

不论飘尘或降尘，对大气环境、气温、气候、日照、能见度、人体健康以及动、植物都有影响。哮喘病、支气管炎发病率在不断地快速提高就是粉尘污染加剧的一个典型表现。粉尘污染对老人、小孩的影响最大，粉尘的化学成分，可直接决定粉尘对人体的危害程度。粉尘中$0.5～5μm$的飘尘对人的危害最大，因为这类飘尘中含有多种有毒金属或致癌物，极易随呼吸进入人体，约有一半可附着在肺壁上，构成或加重人体的呼吸道疾病。

当气溶胶粒子通过呼吸道进入人体时，有部分粒子可以附着在呼吸道上，尘粒在人体肺部的滞留率随粒径的减小而增加，影响人的呼吸，危害人体健康。可被吸入的飘尘因粒径不同而滞留在呼吸道的不同部位：大于$10μm$的粒子基本上被阻滞于人的鼻腔和咽喉；大于$5μm$的飘尘，多滞留在上呼吸道；粒径在$2～5μm$的，90%被吸入并沉积于肺部；粒径小于$2μm$的可100%被吸入肺，其中$0.2～2μm$的全部沉积到肺中。

空气颗粒物对人体健康的危害因其化学组成不同而异。

粉尘对人体的危害，不仅取决于粉尘的性质，还取决于粉尘在空气中的含量（即浓度）。

空气中粉尘的浓度是评价环境污染状况的主要指标之一。

1. 对呼吸系统的危害

人体对进入呼吸道的粉尘具有防御机能，能通过各种途径将大部分尘粒清除掉。尘粒进入呼吸道时，首先由于上呼吸道的生理解剖结构、气流方向的改变和黏液分泌，使大于 $10\mu m$ 的尘粒在鼻腔和上呼吸道沉积下来而被清除掉。据研究，鼻腔滤尘效能约为吸气中粉尘总量的 $30\%\sim50\%$。由于粉尘对上呼吸道黏膜的作用，使鼻腔黏膜机能亢进，毛细血管扩张，大量分泌黏液，借以直接阻留更多的粉尘。此后黏膜细胞由于营养供应不足而萎缩，逐渐形成萎缩性鼻炎，则滤尘机能显著下降。由于类似的变化，还可引起咽炎、喉炎、气管炎及支气管炎等。

在下呼吸道，由于支气管的逐级分支、气流速度减慢和方向改变，可使尘粒沉积黏着在支气管及其分支管壁上。这部分尘粒直径约在 $2\sim10\mu m$。其中大多数尘粒通过黏膜上皮的纤毛运动伴随黏液往外移动而被传送出去，并通过咳嗽反射排出体外。

进入肺泡内的粉尘，一部分随呼气排出；另一部分被吞噬细胞吞噬后，通过肺泡上皮表面的一层液体的张力，被移送到具有纤毛上皮的呼吸性细支气管的黏膜表面，并由此传送出去；还有一部分粉尘被吞噬细胞吞噬后，通过肺泡间隙进入淋巴管，流入肺门。直径小于 $3\mu m$ 的尘粒，大多数是通过吞噬作用而被清除的。

由此可见，虽然人体有良好的防御机能，进入和残留在肺门淋巴结内的粉尘只是吸入粉尘的一小部分，但在一定条件下，如果防尘措施不好，长期吸入浓度较高的粉尘，则仍可产生不良影响。

(1) 尘肺　尘肺是指由于长期吸入一定浓度的能引起肺组织纤维性变的粉尘所致的疾病，是职业病中影响最广、危害最严重的一类疾病。我国关于尘肺的记载已有悠久的历史，早在北宋时代（公元 10 世纪）孔平仲即已指出，采石人所患的职业性肺部疾病是由于"石末伤肺"所致。欧洲直至 16 世纪时对尘肺的本质尚不了解。以后虽有人提出"尘肺"一词，但在一个相当长的时期内，对尘肺的概念还不明确。到了 20 世纪中叶，通过临床观察、X 射线检查、病理解剖以及实验研究，认为除游离二氧化硅外，还有一些其他粉尘也可引起尘肺。在中国有超过 2 亿的人受到职业病的威胁和危害。而在各类职业病中，尘肺病占到 80% 甚至更高，其中硅肺（即矽肺）病是最常见的一种尘肺病。尘肺按其病因可分为以下五类。

① 矽肺。由于吸入含有游离二氧化硅的粉尘而引起的尘肺。矽是硅的旧称，二氧化矽粉尘即二氧化硅粉尘，故而得名"矽肺"，也有不少人称之为"硅肺"，医学标准名词称为"硅沉着病"。接触矽尘作业的种类很多，如各种矿的开采和选矿、风钻、凿岩和爆破等作业；工厂方面如石英粉厂、玻璃厂、耐火材料厂等均可接触矽尘。煤矿矽肺病也称煤工尘肺，煤工尘肺又分矽肺、煤矽肺、煤肺三种。矽肺多发生在掘进工身上，既掘进又采煤的易得煤矽肺，煤肺则多发生在采煤人群中。煤矿工人常年在含有煤尘、岩尘的环境中作业，吸入粉尘的量大大高于正常人群，久而久之，微粒粉尘在肺部沉积，造成肺的纤维化，这是导致煤矿工人患矽肺病的原因。矽肺通过 X 射线可以检查出来。地质条件不同，矽的含量也不一样。另外人的体质不同，患病的程度也不同，有的人在煤矿工作了几十年也没有患矽肺病。

② 硅酸盐肺。由于吸入含有结合状态二氧化硅（硅酸盐），如石棉、滑石、云母等粉尘而引起的尘肺。

③ 混合性尘肺。由于吸入含有游离二氧化硅和其他某些物质的混合性粉尘而引起的尘

肺，如煤矽肺、铁矽肺等。

④ 炭尘肺。由于长期吸入石墨、活性炭等粉尘引起的。

⑤ 金属粉尘肺。由于长期吸入某些致纤维化的金属粉尘引起的尘肺，如铝尘等。

另外，尘肺按其病理形态又可分为三种类型，即间质型（弥漫硬化型）、结节型及肿瘤样型。但这种分型也不是绝对的，如煤矽肺可表现为间质型与结节型两者同时存在。

长期吸入尘肺中，以矽肺、石棉肺、煤矽肺较常见，危害性最大的是矽肺。矽尘对肺组织的损害很复杂，主要是二氧化硅的毒性作用，能破坏人体的巨噬细胞，产生一系列复杂的病理变化，最后因肺装满了砂粒而很沉重，肺组织变硬；若并发肺结核，肺组织还可能坏死，形成大小不等的空洞。矽肺发病一般较长，多有5～10年甚至长的接触史。但也有接触1～2年发病的，称为"速发性矽肺"。有些接触硅尘时未见发病，但在脱离硅尘作业若干年后却发生矽肺，称为"晚发性矽肺"。

目前，列入职业病目录的尘肺病包括：矽肺、煤工尘肺、石墨尘肺、炭黑尘肺、石棉肺、滑石尘肺、水泥尘肺、云母尘肺、陶工尘肺、铝尘肺、电焊工尘肺、铸工尘肺以及根据《尘肺病诊断标准》和《尘肺病理诊断标准》可以诊断的其他尘肺病。

(2) **肺粉尘沉着症** 有些生产性粉尘，如锡、铁、锑、钡及其化合物等粉尘，吸入后可沉积于肺组织中，仅呈现一般的异物反应，但不引起肺组织的纤维性变，对人体健康危害较小或无明显影响，这类疾病称为肺粉尘沉着症。脱离粉尘作业后，病变可不再继续发展，甚至肺阴影逐渐消退。

(3) **有机性粉尘引起的肺部病变** 有些有机性粉尘，如棉、亚麻、茶、甘蔗渣、谷类等粉尘，可引起一种慢性呼吸系统疾病，常有胸闷、气短、咳嗽、咳痰等症状，棉尘病已被列为法定职业病。引起支气管哮喘、哮喘性支气管炎、湿疹及偏头痛等变态反应性疾病。一般认为，单纯有机性粉尘不致引起肺组织的纤维性变。破烂布屑及某些农作物粉尘可能成为病原微生物的携带者，如带有丝菌属、放射菌属的粉尘进入肺内，可引起肺霉菌病。

(4) **呼吸系统肿瘤** 某些粉尘本身是或者含有致癌物质，如石棉、游离SiO_2、Ni、Cr、As等，吸入这些物质，有可能引发呼吸和其他系统的肿瘤，如间皮瘤等。胸膜间皮瘤为原发性胸膜肿瘤，可分为局限型（良性或恶性，又可分为纤维型及上皮型两种）和弥漫型（恶性）。接触石棉的工人或石棉肺的患者发病率高。另外，放射性粉尘也可能引起呼吸系统肿瘤。

(5) **其他呼吸系统疾病** 由于粉尘诱发的纤维化、肺沉积和炎症作用，还常引起肺通气功能的改变，表现为阻塞性肺病。慢性阻塞肺病也是粉尘接触人员常见疾病，还并发有肺气肿、肺心病等。

2. 局部作用

此外，长期接触生产性粉尘还可能引起其他一些疾病。经常接触生产性粉尘，还可引起皮肤、耳及眼的疾患。例如，粉尘堵塞皮脂腺可使皮肤干燥，易受机械性刺激和继发感染而发生粉刺、毛囊炎、脓皮病等。混于耳道内皮脂及耳垢中的粉尘，可促使形成耳垢栓塞。粉尘作用于呼吸道黏膜，早期可引起功能亢进，黏膜下毛细血管扩张、充血，黏液腺分泌增加，以阻留更多的粉尘，长期则形成肥大性病变。

3. 中毒作用

金属和磨料粉尘的长期反复作用可引起角膜损伤，导致角膜感觉丧失和角膜混浊。在采煤工人中还可见到粉尘引起的角膜炎等。严重的可导致中毒作用，含有可溶性有毒物质的粉尘，如铅、砷、锰等可在呼吸道黏膜快速溶解，导致中毒。

第二节　主要生产性粉尘及其危害

一、硅尘

硅尘是含游离二氧化硅（SiO_2）的粉尘，其中纯度极高者通常称为石英，也常以石英代表游离二氧化硅。游离二氧化硅在自然界中分布很广，是地壳的主要成分，约95%的矿石中含有数量不等的游离二氧化硅。

硅尘在地壳岩石中的分布广泛，包括花岗岩、砂岩、石英岩等，都含有60%～90%以上的游离二氧化硅。凡接触和利用岩石、砂石的行业均有接触硅尘的机会。

主要接触硅尘的行业及工艺如下。

① 冶金、有色金属和煤炭矿山中，由于使用风钻凿岩和爆破，产生大量粉尘，在矿石的运输、破碎和选矿作业过程中均产生粉尘，而且浓度较高。

② 建筑工程、开山筑路、采石、修建水利工程及开凿隧道等作业也可产生大量硅尘，导致作业人员接触。

③ 在工厂，如玻璃厂、石英粉厂、耐火材料厂等生产过程中矿石原料破碎、碾磨、筛选、配料等作业。

④ 机械制造业中铸造车间的型砂粉碎、调配、铸件开箱、清砂及喷砂等作业。

⑤ 陶瓷厂原料准备、打磨、珠宝加工、石器加工均能产生大量含游离二氧化硅的粉尘。

⑥ 有的沙漠地带，砂中含硅量也很高。

二、炭尘

炭尘是指自然界中以单质碳或元素碳形式存在的一类粉尘的总称。工业中炭尘多以混合性粉尘出现，常混合有其他物质，但其中基本不含游离二氧化硅和（或）硅酸盐，或者含量不高。生产中最常见的炭尘是煤尘，其次还有炭黑尘、石墨尘、活性炭尘等，广泛用于工业生产的许多行业，作业人员长期大量接触则健康受到威胁，最主要的健康损害是可能引起尘肺等职业病。我国法定职业病名单中的炭尘肺有煤工尘肺、炭黑尘肺和石墨尘肺。

1. 煤矿粉尘

煤矿粉尘是煤炭生产过程中伴随煤和岩石被破碎而产生的混合性粉尘，主要含有煤尘、岩尘及少量其他物质。根据煤矿的开采过程，不同开采阶段和工序中煤矿粉尘的成分、颗粒大小和数量不一。岩石掘进阶段可产生大量岩石粉尘，岩石掘进工作面粉尘中游离二氧化硅多在30%～50%，是煤矿粉尘中危害最严重的；采煤工作面的粉尘主要是煤尘，游离二氧化硅含量较低，多在5%以下。我国《硅尘作业工人医疗预防措施实施办法》中规定，作业环境粉尘中游离二氧化硅含量在10%以上者称为硅尘，10%以下者称为非硅尘，在煤矿则为混合性煤尘，游离二氧化硅含量小于5%的煤尘又称为单纯煤尘。

2. 石墨尘

① 石墨是一种银白色有金属光泽的结晶型碳，自然界中多呈银灰或黑色，是碳的异形体，相对密度约 2.1~2.3，熔点在 3000℃ 以上，分子排列为四层六角形的层状晶体结构。石墨有天然矿藏，也可人工生产。天然石墨是混有各种矿物质的结晶碳元素，由于矿体、产地和品种的不同，石墨矿石的化学组成也不同，矿石中石墨含量一般为 4%~20%，游离二氧化硅含量在不同矿区有很大差异：石墨矿含 13.5%~25.9%，低碳石墨为 18.9%~25.1%，中碳石墨含 0.5%~5.0%，高碳石墨基本不含游离二氧化硅。人工合成石墨是用无烟煤、焦炭、沥青等在电炉中经 3000℃ 的高温处理制成的，其中游离二氧化硅含量极低，多在 0.1% 以下。

② 石墨化学性质较稳定，具有耐高温、耐酸碱、导热、导电、润滑、可塑性强、黏着力强及耐腐蚀等优良特性，在冶金、机械、化工、电气、原子能及国防等工业部门广泛应用。以石墨为原料制造各种石墨制品，如耐火砖、高密度电流电极、坩埚、润滑剂、电极、电刷、瓷、铅笔、油墨及耐腐蚀材料等。

③ 石墨的接触机会主要可见于石墨矿的开采或人工合成行业，以石墨为原料或添加剂的生产行业，以及使用石墨制品的部门。在石墨矿的开采过程中，爆破、采掘、运矿、碎矿、选矿、烘干、筛粉和包装等工序均可能接触较高浓度的石墨粉尘；使用石墨为原料制造上述各种石墨制品的过程可接触石墨粉尘；还有使用石墨作为钢锭涂覆剂、铸模涂料，以及原子反应堆、原子能发电站、火箭、导弹等的建造和生产过程中均可接触到石墨粉尘。

④ 石墨尘肺是石墨接触工人最主要的健康危害。石墨尘肺是由于长期吸入较高浓度石墨粉尘导致的肺部弥漫性纤维化和肺气肿的病变。石墨尘肺发病工龄较长，一般在 15~20 年。传统上将接触石墨粉尘工人所患尘肺分为两类，接触游离二氧化硅含量高于 5% 的石墨粉尘所致为石墨硅肺，接触游离二氧化硅含量低于 5% 的石墨粉尘所患为石墨肺。由于两类尘肺在临床表现、病情发展和诊断上没有实质差异，目前统一称为石墨尘肺。

3. 炭黑尘

① 炭黑是由气态或液态碳氢化合物在空气不足的条件下，经不完全燃烧或热裂解而得的产物。生产炭黑的碳氢化合物原料多半是石油、焦油、焦炭、天然气、松脂或植物油等。炭黑是由几组无标准定向的晶胞组成的无定形结晶体，炭黑可作为一种纯碳的来源，极少或不含其他物质，碳成分占 90%~95%，游离二氧化硅含量很少，仅占 0.5%~1.5%，其他成分为氢、氧和微量的挥发性成分。炭黑粉尘质量轻，颗粒细小，直径一般在 0.04~1.04μm，极易飞扬且长时间悬浮于空气中污染作业车间及周围环境。

炭黑作为填充剂和着色剂，广泛用于橡胶、塑料、电极制造、电池、颜料、油漆、油墨、墨汁、造纸、冶金等工业中，还用于脱色剂、净化剂、助滤器的制造。

② 职业性炭黑接触主要见于炭黑生产和使用炭黑的工业行业。目前，炭黑生产已基本是密闭化和自动化，但仍存在粉尘飞扬的现象，因此，在炭黑厂的炉前、回收、筛粉、分离、加工和包装等工序经常接触炭黑粉尘。使用炭黑的工厂，如橡胶、塑料和电极等工厂，在配料、混炼、搅拌、过筛和投料等生产过程中，均产生大量炭黑粉尘，造成工作人员的接触机会。

③ 炭黑粉尘最主要和最严重的健康危害是导致接触工人发生炭黑尘肺。炭黑尘肺是长

期吸入较高浓度炭黑粉尘引起的尘肺。炭黑尘肺发病工龄最短为5年,最长25年以上,平均24年。

4. 活性炭尘

(1) 活性炭是由木材、坚果壳等含碳物质燃烧,经高温炭化而成的,也是纯碳物质,含碳96%,还有微量氢、硫、氮和水分等。活性炭系多孔无定形碳,有特殊孔隙结构,其表面对某些气体或液体中的溶质分子有较大的吸附能力。活性炭粉尘尘粒轻,悬浮力强,不过一般情况尘粒的粒径较大,易于沉降。

(2) 活性炭的接触机会主要在生产和使用活性炭的行业中,在投料、过筛、球磨、搅拌混合及包装等过程中,均可产生大量粉尘,有机会造成工人接触。

(3) 活性炭尘的职业性健康危害主要是导致接触工人发生呼吸系统疾病和尘肺,尘肺对工人健康影响较大。活性炭尘肺是生产和使用活性炭的工人长期吸入较高浓度活性炭粉尘引起的尘肺。

三、硅酸盐粉尘

硅酸盐中的二氧化硅以结合形式存在,其是二氧化硅、金属氧化物和结晶水组成的无机物,分天然和人造两种。天然硅酸盐广泛分布于自然界中,是地壳的主要构成成分,由二氧化硅与钾、铝、铁、镁和钙等元素以不同结合形式组成。人造硅酸盐是由石英和碱类物质焙烧化合而成的。硅酸盐有纤维状和非纤维状两大类。纤维是指纵横径比大于3∶1的尘粒。直径小于$3\mu m$、长度小于$5\mu m$的纤维称可吸入性纤维,直径大于$3\mu m$、长度大于$5\mu m$的纤维称不可吸入性纤维。

工业中最重要的硅酸盐是石棉,其他硅酸盐多为页状,通常称为页硅酸盐,也分纤维状和非纤维状两类,前者包括蛇纹石类、硅镁土、海泡石、坡缕石、毛沸石、硅灰石、漂土等,后者包括滑石、云母、高岭土、蛭石等。

1. 石棉粉尘

① 石棉属于硅酸盐类矿物,含有氧化镁、铝、钾、铁、硅等成分;多数为白色,也有灰色、棕色、绿色;呈纤维状结构;丝绢光泽;莫氏硬度2.5~3,相对密度2.2~2.7。石棉具有较好的物理力学性能,抗拉性强,不易折断,耐火、耐碱,绝缘,某些类型的石棉如温石棉溶于盐酸。质纯、纤维长的石棉可用作防火、隔热的石棉布。将石棉放到烈火中直到700~800℃才开始呈现脆弱现象,1500℃才开始熔融。

② 接触石棉的作业主要是石棉加工和处理,其次是石棉矿的开采和选矿。此外,运输和使用石棉制品的场合,如果发生破损,石棉就可能飘在空中,形成作业人员的接触机会。

③ 石棉粉尘对接触人群的健康危害主要是导致石棉肺、肺癌和间皮瘤。石棉粉尘主要通过呼吸道进入人体,在纤维粉尘随气流经气道吸入肺泡的过程中,大多数被截留而沉积于呼吸道的不同部位。较长的纤维在支气管分支处易被截留,直径小于$3\mu m$的纤维较易进入肺泡。

④ 预防石棉肺和石棉有关疾病发生的关键在于从源头上消除石棉纤维粉尘的危害,所以寻找和选用石棉代用品是当今世界各国的重要课题,已提出替代产品,如玻璃纤维、岩棉、耐火陶瓷纤维、碳纤维、芳香族纤维等。

2. 滑石粉尘

① 纯滑石为含镁硅酸盐，形状多种多样，有颗粒状、纤维状、片状及块状等。根据性状不同，可分成纤维性滑石和颗粒性滑石。通常纤维性滑石中含有少量的石棉类物质，如透闪石、直闪石和温石棉等，又称为石棉型滑石。颗粒性滑石不含石棉类物质，也不含纤维状物质，又称为非石棉型滑石。某些品种的天然滑石矿中含有少量游离二氧化硅、钙、铝和铁。通常呈结晶形。纯滑石为白色，可以剥离，薄片呈微透明至不透明，能弯曲，无弹性，富有滑腻感，具有玻璃或珍珠样的光泽。莫氏硬度为1，相对密度2.7~2.8，不溶于水，具有化学性质稳定、润滑性、耐热（1300~1400℃）、耐水、耐酸碱、耐腐蚀、不易导电、吸附性强等性能，故广泛应用于工业生产和日常生活。

② 滑石的开采、加工、运输及橡胶、建筑、纺织、造纸、涂料、陶瓷、雕刻、高级绝缘材料、医药、化妆品等行业使用滑石过程中可接触滑石粉尘。

3. 云母粉尘

① 云母是天然铝硅酸盐矿物，自然界分布广，成分复杂，种类繁多。根据云母中含有的铝、铁、镁、钾等成分的不同，分为白云母（钾云母）、黑云母（铁镁云母）、金云母，应用最多的为白云母。此外，工业上常用的硅线石族矿物，包括红柱石、蓝晶石和硅线石，是由片麻岩和页岩变异产生的，也含有硅酸铝的成分。云母的共同特点为柔软透明，富有弹性，具有耐酸、隔热、绝缘性能，并易分剥成薄片，广泛用于电器绝缘材料和国防工业。

② 接触云母的职业主要为采矿和加工。开采云母时主要接触的是混合性粉尘，其中含游离二氧化硅，游离二氧化硅因产地和品种不同而异，波动在2%~78%。云母加工可分为厚片加工、薄片加工以及磨粉，主要接触的是纯云母粉尘。

③ 接触云母粉尘的主要危害是导致云母尘肺。云母尘肺是由于长期吸入云母粉尘而引起的慢性肺组织纤维增生的疾病。采矿工发病工龄为11~38年，平均25年；云母加工工人发病工龄在20年以上。

4. 水泥粉尘

① 水泥分为天然水泥和人工合成水泥。天然水泥是将水泥样结构的自然矿物质经过煅烧、粉碎而成的；人工水泥为人工合成的定型硅酸盐，又称为硅酸盐水泥，是由石灰质（石灰石、泥灰或白垩）与黏土混合、磨碎，与少量校正原料以适当成分配制成生料，经高温（1350~1800℃）煅烧至部分熔融后，得到以硅酸钙为主成分的熟料，然后出料、粉碎，再加适量石膏等磨成细粉状的建筑材料。

② 接触水泥的机会主要是水泥生产厂，以及运输、储存和使用水泥的建筑、筑路等行业。水泥厂工作人员主要接触混合性粉尘，原料的破碎和烘干时接触生料粉尘，煅烧和包装时接触水泥熟料粉尘。粉尘中游离二氧化硅含量多少取决于水泥的原料和品种。水泥熟料的含硅量约为20%~24%，大部分是硅酸盐。现代水泥生产技术不断革新，比如用燃煤电厂的固体废弃物——粉煤灰，代替铝质原料生产水泥，也使水泥粉尘的特性有所变化。

③ 传统水泥生产行业是个高污染的行业，不仅在作业场所粉尘浓度高，水泥粉尘还扩散到厂外，造成周围环境的严重污染。水泥尘的主要危害是引起水泥尘肺。水泥尘肺是由于长期吸入高浓度水泥粉尘（包括生料、熟料和成品）而引起的尘肺。水泥尘肺的发生和严重

程度除了粉尘浓度、工龄和个体因素外，与水泥的化学组成有密切关系。由于水泥原料是混合性粉尘，其中结合和游离二氧化硅含量不同，水泥原料粉尘引起的属混合尘肺，水泥成品粉尘引起的尘肺为水泥尘肺。水泥尘肺的发病时间 8~34 年，一般在接触粉尘 20 年以上。

四、金属与非金属及其化合物粉尘

金属粉尘是指能较长时间悬浮在空气中的金属及其化合物的微小固体颗粒，又称金属气溶胶。在金属冶炼、加工、研磨、制造和使用过程中，以及某些特殊金属矿石的开采和粉碎加工过程中，常有大量的金属粉尘产生。

金属粉尘进入机体后产生的生物效应与粉尘的理化性状、尘粒大小等因素有着密切的关系。研究表明有些金属粉尘以中毒作用为主，工人长期吸入这类粉尘或其化合物的粉尘、烟或蒸气，可引起中毒症状，如铅、锰的粉尘等；有些金属粉尘吸入后主要表现为对呼吸道和肺的长期慢性作用，可引起以肺的纤维组织增生为主的病变，如金属铝及其氧化物的粉尘、电焊烟尘等可引起的铝尘肺、电焊工尘肺。

通过对金属矿山工人尘肺病理解剖材料分析，认为肺内粉尘量在 4g 以下时不会引起尘肺，增加到 5g 可产生 I 级硅肺，6g 时可患 II 级硅肺，7g 时患 III 级硅肺。而在铁矿工人的肺内如有 20g 铁尘时不会发生铁尘肺，50g 则可引起 II 级铁硅肺，60g 发生 III 级铁硅肺。

1. 铝尘

① 铝是一种银白色轻金属，分布广泛，占地壳质量的 7.45%，在金属元素中居第一位。金属铝及其化合物由于其结构特性，在工业中有着广泛的用途。工业生产中工人接触的铝尘包括两类：一类是在冶炼铝和生产铝粉等过程中产生的金属铝粉及氧化铝粉；另一类是熔炼铝矾土矿时产生的烟气。金属铝粉有粒状和片状两种，含铝成分分别为 96% 和 89%，具有电荷性。作业时产生的铝颗粒直径为 0.02~0.2μm，而且在空气中易氧化形成晶体。氧化铝是氢氧化铝的脱水产物，呈白色粉末状，是生产金属铝的中间产品。在生产过程中可产生大量的氧化铝粉尘。

② 金属铝及其合金的密度小、强度大，作为轻型结构材料，广泛用于航空、船舶、建筑材料和电器等工业部门。金属铝粉用于制造炸药、导火剂等。氧化铝是经电炉熔融（2300℃）制得的聚晶体（白刚玉），含有微量二氧化硅，由于其硬度高，可制成磨料粉和磨具。

2. 砷尘

① 砷（As）在自然界广泛存在，原子序数 33，相对原子质量 74.9，俗称砒。砷是类金属，为银灰色晶体，具有两性元素性质，质脆而硬；除灰砷外，尚有黑砷和黄砷，为三种同素异构体。常见的化合物为三氧化二砷（As_2O_3），又名亚砷酐，俗称砒霜，还有三氯化砷（$AsCl_3$）、五氧化二砷（As_2O_5）、砷酸（H_3AsO_4）、砷酸钙 [$Cs_7(AsO_4)_2$]、砷酸铅 [$Pb_3(AsO_4)_2$]、亚砷酸钠（$NaAsO_2$）及一些有机砷化合物，如甲基砷酸锌、甲基砷酸钙、甲基砷酸铁胺等。其中三氧化二砷的毒性最大。

② 在生产条件下，砷主要经呼吸道进入机体。在开采、冶炼、焙烧含砷矿石，各种含砷金属的冶炼，处理有色金属矿渣、烟道时，都可接触三氧化二砷粉尘；开采雄黄、雌黄等含砷的矿石及冶炼炉的烟道灰或矿渣中含有二氧化砷粉尘。三氧化二砷可作原料，以制造消

毒剂、杀鼠剂、灭虫灭菌剂、玻璃工业的脱色剂；皮毛工业中，用砷盐或三氧化二砷消毒防腐剂；制造和使用含砷颜料，如雄黄、巴黎绿等；制造和使用含砷农药；砷化合物常用于医药，例如抗癌药、皮肤用药等；含砷合金的制造等。在劳动环境中接触砷化合物及含有砷化合物的粉尘，以三氧化二砷为多。

③ 生产中急性中毒很少见，偶因设备事故或违反操作大量吸入所致。主要表现为呼吸道及神经系统症状，胃肠道症状轻而发生较晚。常有咳嗽、喷嚏、胸痛、呼吸困难，以及头痛、眩晕、全身衰弱，甚至烦躁不安、痉挛和昏迷，也可伴有恶心、呕吐和腹痛。严重者可因呼吸和血管舒缩中枢麻痹而死亡。三氯化砷对呼吸道刺激更强，可引起呼吸系统症状。

长期吸入砷化合物粉尘（浓度约 $0.5mg/m^3$），可致鼻咽干燥、鼻炎、鼻衄，少数人甚至鼻中隔穿孔，也可引起结膜炎、喉炎、支气管炎等。长期吸入较高浓度含砷化合物粉尘，可发生慢性职业性中毒。长期慢性砷中毒可诱发肺癌。

五、混合性无机粉尘

1. 陶瓷粉尘

① 陶瓷是把石英、黏土、长石、石膏等粉碎后，经配料、制坯、成品、干燥、修坯、韧烧、施釉、烧制、包装等工艺过程制成的各种器皿或材料。陶瓷生产的大部分工序一般集中在一起，因此，作业场所空气中的陶瓷粉尘多为含各种原料及成品的混合粉尘，含有石英（游离二氧化硅）和硅酸盐。各地制作陶瓷的制坯原料不一致，配方也不同，游离二氧化硅含量通常在 8.7%~65%。在生产陶瓷的不同工序中所接触粉尘的性质和游离二氧化硅含量也不一样。

② 工人在生产陶瓷的整个工序中都可接触混合性的陶瓷粉尘。其中，游离二氧化硅含量大于 10% 的陶瓷粉尘可归入矽尘范围。过去，陶瓷生产中高温烧制主要使用木炭和煤，造成作业场所和周围环境的严重污染。目前，陶瓷生产中多采用电力烧制，生产环境有较大改善，陶瓷粉尘是主要职业危害。

③ 陶瓷粉尘的健康危害以呼吸系统损伤为主，陶瓷工人中慢性气管炎症和慢性阻塞性肺病发病增多。陶工尘肺是长期大量吸入陶土粉尘而引起的尘肺，也是陶瓷工人健康危害最严重的职业病。陶瓷工人尘肺发病比较缓慢，平均发病工龄 25 年以上。

④ 陶瓷粉尘的控制应采取综合防尘措施，结合陶瓷生产的特点，对某些产生粉尘较多的工序进行一定的分隔，避免不同工序的互相影响。采取湿式作业，在车间定时进行喷雾，保持湿润，该方法成本低廉，效果显著，值得推广。局部密闭加上吸风除尘的防尘措施在瓷厂使用效果很好，只是成本较高。

防尘口罩在陶瓷生产的某些工序是防尘措施的必要补充，此外还应勤换工作服装，注意个人卫生。接触粉尘工人的就业前体检和定期体检根据相关规定进行。

2. 焊接烟尘

① 焊接烟尘是在焊接作业时，由于电焊作业时产生电弧高温（2000~6000℃），使焊条芯、药皮和焊接母材发生复杂的冶金反应，熔化蒸发，逸散在空气中氧化冷凝，从而形成颗粒极细小的混合物烟尘或气溶胶。电焊烟尘粒径多在 $0.4~0.5\mu m$，电子显微镜下可见烟尘颗粒呈球形，表面由一层无定形的硅酸薄膜包绕。电焊时产生烟尘的成分取决于焊条种类和

金属母材以及被焊金属。焊条药皮主要由大理石、萤石、茨石、石英、长石、锰铁、硅铁、钛铁、白云石、云母和纯碱等组成。焊药有百余种，常用的有酸性钛钙型、碱性低氢型和高锰型三类，其中均含有一定量的铁、锰、硅和硅酸盐等。焊接烟尘主要以氧化铁为主，同时混有其他成分，如二氧化硅（无定形）、氧化锰、氟化物、臭氧、各种微量金属和氮氧化物的混合性粉尘。

② 焊接作业种类较多，主要有自动埋弧焊、气体保护焊、等离子焊和手工电弧焊等，以手工电弧焊应用较为普遍，工作人员与焊接烟尘可发生近距离接触。电焊作业中易接触焊接烟尘，焊接作业在建筑、矿山、机械加工、造船、化工、国防、铁路等工业部门广泛应用。在锅炉、油罐或船体装备等通风不良以及密闭的容器内进行电焊作业时，接触电焊烟尘浓度较高。

③ 焊接烟尘对健康的危害主要是引起呼吸系统黏膜刺激、炎症、电焊工尘肺和中毒作用。中毒作用与使用焊条的成分有关，如使用高锰型焊条，造成粉尘中含较多二氧化锰，长期接触会发生慢性锰中毒，主要表现在神经系统方面，早期以神经衰弱综合征和自主神经功能紊乱为主，继而出现明显的锥体外系神经受损症状。轻度中毒临床表现为起病时嗜睡，以后出现失眠、头痛、乏力、记忆力减退。部分患者易激动、恶心、流涎增多、四肢麻木或疼痛、夜间腓肠肌痉挛、两腿无力等；中毒症状加重，可出现肌张力增高、轻度震颤、两腿沉重、走路减慢、易跌倒、举止缓慢、感情淡漠或冲动。

焊接烟尘中的氟化物、臭氧和氮氧化物均有一定的刺激和毒副作用，氟化物会引起上呼吸道黏膜损害，以及牙齿和骨骼的损害；氮氧化物的刺激较小，但高浓度接触可出现急性肺水肿和高铁血红蛋白血症，需注意防护。

电焊工尘肺是长期吸入高浓度的电焊烟尘而引起的以慢性肺组织纤维增生损害为主的一种尘肺。对电焊工尘肺的认识，早年认为是铁末沉着症或者氧化铁肺。近年明确电焊工尘肺是以氧化铁为主，同时混有其他成分粉尘引起的混合性尘肺。电焊工尘肺发病缓慢，发病工龄多在 15～20 年。其发病与焊接种类和接尘量有一定关系。

实际工作中，焊接作业的健康危害除考虑焊接烟尘外，还要注意焊接时产生的高温和电弧光造成的紫外辐射，后两者可对皮肤和眼睛产生较大危害。

焊接工人的就业前体检和定期体检根据相关规定进行。长期在密闭容器内操作的电焊及辅助工，工龄 3 年以上的应每隔两年拍摄胸片一次；一般电焊工工龄在 5 年以上的每隔 3 年拍摄胸片一次。如发现患有严重的呼吸系统疾病、明显的心血管疾病以及肝、肾等疾病，不宜接触焊接作业，应调换工作。

3. 铸造粉尘

① 铸造生产通常是指用熔融的金属或合金材料制作产品的方法。就是通过把熔化的金属或合金倒入预先制备好的铸型中使之冷却、凝固，从而获得毛坯或零件。铸造生产根据铸型种类、制成材料、相应的金属液充填形式和金属在铸型中凝固与冷却条件等，可分为砂型铸造和特种铸造。铸造生产过程包括型砂制造、砂型干燥、合箱、浇注、打箱和清砂等工序。型砂原料主要是天然砂，含二氧化硅一般为 70% 以上；其次是黏土，主要成分是硅酸铝。型砂中虽然二氧化硅含量高，但因为使用型砂时要先搅拌配成湿料，故不易飘扬在空气中，此外，型砂颗粒较大，不易被人体吸入。因此，由于接触型砂导致的硅肺很少。在铸造的后续工艺流程中产生的粉尘为混合性粉尘，以炭（煤粉）和硅酸盐为主要成分，常混合有

铁、铝、铅、锰、镍等金属烟尘，长期接触可导致铸工尘肺。

② 铸造生产的铸件常分为铸钢、铸铁和铸有色合金件。铸钢的浇注温度为1500℃左右，配料用耐火性稍差的天然砂（含游离二氧化硅70%~85%）；铸有色金属合金温度为1000℃以下，多用天然砂并混有黏土、石墨粉、焦炭粉等混合性材料。在铸造过程的各工序都可产生大量粉尘，造成作业人员的接触机会。

③ 铸造生产工艺过程较复杂，在作业环境中，除铸造粉尘外，还有高温、高噪声、震动和有害化学性物质，如一氧化碳、二氧化硫、氮氧化物、氯化物、氟化物、氨、氯化氢、硫化氢、苯、二甲苯、甲苯、萘等存在，都可能直接影响工人的身体健康。长期暴露可以引起头痛、恶心、疲劳、皮炎、气喘、支气管炎、化学物腐蚀，对鼻、眼和呼吸道的刺激，对中枢神经系统和其他身体系统，包括肺、肾和肝的损害等。铸造粉尘最主要的健康危害是导致铸工尘肺，也可引起呼吸系统炎症，如慢性气管/支气管炎症、肺气肿等，含金属烟尘或吸附有其他化学毒物的粉尘还会造成中毒作用。

④ 铸工尘肺是指铸造作业中的翻砂、造型作业者长期吸入成分复杂而游离二氧化硅含量不高的粉尘，如陶土、高岭石、石墨、煤粉、石灰石和滑石等混合性粉尘，所引起的结节型或尘斑型并伴有肺间质纤维化危害为主的尘肺。铸工尘肺不包括在铸造中吸入游离二氧化硅含量极高粉尘所引起的尘肺，后者应称为硅（矽）肺。铸工尘肺发病比较缓慢，发病工龄一般在20年以上。

六、有机粉尘

随着工农业生产的发展，在生产过程中常产生大量的有机粉尘，危害劳动者健康。

1. 植物性粉尘

在工农业生产过程中处理植物时，由植物本身破碎所形成的粉尘，均属植物性粉尘。有机粉尘中较大量的是植物性粉尘。如谷物粉尘，小麦、稻谷等在运输过程中由于谷间摩擦产生的粉尘；麦、稻糠、米糠等在加工过程中产生的粉尘；面粉、苞米面等在加工过程或使用过程中产生的粉尘；原棉分选处理和纺织过程中产生的粉尘；原木棉分选、处理、制垫产生的粉尘；亚麻尘、黄麻尘、大麻尘：原麻分选、梳麻和纺织过程中产生的粉尘；柞蚕丝尘，选茧、丝和打棉、选丝等过程中产生的粉尘等；在锯、磨、钻、铣、刻和砂磨等加工过程中产生木粉尘；在茶叶烘干、分选和包装等加工过程中产生的茶叶粉尘；在蔗渣加工使用过程中产生的蔗渣粉尘；咖啡加工、包装产生的咖啡粉尘等。

（1）棉尘

① 棉尘系在纯棉车间空气中存在的粉尘，包括碎裂的棉纤维——短绒和飞花，棉桃果皮、托叶，其他植物残片，以及细菌、霉菌和泥土尘等。在前纺车间，尤其在前纺梳棉机上抄针、磨针产生的粉尘，以植物碎片、棉纤维为主；在后纺和织布车间，以飞花为主。

② 吸入棉尘可引起棉尘病及呼吸道刺激表现，最终都可发展成为一种难以与非职业性原因引起的慢性阻塞性肺病相鉴别的疾病。棉尘症是由于长期接触棉、麻等植物性粉尘引起的、具有特征性的胸部紧束感和（或）胸闷、气短等症状，并有急性通气功能下降的呼吸道阻塞性疾病。长期反复发作可致慢性肺通气功能损害。

前纺车间的清棉、开棉及梳棉工中棉尘病的患病率较高，而辅助工及清扫地道废物的清洁工受到棉尘影响更大。除纺织厂外，轧花厂、絮棉厂的各工序及亚麻和软大麻的处理过程中，也均有棉尘病的发生。

(2) 木粉尘

① 在木材切削、板料的表面加工、砂光、齐边等操作过程中会产生大量木屑和木粉。各种刨床、铣床切削所产生的木花、木片和木丝等属于大型木尘；各种锯床、钻床切削所产生的木屑属中型木尘；各种砂光机切削所产生的木粉属细型木尘。

② 木材中主要含纤维素、半纤维素、木质素等，在对其加工过程中可产生90%以上直径小于$5\mu m$的木尘。这些木尘飘浮在空气里，被人吸入后能直接刺激呼吸道黏膜，引起打喷嚏、咳嗽、气喘。长期吸入这种木尘，能引起肺纤维病变，木尘长期作用于鼻腔黏膜，可引起鼻癌、副鼻窦癌；木尘进入消化道和胃，能引起喉癌、肺癌和白血病、骨髓病等。

③ 为了避免和减少木尘危害，从事木材加工、家具制造的工人应做好预防工作。首先要在工作时间穿好工作服，戴好口罩，减少皮肤裸露；不在工作场地吃饭、喝水、抽烟，尽量减少木尘和有害物质的吸入；下班后应洗手、脸，最好是洗澡，反复用清水漱口，用药棉蘸清水擦拭鼻腔，清除木尘及污染物。其次，要走综合治理的路线，从生产设备入手，选用先进合理的机械设备，辅以一定的防尘、除尘措施。应革新木材加工机械设备，实行自动化、半自动化生产和密闭式生产，提倡湿法作业，减少木尘产生。木材加工、家具制造等工作场地应宽敞、透光，保持清洁卫生，做到经常洒水，增加通风和除尘设备，并保持通风和除尘的良好状态。除尘设备的选择要考虑操作现场所要求的净化程度和粉尘的性质等方面。对于大型木尘及中型木尘可以现场及时收集，而对于危害最大的各种细型木尘，传统有效的办法是采用气力集尘装置或布袋吸尘设备来收集。值得注意的是：目前没有条件安装大型吸尘设备的小厂，可在机床本身附加单机吸尘和集尘装置，也能起到较好的效果。

2. 动物性粉尘

动物性粉尘是指在羽毛、蚕丝、羊毛、毛皮、骨质及角等加工处理及畜牧、家禽饲养场等作业中所产生的粉尘。动物性粉尘按其性质可分为：①皮毛尘，包括皮毛混合尘、毛粉尘；②猪鬃尘及羽毛尘，包括羽毛粉尘、被霉菌污染的羽毛粉尘等；③角质尘、骨质尘和蛋白质粉尘，包括乳酪粉尘、垂体粉尘、配制剂粉尘、血清蛋白或鸟类排泄物等形成的粉尘等。

动物性粉尘对呼吸系统的损害如皮毛工尘肺、外源性过敏性肺泡炎等。

3. 人工合成有机粉尘

① 人工合成有机材料特别是人工合成的高分子化合物材料是近年来出现的新材料，其品种与产量迅速增加。人工合成材料往往具备许多天然物质难有的优异性能，如强度高、耐腐蚀、绝缘性好、质量轻、成品无毒或毒性很小等。根据其化学结构，人工合成粉尘主要分为两大类：合成纤维和合成树脂。化学合成纤维根据化学结构，目前已有数十种，常见的有涤纶（聚酯纤维）、锦纶（聚酰胺纤维）、腈纶（聚丙烯腈纤维）、维纶（聚乙烯醇纤维）、氯纶（聚氯乙烯纤维）。合成树脂有酚醛树脂、聚氯乙烯树脂等。

② 基于人工合成材料的优良特性，它们已广泛用于工农业生产、国防军工和日常生活的各个领域。在人工合成材料的聚合过程中，作为原料生产其他产品的加工、运输过程中均有机会接触合成材料粉尘。

③ 人工合成有机材料的单体本身往往具有一定的毒性。人工合成有机材料和单体粉尘

对人体的健康危害主要表现为呼吸系统损害。主要有合成纤维尘肺、酚醛树脂尘肺、聚氯乙烯尘肺几种。

第三节　生产性粉尘的防治

目前，粉尘对人造成的危害，特别是尘肺病尚无特异性治疗，因此预防粉尘危害，加强对粉尘作业的劳动防护管理十分重要。粉尘作业的劳动防护管理应采取三级防护原则。

（1）一级预防　其措施如下。

① 综合防尘。改革生产工艺、生产设备，尽量将手工操作变为机械化、自动化和密闭化、遥控化操作；尽可能采用不含或含游离二氧化硅低的材料代替含游离二氧化硅高的材料；在工艺要求许可的条件下，尽可能采用湿法作业；使用个人防尘用品，做好个人防护。

② 定期检测。对作业环境的粉尘浓度实施定期检测，使作业环境的粉尘浓度达到国家标准规定的允许范围之内。

③ 健康体检。根据国家有关规定，对工人进行就业前的健康体检，对患有职业禁忌证、未成年人、女职工，不得安排其从事禁忌范围的工作。

④ 宣传教育。普及防尘的基本知识。

⑤ 加强维护。对除尘系统必须加强维护和管理，使除尘系统处于完好、有效状态。

（2）二级预防　其措施如下。

① 建立专人负责的防尘机构，制定防尘规划和各项规章制度。

② 对新从事粉尘作业的职工，必须进行健康检查。

③ 对在职的从事粉尘作业的职工，必须定期进行健康检查，发现不宜从事接尘工作的职工，要及时调离。

（3）三级预防　主要措施为：对已确诊为尘肺病的职工，应及时调离原工作岗位，安排合理的治疗或疗养，患者的社会保险待遇应按国家有关规定办理。

采用工程技术措施消除和降低粉尘危害，是治本的对策，是防止尘肺发生的根本措施。

另外，应加强对员工的教育培训、现场的安全检查以及对防尘的综合管理等。综合防尘措施可概括为"革、水、密、风、护、管、教、查"八字方针。

一、尘源控制及隔离

1. 选用不产生或少产生粉尘的工艺

工艺和物料选用不产生或少产生粉尘的工艺，采用无危害或危害小的物料，是消除、减弱粉尘危害的根本途径。例如，用湿法生产工艺代替干法生产工艺。

2. 限制、抑制扬尘和粉尘扩散

① 采用密闭管道输送、密闭自动（机械）称量、密闭设备加工，防止粉尘外逸。不能完全密闭的尘源，在不妨碍操作的条件下，尽可能采用半封闭罩、隔离室等设施来隔绝、减少粉尘与工作场所空气的接触，将粉尘限制在局部范围内，减弱粉尘的影响。

② 通过降低物料落差、适当降低溜槽倾斜度、隔绝气流、减少诱导空气量和设置空间

（通道）等方法，抑制由于正压造成的扬尘。

③ 对亲水性、弱黏性的物料和粉尘应尽量采用增湿、喷雾、喷蒸汽等措施。有效地减少物料在装卸、运转、破碎、筛分、混合和清扫过程中粉尘的产生和扩散；厂房喷雾有助于室内飘尘的凝聚和降落。

④ 消除二次尘源、防止二次扬尘。应在设计中合理布置、尽量减少积尘平面，地面、墙壁应平整光滑，墙角呈圆角，便于清扫；使用负压清扫装置来消除逸散、沉积在地面、墙壁、构件和设备上的粉尘；对炭黑等污染大的粉尘作业及大量散发沉积粉尘的工作场所，则应采用防水地面、墙壁、顶棚、构件和水冲洗的方法，清理积尘。严禁用吹扫方式清尘。

⑤ 对污染大的粉状辅料宜用小包装运输，连同包装袋一并加料和加工，限制粉尘扩散。

3. 通风除尘建筑设计时要考虑工艺特点及排尘的需要

利用风压、热压差合理组织气流，充分发挥自然通风改善作业环境的作用，当自然通风不能满足要求时，应设置全面或局部机械通风除尘装置。通风除尘设施是尘源控制与隔离的重要手段。

工业通风的分类：按通风系统的工作动力可分为自然通风和机械通风。自然通风分为热压和风压自然通风。机械通风可分为机械排风和机械送风。

二、常用的除尘设备

1. 根据气体净化程度分类

根据气体净化程度的不同，可分为以下几类。
（1）粗净化　主要除掉粗大的尘粒，一般用作多级除尘的第一级。
（2）中净化　主要用于通风除尘系统，要求净化后的空气含尘浓度不超过 100～200mg/m^3。
（3）细净化　主要用于通风空调系统的进风系统和再循环系统，要求净化后的空气含尘浓度不超过 1～2mg/m^3。
（4）超净化　主要除 1μm 以下的细小尘粒，用于清洁度要求较高的洁净房间，净化后的空气含尘浓度视工艺要求而定。

2. 根据主要除尘机理分类

根据主要除尘机理的不同，目前常用的除尘器可分为以下几类。
（1）湿式除尘器　湿式除尘器也称为洗涤除尘器，是利用液体形成的液网、液膜、液滴或气泡与尘粒发生惯性碰撞、扩散、黏附、凝聚等机理来捕集尘粒，并可吸收部分有害气体物质，使之随液体排出。湿式除尘器结构简单、造价低、除尘效率高，可用于处理黏性粉尘。但是湿式除尘器能耗大，必须要同时配备水处理系统，保证除尘废水循环使用；并存在二次污染问题，易产生腐蚀液体，金属设备易被腐蚀。

湿式除尘器的结构：总体上一般由尘气导入装置、引水装置、水气接触本体、液滴分离器和污水（泥）排放装置组成。
① 湿式除尘器的分类。
a. 按结构形式分类。

Ⅰ贮水式。内装一定量的水,高速含尘气体冲击形成水滴、水膜和气泡,对含尘气体进行洗涤,如冲激式除尘器、水浴式除尘器、卧式旋风水膜除尘器。

Ⅱ加压水喷淋式。向除尘器内供给加压水,利用喷淋或喷雾产生水滴而对含尘气体进行洗涤,如文氏管除尘器、泡沫除尘器、填料塔、湍球塔等。

Ⅲ强制旋转喷淋式。借助机械力强制旋转喷淋,或转动叶片,使供水形成水滴、水膜、气泡,对含尘气体进行洗涤,如旋转喷雾式除尘器。

b. 按能耗大小分类。

Ⅰ低能耗型。阻力在4000Pa以下,除尘效率可达90%。这类除尘器包括喷淋式、水浴式、冲激式、泡沫式、旋风水膜式除尘器。

Ⅱ高能耗型。阻力在4000Pa以上,对微细粉尘效率高,该类主要指文氏管除尘器。

c. 按气液接触方式分类。

Ⅰ整体接触式。含尘气流冲入液体内部而被洗涤,如自激式、旋风水膜式、泡沫式等除尘器。

Ⅱ分散接触式。向含尘气流中喷雾,尘粒与水滴、液膜碰撞而被捕集,如文氏管、喷淋塔等。

② 主要的湿式除尘器。

a. 自激式除尘器。自激式除尘器(见图3-1)内先要贮存一定量的水,它利用气流与液面的高速接触,激起大量水滴,使尘粒从气流中分离,水浴除尘器、冲激式除尘器等都属于这一类。水浴除尘器效率一般为80%~95%;可在现场用砖或钢筋混凝土构筑,适合中小型工厂采用。它的缺点是泥浆清理比较困难。冲激式除尘机组把除尘器和风机组合在一起,具有结构紧凑、占地面积小、维护管理简单等优点。

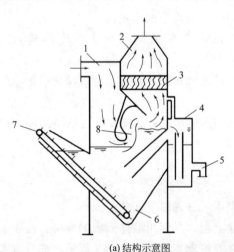
(a) 结构示意图

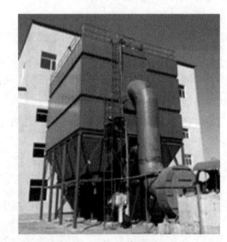
(b) 实物图

1—含尘气体进口;2—净化气体出口;3—挡水板;4—溢流箱;
5—溢流口;6—泥浆斗;7—刮板运输机;8—S形通道

图3-1 自激式除尘器

湿式除尘器的洗涤废水中,除固体微粒外,还有各种可溶性物质,洗涤废水直接排入江河或下水道,会造成水系污染,这是值得重视的一个问题。目前国外的湿式除尘器大都采用循环水,自激式除尘器用的水是在除尘器内部自动循环的,称为水内循环的湿式除尘器。在正常情况下,除尘器阻力为1500Pa左右,对5μm的粉尘,效率为93%。冲激式除尘器下部装有刮板运输机自动刮泥,也可以人工定期排放。和水外循环的湿式除尘器相比,节省了循环水泵的投资和运行费用，减少了废水处理量。冲激式除尘器的缺点是，与其他的湿式除尘器相比，金属消耗量大，阻力较高，价格较贵。

b. 卧式旋风水膜除尘器。由横卧的外筒和内筒构成［见图3-2(a)］，内、外筒之间设有导流叶片。含尘气体由一端沿切线方向进入，沿导流片作旋转运动。在气流带动下液体在外壁形成一层水膜，同时还产生大量水滴。尘粒在惯性离心力作用下向外壁移动，到达壁面后被水膜捕集。部分尘粒与液滴发生碰撞而被捕集。气体连续流经几个螺旋形通道，便得到多次净化，使绝大部分尘粒分离下来。

如果除尘器供水比较稳定，风量在一定范围内变化时，卧式旋风水膜除尘器有一定的自动调节作用，水位能自动保持平衡。

c. 立式旋风水膜除尘器。立式旋风水膜除尘器［见图3-2(b)］进口气流沿切线方向在下部进入除尘器，水在上部由喷嘴沿切线方向喷出。由于进口气流的旋转作用，在除尘器内表面形成一层液膜。粉尘在离心力作用下被甩到筒壁，与液膜接触而被捕集。它可以有效防止粉尘在器壁上的反弹、冲刷等引起的二次扬尘，从而提高除尘效率，通常可达90%～95%，但低于通常的立式水膜除尘器。

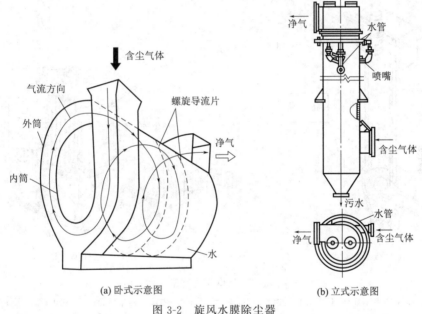

图3-2 旋风水膜除尘器

d. 文氏管除尘器。典型的文氏管除尘器如图3-3所示。主要由三部分组成：引水装置（喷雾器）、文氏管体及脱水器，分别在其中实现雾化、凝并和除尘三个过程。

含尘气流由风管进入渐缩管，气流速度逐渐增大，静压降低。在喉管中，气流速度达到最高。由于高速气流的冲击，使喷嘴喷出的水滴进一步雾化。在喉管中气液两相充分混合，尘粒与水滴不断碰撞凝并，成为更大的颗粒。在渐扩管气流速度逐渐降低，静压增高。最后含尘气流经风管进入脱水器。由于细颗粒凝并增大，在一般的脱水器中就可以将尘粒和水滴一起除去。

文氏管除尘器是一种高效除尘器，对于小于$1\mu m$的粉尘仍有很高的除尘效率。它适用于高温、高湿和有爆炸危险的气体。它的最大缺点是阻力很高。目前主要用于冶金、化工等行业高温烟气净化，如吹氧炼钢转炉烟气。烟气温度最高可达1600～1700℃，含尘浓度为25～60g/m³，粒径大部分在$1\mu m$以下。

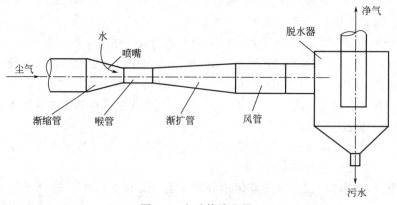

图 3-3 文氏管除尘器

（2）静电除尘器 静电除尘器按集尘极形式不同，通常分为板式静电除尘器和管式静电除尘器（见图 3-4）。静电除尘器收尘系统如图 3-5 所示。

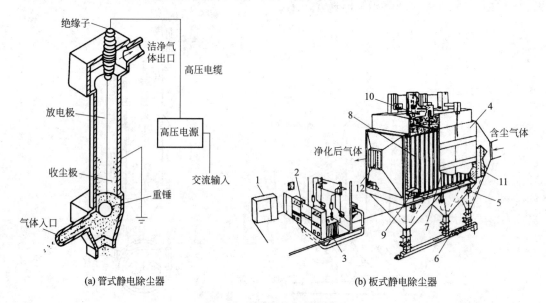

图 3-4 静电除尘器示意图

1—低压电源控制柜；2—高压电源控制柜；3—电源变压器；4—电除尘器本体；5—下灰斗；6—螺旋除灰机；7—放电极；8—集尘极；9—集尘极振打清灰装置；10—放电极振打清灰装置；11—进气气流分布板；12—出气气流分布板

电除尘器是利用电场产生的电力使尘粒从气流中分离的设备。电除尘器是一种干式高效除尘器，它的优点是：

① 适用于微粒控制，对粒径 $1\sim2\mu m$ 的尘粒，效率可达 98%～99%；

② 在电除尘器内，尘粒从气流中分离的能量，不是供给气流，而是直接供给尘粒的，因此，和其他高效除尘器相比，电除尘器的阻力较低，仅为 100～200Pa；

③ 可以处理高温（在 400℃ 以下）的气体；

④ 适用于大型的工程，处理的气体量越大，它的经济效果越明显。

电除尘器的缺点是：

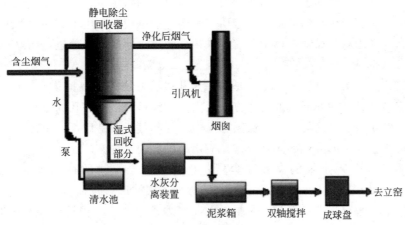

图 3-5 静电除尘器收尘系统

① 设备庞大，占地面积大；
② 耗用钢材多，一次投资大；
③ 结构较复杂，制造、安装的精度要求高；
④ 对粉尘的比电阻有一定要求。

目前电除尘器已广泛应用于火力发电、冶金、化学和水泥等工业部门的烟气除尘和物料回收。

静电除尘器在实际应用中通常有以下几种应用方式。

① 高压静电尘源控制。高压静电尘源控制是应用静电除尘的原理对分散产尘点进行粉尘控制的一种方法，可以用于皮带转运点、破碎机、振动筛等产尘点。

高压静电不但应用于局部地点的尘源控制，也可把晕线架设在车间内，应用静电场对难于密闭的开放性尘源抑止粉尘的飞扬。对电晕线施加足够的负高压，在电晕线与"地"之间形成强大的静电场。尘源及其附近的物体如物料、砂、砖、木板、结构物等均起着集尘极的作用。在静电场作用下，带电尘粒将直接返回尘源，实现粉尘的就地抑制。采用静电进行尘源控制，可以不设排风系统，节省能源，消除了风机噪声。在寒冷地区冬季不需对车间进行补风，有利于节能。

② 静电强化的除尘器。将静电除尘机理应用于其他类型的除尘器，形成复合机理的除尘器，如静电袋式除尘器、静电湿式除尘器、静电旋风除尘器、静电颗粒层除尘器等，其中有的已经在生产中应用。

a. 静电袋式除尘器。利用静电强化袋式除尘器，可降低除尘器阻力、增大处理风量、提高除尘效率。目前采用的形式有以下几种。

Ⅰ器外预荷电的袋式除尘器。在粉尘进入袋式除尘器之前用预荷器使粉尘荷电。预荷电器可以采用不同的形式，例如在入口管道中心设高压放电极。

Ⅱ预荷电脉冲除尘器（Apitron除尘器）。在脉冲袋式除尘器每条滤袋的下部串接一短管荷电器，其中心为放电极，气流通过短管时尘粒荷电，再进入到滤袋内。滤袋清灰时，压缩空气喷入袋内，以清除滤袋上的积灰，并吹扫短管荷电器的放电极和收尘表面。

Ⅲ表面电场的袋式除尘器。它是利用每条滤袋中的骨架竖条间隔作正、负极，这样沿滤袋表面形成电场。气流通过滤袋时，在电场力和过滤双重机理作用下，使细小粉尘捕集。

b. 静电旋风除尘器。利用静电强化的旋风除尘器通常在旋风除尘器中心设置放电极，利用筒体的外壁和排出管的管壁作为集尘极。在静电力的作用下，可以使尘粒获得较大的向外的径向速度，有利于尘粒的捕集。试验研究表明，静电旋风除尘器的除尘效率较不设静电的有较大提高。在静电旋风除尘器中，有一个最佳的进口速度，使静电力和离心力的作用得到最佳组合。

(3) 过滤式除尘器　过滤式除尘器是利用多孔过滤介质来分离捕集气体中尘粒的方法。按滤尘方法有内部过滤和外部过滤两种方法。内部过滤是把松散多孔的滤料填充在框架内作为过滤层，尘粒在内层被捕集，如颗粒层除尘器。外部过滤器是用纤维织物等作为滤层，通过滤层表面捕集尘粒，如袋式除尘器，这是应用最广泛的一种。

袋式除尘器是一种干式的高效除尘器，它利用纤维织物的过滤作用进行除尘。对 $1.0\mu m$ 的粉尘，效率高达 $98\%\sim99\%$。滤袋通常做成圆柱形（直径为 $125\sim500mm$），有时也做成扁长方形，滤袋长度一般为 $2m$ 左右，大型袋式除尘器的袋长可达十几米。近年来，由于高温滤料和清灰技术的发展，袋式除尘器在冶金、水泥、化学、陶瓷、食品等不同的工业部门得到广泛应用。由于袋式除尘器的除尘效率高，如果净化空气的含尘浓度能达到卫生标准的要求，可直接返回车间再循环使用，以节省热能。小型袋式除尘机组就是这样工作的。

袋式除尘器通过由棉、毛、人造纤维等所加工成的滤料来进行过滤，主要依靠滤料表面形成的粉尘初层和集尘层进行过滤。它通过以下几种效应捕集粉尘。

① 筛滤效应：当粉尘的粒径比滤料孔隙或滤料上的初层孔隙大时，粉尘便被捕集下来。
② 惯性碰撞效应：含尘气体流过滤料时，尘粒在惯性力作用下与滤料碰撞而被捕集。
③ 扩散效应：微细粉尘由于布朗运动与滤料接触而被捕集。

其过滤过程是当含尘气体通过滤料时，随着它们深入滤料内部，使纤维间空间逐渐减小，最终形成附着在滤料表面的粉尘层（称为初层）。袋式除尘器的过滤作用主要是依靠这个初层及以后逐渐堆积起来的粉尘层进行的。这时的滤料只是起着形成初层和支持它的骨架作用。随着粉尘在滤袋的积聚，滤袋两侧的压差增大，粉尘层内部的孔隙变小，空气通过滤料孔隙时的流速增高。这样会把黏附在缝隙间的尘粒带走，使除尘效率下降。另外阻力过大，会使滤袋易于损坏，通风系统风量下降。因此除尘器运行一段时间后，要及时清灰，清灰时不能破坏初层，以免效率下降。

袋式除尘器是一种高效除尘器，得到广泛应用。但使用袋式除尘器时应注意，它不宜用于处理高温、高湿的含尘气体，不宜处理含有油雾、凝结水和黏性粉尘的气体，不能用于处理有火花、爆炸危险的烟气，如果含尘气体的粉尘浓度较高应采用两级除尘。

(4) 机械式除尘器

① 重力沉降室。重力沉降室是通过重力使尘粒从气流中分离的，含尘气流进入重力沉降室后，流速迅速下降，在层流或接近层流的状态下运动，其中的尘粒在重力作用下缓慢向灰斗沉降。

② 惯性除尘器。为了改善重力沉降室的除尘效果，可在其中设置各种形式的挡板，使气流方向发生急剧转变，利用尘粒的惯性或使其和挡板发生碰撞而捕集，这种除尘器称为惯性除尘器。

惯性除尘器的结构形式分为碰撞式和回转式两类。气流在撞击或方向转变前速度越高，方向转变的曲率半径越小，则除尘效率越高。惯性除尘器主要用于捕集 $20\sim30\mu m$ 以上的粗大尘粒，常用作多级除尘中的第一级除尘。

③ 旋风除尘器。旋风除尘器是利用气流在旋涡运动中产生的离心力以清除气流中尘粒的设备。旋风除尘器工作时气流从上部沿切线方向进入除尘器，气流在其中作旋转运动，尘粒在离心力的作用下被抛向除尘器圆筒部分的内壁上，降落到集尘室，并在气流和重力作用下沿壁落入灰斗而达到分离的目的。旋风除尘器由进气口、圆筒体、圆锥体、排气管和排尘装置组成。

旋风除尘器于 1885 年开始使用，已发展成多种形式，如气流轴向引入、灰尘出口轴向配置或周边配置。其特点是结构简单，造价低，没有运动部件，压力损失一般为 $0.4\sim1.5$ kPa，适用于去除大于 $5\mu m$ 的尘粒。除尘效率约 $70\%\sim90\%$。

三、个体防护措施

应用卫生保健措施预防粉尘对人体健康的危害，首先是消灭或减少发生源，这是最根本的措施。其次是降低空气中粉尘的浓度。最后是减少粉尘进入人体的机会，以及减轻粉尘的危害。卫生保健措施属于预防中的最后一个环节，虽然属于辅助措施，但仍占有重要地位。工人的防尘防护用品有：防尘口罩、防尘安全帽、防尘服、防尘鞋等。

1. 防尘口罩

防尘口罩主要用于粉尘（如煤尘、石灰、水泥或其他粉尘等）作业的工人，能有效地防止尘肺对人体的危害。

（1）自吸式过滤防尘口罩　这种口罩是靠佩戴者的呼吸力克服部件的阻力，用于防尘的一种净气过滤式呼吸防护器，包括自吸过滤式简易防尘口罩和自吸式过滤式复式防尘口罩。

简易防尘口罩没有带滤尘盒，按有无呼吸阀分为两类。

① 无呼吸阀型。吸气和呼气都通过滤料经过同一通道。由于呼吸时随气流夹带的各种杂质会逐渐沉积在过滤层上，致使口罩的呼吸阻力增加，当在粉尘浓度高或劳动强度大的条件下工作时，随时间的持续，会使呼吸费劲，并且过滤细粉尘的能力差。但其结构简单、轻便、易清洗、成本低。

② 有呼吸阀型。吸气和呼气分开的防尘口罩。

自吸过滤式防尘口罩带有滤尘盒，要求防尘口罩使用的材料对佩戴者面部皮肤无危害，对人体健康无危害；结构方面应紧固、不容易损坏，对佩戴者不产生压迫感或痛感，死腔不应过大（死腔是指佩戴时面罩与人体面部之间的空间），对佩戴者的视野影响小，佩戴方便；过滤效率高；呼吸阻力小；气密性能好，泄漏率低等。

（2）电动送风过滤式防尘口罩　由面罩（或头罩）、导气管、电动风机、过滤器、电池等部件组成。污染的空气经电动风机抽吸，经过滤器清除有害微粒，清洁空气通过导气管送入面罩或头罩内供佩戴者使用，主要类型如下。

① 密合型。将头部或口鼻遮盖住，经过滤器清洁后空气通过导气管进入罩内供呼吸，而呼出的气体和多余的气体需经呼气阀排出罩外。

② 开放型。佩戴者的呼气和剩余气体从面罩与面部间孔隙排出罩外。

③ 头罩型。结构与开放型相似，但头罩可将整个头部覆盖直到颈肩部，佩戴者呼出的气体从人体与头罩之间的缝隙或排气阀排出，而污染的空气不能进入内部。

动力送风过滤式防尘口罩具有呼吸阻力小、阻尘率高、低泄漏、不憋气、质量轻、携带方便、寿命长、成本及维护费低等特点，尤其适用于高产尘作业环境。

碗形带阀口罩如图 3-6 所示。

(3) 防尘口罩选择三原则

① 口罩的阻尘效率高。一个口罩的阻尘效率高低是以其对微细粉尘，尤其是对 $5\mu m$ 以下的呼吸性粉尘的阻尘效率为标准的。一般的纱布口罩，其阻尘原理是机械式过滤，也就是当粉尘冲撞到纱布时，经过一层层的阻隔，将一些大颗粒粉尘阻隔在纱布中。但是，微细粉尘尤其是小于 $5\mu m$ 的粉尘，就会从纱布的网眼中穿过去，进入呼吸系统。现在市场上有一些防尘口罩出售，其滤料由充上永久静电的纤维组成，那些小于 $5\mu m$ 的呼吸性粉尘在穿过这种滤料的过程中，就会被静电吸引而吸附在滤料上，真正起到阻尘作用。

② 口罩与脸形的密合程度好。当口罩与人脸不密合时，空气中的粉尘就会从口罩四周的缝隙处进入呼吸道。所以，人们应选用适合自己脸形的防尘口罩并正确佩戴防尘口罩。

③ 佩戴舒适。包括呼吸阻力要小，质量要轻，佩戴卫生，保养方便，如佩戴拱形防尘口罩。

2. 防尘安全帽

防尘安全帽具有滤尘送风，保护呼吸器官、面部、头部和佩戴安全舒适等特点，是保护功能较为齐全的先进个体防护用具。新式的防尘安全帽不需专用电源，仅将灯与之配套即可正常工作，使用管理均很方便。当矿灯灯头与安全帽的灯头座接通后，微型风机开始工作。含尘空气在微型风机作用下，通过预过滤器过滤掉空气中 85% 左右的粉尘。再通过微型风机作用，将尚不洁净的空气压入头盔内的主过滤器，将 $5\mu m$ 以下粉尘过滤掉 98% 以上。经过两次过滤后的清洁空气流经面罩，一部分供佩戴者呼吸用，其余部分随呼出的废气排出，起带走热量及废气的作用。

防尘帽使用前应检查微型风机是否工作正常，若风机不运转，应首先检查叶片是否卡死，再检查电缆是否内部断线，接着检查灯头座内熔断器是否熔断。故障排除后方可使用。预过滤器每天使用后应用清水冲洗，主过滤器可 2~3 天冲洗一次，晾干后重复使用。有机玻璃面罩如有损坏或严重擦伤而影响视野时，应予以更换。

送风头盔如图 3-7 所示。

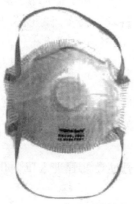

图 3-6 碗形带阀口罩

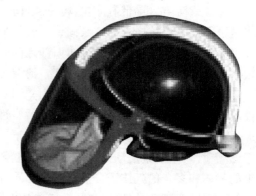

图 3-7 送风头盔

3. 隔绝式压风呼吸器

(1) 压风呼吸器特点　压风呼吸器是隔离式新型个体防护装备，具有防尘、防毒的双重功能。由主机、配气管路和弹性正压口罩三大部分组成。将风压减低，过滤净化，并经过多极限压、安全卸压装置，使高压气流可靠地还原为新鲜空气，经导管送入呼吸口罩内，供佩戴者呼吸用，隔绝尘、毒的效率可达100％。具有多功能、高效率、持久保护的特点。佩戴者呼吸舒畅，不憋气，气流的温度和湿度也较适宜。可就地利用工作的压风管网，压气耗量少，经济实惠，还有自动机具的特点，耐用、易维护。采用快速接头连接，如遇井下有灾变发生，佩戴者可迅速卸脱随身胶管。不足之处就是使用地点必须有压风供给，并且每个佩戴者都要拖一根供气的软管，不能交叉作业和远距离行走，行动范围受限。

（2）选用原则
① 根据粉尘浓度选择。
② 根据氧含量和毒性选择。
（3）使用要求　防尘过滤元件的使用寿命受颗粒物浓度、使用者呼吸频率、过滤元件规格及环境条件的影响。颗粒物在过滤元件上的积聚会增加呼吸的阻力，以致不能使用。
当发生下述情况时，应更换过滤元件。
① 当感觉呼吸阻力显著增加时，如有严重的憋气感。
② 使用电动送风过滤式防尘呼吸器，当电池电量不足，送风量低于规定的最低限值时。
③ 使用手动送风过滤式防尘呼吸器的人感觉送风阻力明显增加时。

4. 防尘服

随着生产和科学技术的发展，我国已研制出了透气防尘服和透气性无尘服。
（1）透气防尘服　其防尘效率＞95％，洗涤50次后防尘效率仍不变；黏尘量＜100mg/(20cm×15cm)；带电电荷量＜0.5μC/件（洗涤50次后＜0.6μC/件）；接缝强度＞100N；适于粉尘作业环境工作人员穿用。

石棉防尘防护服是一种特别轻柔的透气防护服，可以保护因干燥颗粒引起的危害。由于它良好的对干燥颗粒的防护性能和透气性，对干燥颗粒的防护特别适合。透气性意味着没有"风箱效果"所以颗粒不会通过针孔、衣领、拉链、手腕和脚踝透进去。由于它有效的防水性，也适合许多轻微液体喷淋的用途，特别适合温暖的环境，这样它的优越透气性能就得到充分的发挥。

（2）透气性无尘服　其防细尘效率＞90％，洗涤50次后防细尘效率仍不变；黏尘量＜70mg/(20cm×15cm)；带电电荷量＜0.3μC/件（洗涤50次后＜0.4μC/件）；接缝强度＞80N；适于超净室内工作人员穿用。

防尘防静电服装，采用涤纶长丝与高性能永久性导电纤维特殊工艺制造而成，广泛用于医药、电子、生物工程、光学、航空、航天科技等行业。其特点是：
① 防静电性能优良，低温环境不受影响，摩擦电压最低可达20V以下。
② 服装本身不发光，不沾尘，能有效地杀菌、抑菌。
③ 防尘性能好，能用于10～10000级净化房。
④ 能消除静电对人体的危害，消除人体运动或穿脱衣服时由静电引起的不快感。
⑤ 在电子、仪表等行业能有效地防止由于静电所产生的电子元器件损坏、老化，在石化行业能防止由静电引起的燃烧、爆炸等危险。
⑥ 耐久性、耐洗性、耐磨性及稳定性优良。

5. 护肤用品

为了防止作业过程粉尘等化学品对作业人员的皮肤造成危害，除了选用相应的防护用品外，还可以配套选用护肤用品。根据其性能分为五类：防水型、防油型、皮膜型、遮光型、其他用途型。

各类产品应符合《劳动护肤剂通用技术条件》（GB/T 13641—2006）标准的规定。常用的有护肤霜和皮肤清洗液。护肤霜主要用于预防和治疗皮肤干燥、粗糙、皲裂及职业性皮肤干燥。特别适用于接触吸水性碱性粉尘，及适用于能溶解皮脂的有机溶剂和肥皂等碱性溶液；也适用于露天作业。皮肤清洗液对油污和尘垢有较好的除污作用，适用于机械维修、矿山采挖等作业。

此外还有防尘眼镜、防尘鞋等用品。防护用品只是一道阻止有害物质进入人体的屏障，防护用品本身的失效就意味着保护屏障的消失，不能被视为控制危害的主要手段，而只能作为一种辅助性措施。

总之，选用防尘劳动保护用品要以正确使用、安全、可靠为原则。防尘劳动防护用品的采购，必须到国家批准认可的定点劳保用品经销单位购买，选购的产品必须取得产品生产许可证、质量合格证和安全鉴定证。

案例3-2 一起"未接触粉尘者"患尘肺病案例分析

[案例简介] 沈某，男，48岁，2001年下半年因劳动能力减退，多方就诊，医院临床诊断为疑似尘肺病。根据调查，患者1979年起进入某市石料厂从事运输工、杂务工、带班组长等工作，1997年10月企业转制先后在安全员、点炮员、爆破工等岗位工作。根据职业史、现场调查以及临床检查资料，2002年1月24日该市职业病诊断组对该患者做出"尘期Ⅱ+期"的诊断。厂方对此诊断不服，认为其没有接触粉尘，不可能患尘肺病，向该省职业病诊断鉴定组申请鉴定，2002年10月，该省职业病诊断鉴定组做出"维持市职业病诊断组诊断"的鉴定结果。

[案例分析] 不少企业在组织接触职业病危害因素的人员进行职业健康检查时，为减少体检费用，往往只安排部分员工或只安排接触职业病危害因素最严重的人员进行体检。从本例的调查来看，企业负责人忽视了石料企业其他作业工人的健康检查，其他工种的操作工人也对存在的粉尘不以为然，往往不佩戴任何防护用品，企业也不组织或仅偶尔组织员工进行体检，本案例在企业转型过程中，也因所从事岗位"不接触粉尘"而未对沈某进行职业健康体检，导致患者病情迟迟未被发现。本案例也提醒用人单位和劳动者，只要存在职业病危害因素超标的情况，就不能忽视对其的预防。

复习思考题

一、选择题

1. 属于无机性粉尘的有（   ）。
   A. 硅石   B. 石棉   C. 煤   D. 麻   E. 水泥
2. 矽肺是由下列哪种粉尘引起的（   ）。
   A. 石英尘   B. 煤尘   C. 石棉尘   D. 硅酸盐粉尘

3. 生产性粉尘有以下致病作用，除（ ）外。
   A. 局部刺激、感染　　　　　B. 中毒、致癌
   C. 变态反应、光感作用　　　D. 致纤维化作用
   E. 麻醉作用
4. 下列属于植物性粉尘的是（ ）。
   A. 棉　　　B. 麻　　　C. 面粉　　　D. 木材　　　E. 烟草
5. 粉尘理化性质包括粉尘的（ ）等。
   A. 化学成分　B. 溶解度　C. 分散度　D. 密度　E. 荷电性
6. 采用工程技术措施消除和降低粉尘危害，这些工程技术有（ ）。
   A. 改革工艺过程　　　　　B. 湿式作业
   C. 密闭-抽风-除尘措施　　D. 个体防护和个人卫生
7. 湿式除尘器按结构形式可分为（ ）。
   A. 贮水式　　　　　　　　B. 加压水喷淋式
   C. 强制旋转喷淋式　　　　D. 泡沫除尘器
8. 电动式送风过滤式防尘口罩有（ ）等型号。
   A. 密合型　　B. 开放型　　C. 头罩型　　D. 自吸式

二、问答题

1. 什么是粉尘？
2. 生产性粉尘的来源有哪些？
3. 生产性粉尘如何分类？
4. 粉尘理化性质有哪些？
5. 生产性粉尘对人体有什么危害？
6. 粉尘对人体呼吸系统可产生哪些职业病？
7. 如何对尘源进行控制？
8. 常用的除尘设备有哪些？
9. 个体防护措施有哪些？
10. 防尘口罩选用的原则是什么？

第四章 高温、灼伤的危害与防护

学习目标

本章主要掌握高温作业、灼伤的分类以及影响体温调节的外界因素；了解高温对人体的危害，熟悉高温作业的分级标准，熟悉引起化学性灼伤的常见物质及皮肤灼伤的临床表现；掌握化学灼伤、热力灼伤的现场急救措施。增强为劳动者提供舒适作业环境的责任感，为劳动者的身心健康保驾护航。

高温环境是由于太阳的辐射和气温的升高以及各种热源散发热量而形成的。我国规定，热源散热强度大于 $23W/m^3$ 的车间称为热车间或高温车间。实际上，气温高仅是热车间的主要现象之一，在热车间里，除高温外还同时存在着强热辐射或高湿度。不论高温还是强辐射，都会对机体产生热作用，影响机体的热平衡。当工作环境气温很高、热辐射很强或湿度很大时，超过人体体温调节机能的适应限度，机体就会出现不同程度的中暑症状。夏季，室外气温很高时，在热车间里操作的人员就更易中暑。为保证正常生产和保护操作人员的身体健康，在夏季热车间的防暑降温是十分重要的问题。

第一节 高温作业的危害

一、高温作业及分类

GBZ 1—2010 对高温作业的定义：在高气温或有强烈的热辐射，或伴有高气湿相结合的异常气象条件下，WBGT 指数超过规定限值的作业。

WBGT 指数亦称为湿球黑球温度，是综合评价人体接触作业环境热负荷的一个基本参数量，单位为℃。

室外 WBGT＝自然湿球温度(℃)×0.7＋黑球温度(℃)×0.2＋干球温度(℃)×0.1

室内 WBGT＝自然湿球温度(℃)×0.7＋黑球温度(℃)×0.3

在工业企业和服务性行业工作地点一般都有生产性热源，常存在高温作业的现象。

按气象条件特点，高温作业可分为以下三种。

1. 高温、强热辐射作业

在作业环境中存在高气温、强热辐射，而湿度较低，又称干热型作业。多数高温作业均属于这种类型，如冶金工业的炼焦、炼铁、炼钢作业；机械工业中的铸造、轧钢、热处理、压延作业；轻工业中的陶瓷烧制、玻璃制造作业等。这些地点的气温可高达38℃以上，热辐射强度大，空气相对湿度低。

这些作业场所具有的各种不同的热源，如冶炼炉、加热炉、窑炉、锅炉、被加热的物体（铁液、钢液、钢锭）等，能通过传导、对流和辐射散热，使周围物体和空气温度升高；周围物体被加热后，又可成为二次热辐射源；由于热辐射面扩大，导致气温更高。在这类作业环境中，同时存在着两种不同性质的热，即对流热（被加热了的空气）和辐射热（热源及二次热源）。

在这种环境中，人体受到对流热和辐射热的作用，其中对流热作用于人的体表，通过血液循环使全身加热。辐射热除作用于体表外，还作用于深部组织，故对人体的加热作用更大。

作业人员在此环境下劳动时会大量出汗，如通风不良，则汗液难于蒸发，就可能因蒸发散热困难而发生蓄热和过热。

2. 高温、高湿作业

在作业环境中气温高、湿度高，相对湿度达80%以上，而辐射热不大，又称湿热作业。如在印染、造纸、电镀、纺织等作业中，虽无强烈热辐射，但在生产过程中散发出大量热蒸气，这种作业环境往往空气流动很慢，再加上机械传动发热、人体散热、太阳辐射等，可形成作业环境内较高的温度和湿度。另外，在深井煤矿中，由于煤层产热、空气的压缩热以及水分的蒸发，也属于高温高湿作业。

作业人员在此环境下劳动，即使气温不很高，由于蒸发散热困难，故虽大量出汗也不能发挥有效散热作用。极易导致体内热蓄积或水与电解质平衡失调，从而导致中暑性疾病的发生。

3. 夏季露天作业

夏季露天作业也是一类常见高温作业，如农业、建筑、搬运等露天作业的高温和热辐射主要来源是太阳辐射。夏季露天作业时还受地表和周围物体二次辐射源的附加热作用。露天作业中的热辐射强度虽较高温车间为低，但其作用的持续时间较长，且头颅常受到阳光直接照射，加之中午前后气温升高，此时如作业强度过大，则人体极易因头部过度蓄热而发生中暑。此外，夏天在田间作业时，因高大密植的农作物遮挡了气流，常因无风而感到闷热不适，如不采取防暑措施，也易发生中暑。由阳光照射、头部过度蓄热而导致的中枢神经系统过热发生的中暑称为热射病。

二、人体的体温调节及影响体温调节的外界因素

1. 人体的体温调节

在正常的情况下，人体的体温是比较稳定的。人体的产热量和从外界吸收的热量与人体向外界散发的热量相平衡。人体具有自行调节身体温度、适应气温变化的本能。人体的产热量与劳动强度有关，劳动强度越大，产热量越高，如人在静坐时约为100W，轻劳动时约为200W，重劳动时达500W，剧烈运动时可达1000W以上。

人体的散热途径很多，但主要是通过皮肤表面进行，其方式可分为对流散热、辐射散热

及蒸发散热三种。

（1）对流散热　对流散热依靠空气作介质，当空气温度低于人体皮肤温度时，最接近皮肤的一层空气被加热上升，而邻近的较冷空气就来填补热空气的位置，从而形成空气的对流。通过空气的不断对流，人体就不断散热。对流散热量大小取决于皮肤温度与空气温度的差值以及气流速度。温差、气流速度越大，对流散热量就越大。

（2）辐射散热　辐射散热不依靠任何物质作媒介。当人体周围的物体和设备的表面温度低于人体皮肤温度时，人体就不断地以辐射的方式传热给周围的物体和设备表面。物体和设备的表面温度越低，人体以辐射方式散发的热量就越多，反之当物体和设备的表面温度高于人体皮肤温度时，人体则将吸收来自物体和设备表面的辐射热。物体和设备表面温度越高，人体辐射吸热就越多。

（3）蒸发散热　蒸发散热只占人体总散热量的25%左右（此时辐射散热占45%，对流散热占30%）。当气温高于人体表面温度并有辐射热源时，人体主要是靠汗液蒸发来散热。蒸发热量大小直接与空气的温度、相对湿度和气流速度有关。空气的温度高、相对湿度小、气流流速高时，汗液蒸发得快，散热量就大；反之则汗液蒸发得慢，散热量就小。

人的体温必须经常保持在36～37℃，才能维持人的生命和身体各器官的正常功能。但当外界气温过高时，造成人体体热蓄积，一旦体温调节发生障碍，就会使人中暑。

2. 影响体温调节的外界因素

（1）气温　气温是影响体温调节的重要因素。例如辐射强度较大的工作地点，机体出现蓄热，劳动后体温升至37.6～37.9℃者的环境温度界限为33～35℃；辐射强度较小的工作地点，出现蓄热的环境温度界限为37～38℃。因此，常用气温作为高温作业气象条件卫生标准的主要指标。

（2）相对湿度　周围环境大气的含湿量对体温调节也有很大影响。它是对人体热感觉经常起作用的一个因素。当气温高于皮肤温度时，若空气相对湿度低，则汗液容易蒸发，人体就相对感觉到凉爽；反之，空气相对湿度高，则汗液难于蒸发，就会感到闷热。当外界气温超过30℃、相对湿度高于70%时，皮肤表面蒸发散热发生困难，引起机体蓄热，出现了人体体温调节障碍的现象。

（3）气流　空气的流动对体温调节有一定的影响。气流在皮肤表面的流动加快，加速对流传热，并可促进汗液的蒸发，使人体散热量增加，从而感到凉爽。在气温高而湿度低时，空气流动可吸收大量的水蒸气，因而促进人体的蒸发散热。因此，在防暑降温工作中，根据空气温度和湿度情况，采用加速空气流动的设备和措施对体温的调节起到有效的作用。

（4）热辐射　热辐射对体温的调节有着重要的影响。因为人体和周围各种物体之间经常不断地通过辐射进行热交换。当强烈的热辐射持续作用于皮肤表面时，由于对皮肤表皮下的深部组织和血液的加热作用，使体温升高，体温调节发生障碍，造成中暑。人对热辐射的耐受性差，无法忍受长时间接触强辐射。

三、高温对人体的危害

人长期在高温下作业，可产生一定适应能力，其体温调节能力提高。但人的适应能力是有限度的，一旦超过限度，就会导致机体失调，出现不同程度的中暑症状，或引发慢性的热性疾病。

1. 对循环系统的影响

高温作业时，由于皮肤血管扩张及大量出汗，使周围血流量增加，而有效血容量减少，心脏负荷加重，心率加快。导致心肌损害，甚至发生心力衰竭。

2. 对消化系统的影响

高温作业可出现胃肠活动抑制、消化液分泌减少、胃酸降低、淀粉酶活性降低等，引起消化不良或食欲减退，甚至其他胃肠道疾病。

3. 对泌尿系统的影响

高温作业时，由于大量出汗，导致肾血流量和肾小球过滤率降低，尿量减少，尿液浓缩，肾脏负担加重，严重时造成肾功能衰竭。

4. 对神经系统的影响

在高温及热辐射作用下，肌肉的工作能力、动作的准确性和协调性、反应速度及注意力降低。

5. 中暑的临床表现

中暑分为以下三级。

（1）中暑先兆　中暑先兆是指（观察对象）在高温作业场所劳动一定时间后，出现头昏、头痛、口渴、多汗、全身疲乏、心悸、注意力不集中、动作不协调等症状，体温正常或略有升高。

（2）轻症中暑　除中暑先兆的症状加重外，出现面色潮红、大量出汗、脉搏加快等表现，体温升高至38.5℃以上。

（3）重症中暑　重症中暑可分为热射病、热痉挛和热衰竭三种类型，常以混合型为多见。

① 热射病。在热环境下人体体温调节紊乱所致。表现为在高温环境中突然发病，体温可达40℃以上。刚开始发病时大汗淋漓，以后出现"无汗"，并伴有干热和意识障碍、昏迷等中枢神经系统症状。

② 热痉挛。人体大量出汗导致体内钠、钾离子的过量丢失所致。患者一般体温正常，神志清楚。主要表现为明显的肌肉痉挛并伴有收缩痛。一般以四肢肌肉和腹肌痉挛较为常见，痉挛对称发生，缓解和发作交替出现。

③ 热衰竭。在高温、高湿环境中，皮肤血流量增加导致脑部暂时性缺血所致。一般起病急，体温不高或稍高，头昏、头痛、心悸、恶心、呕吐、皮肤湿冷、面色苍白、血压下降、昏厥。一般休息片刻即可清醒。

四、现场救治与职业禁忌证

1. 现场救治

对中暑人员要迅速脱离高温环境，到通风良好阴凉的地方安静休息，给予含盐清凉饮料，体温升高者给予冰块降温。必要时给予葡萄糖生理盐水静脉滴注。对重症中暑，则应送往医院治疗。

2. 职业禁忌证

有心血管器质性疾病、血管舒张和收缩功能不全、持久性高血压、溃疡病、活动性肺结核、肺气肿、肝脏和肾脏疾病、明显的内分泌疾病（如甲状腺功能亢进）、中暑神经系统器质性疾病、过敏性皮肤疤痕患者、重病恢复期和体弱多病者，不得从事高温作业。

第二节 高温作业分级及高温车间气象条件的卫生标准

一、高温作业分级标准

GBZ/T 229.3—2010《工业场所职业病危害作业分级：高温》规定，高温作业按危害程度分为四级，即轻度危害作业（Ⅰ级）、中度危害作业（Ⅱ级）、重度危害作业（Ⅲ级）、极重度危害作业（Ⅳ级），详见表4-1。

高温作业分级的依据包括劳动强度、接触高温作业时间、WBGT指数和服装的阻热性。

表 4-1 高温作业分级

劳动强度	接触高温作业时间/min	WBGT 指数/℃						
		29～30 (28～29)	31～32 (30～31)	33～34 (32～33)	35～36 (34～35)	37～38 (36～37)	39～40 (38～39)	41～ (40～)
Ⅰ（轻劳动）	60～120	Ⅰ	Ⅰ	Ⅱ	Ⅱ	Ⅲ	Ⅲ	Ⅳ
	121～240	Ⅰ	Ⅱ	Ⅱ	Ⅲ	Ⅲ	Ⅳ	Ⅳ
	241～360	Ⅱ	Ⅱ	Ⅲ	Ⅲ	Ⅳ	Ⅳ	Ⅳ
	361～	Ⅱ	Ⅲ	Ⅲ	Ⅳ	Ⅳ	Ⅳ	Ⅳ
Ⅱ（中劳动）	60～120	Ⅰ	Ⅱ	Ⅱ	Ⅲ	Ⅲ	Ⅳ	Ⅳ
	121～240	Ⅱ	Ⅱ	Ⅲ	Ⅲ	Ⅳ	Ⅳ	Ⅳ
	241～360	Ⅱ	Ⅲ	Ⅲ	Ⅳ	Ⅳ	Ⅳ	Ⅳ
	361～	Ⅲ	Ⅲ	Ⅳ	Ⅳ	Ⅳ	Ⅳ	Ⅳ
Ⅲ（重劳动）	60～120	Ⅱ	Ⅱ	Ⅲ	Ⅲ	Ⅳ	Ⅳ	Ⅳ
	121～240	Ⅱ	Ⅲ	Ⅲ	Ⅳ	Ⅳ	Ⅳ	Ⅳ
	241～360	Ⅲ	Ⅲ	Ⅳ	Ⅳ	Ⅳ	Ⅳ	Ⅳ
	361～	Ⅲ	Ⅳ	Ⅳ	Ⅳ	Ⅳ	Ⅳ	Ⅳ
Ⅳ（极重劳动）	60～120	Ⅱ	Ⅲ	Ⅲ	Ⅳ	Ⅳ	Ⅳ	Ⅳ
	121～240	Ⅲ	Ⅲ	Ⅳ	Ⅳ	Ⅳ	Ⅳ	Ⅳ
	241～360	Ⅲ	Ⅳ	Ⅳ	Ⅳ	Ⅳ	Ⅳ	Ⅳ
	361～	Ⅳ	Ⅳ	Ⅳ	Ⅳ	Ⅳ	Ⅳ	Ⅳ

注：括号内WBGT指数值适用于未产生热适应和热习服的劳动者。

热适应即机体对于长期热环境刺激产生的耐热性提高的生理性适应过程；热习服即个体耐受热强度能力渐进性增强的生理性适应过程。WBGT 指数的测定按 GBZ 189.7—2007 执行。常见职业体力劳动强度分级参见表 4-2。

表 4-2 常见职业体力劳动强度分级

体力劳动强度分级	职业描述
Ⅰ（轻劳动）	坐姿：手工作业或腿的轻度活动（正常情况下，如打字、缝纫、脚踏开关等）立姿：操作仪器，控制、查看设备，上臂用力为主的装配工作
Ⅱ（中等劳动）	手和臂持续动作（如锯木头等）；臂和腿的工作（如卡车、拖拉机或建筑设备等非运输操作等）；臂和躯干的工作（如锻造、风动工具操作、粉刷、间断搬运中等重物、除草、锄田、摘水果和蔬菜等）
Ⅲ（重劳动）	臂和躯干负荷工作（如搬重物、铲、锤锻、锯刨或凿硬木、割草、挖掘等）
Ⅳ（极重劳动）	大强度的挖掘、搬运，快到极限节律的极强活动

二、高温作业允许持续接触热时间限值

已经确定为高温作业的工作地点，为便于管理和实际操作，提高劳动生产率，采用工作地点温度规定高温作业允许持续接触热时间限值。在不同工作地点、不同劳动强度条件下允许持续接触热时间不宜超过表 4-3 所列数值。

表 4-3 高温作业允许持续接触热时间限值　　　　　　　　　　单位：min

工作地点温度/℃	轻劳动	中等劳动	重劳动/极重劳动
30～32	80	70	60
>32	70	60	50
>34	60	50	40
>36	50	40	30
>38	40	30	20
>40	30	20	15
>42～44	20	10	10

持续接触热后必要休息时间不得少于 15min，休息时应脱离高温作业环境。

三、高温车间气象条件的卫生标准

为保证工人的安全和健康，提高生产效率，我国《工业企业设计卫生标准》（GBZ 1—2010）中规定的有关防暑降温条文如下。

① 工艺流程的设计宜使操作人员远离热源，同时根据其具体条件采取必要的隔热降温措施。

② 热加工厂房的平面布置应呈"L"形、"Ⅱ"形或"Ⅲ"形。开口部分应位于夏季主导风向的迎风面，而各翼的纵轴与主导风向呈 0°～45°夹角。

③ 高温厂房的朝向，应根据夏季主导风向对厂房能形成穿堂风或能增加自然通风的风压作用确定。厂房的迎风面与夏季主导风向宜成 60°～90°夹角，最小也不应小于 45°。

④ 热源应尽量布置在车间的外面；采用热压为主的自然通风时，热源尽量布置在天窗的下面；采用穿堂风为主的自然通风时，热源应尽量布置在夏季主导风向的下风侧；热源布

置应便于采用各种有效的隔热措施和降温措施。

⑤ 高温作业厂房宜设有避风的天窗,天窗和侧窗宜便于开关和清扫。

⑥ 夏季自然通风用的进气窗其下端距地面不应高于1.2m,以便空气直接吹向工作点。冬季自然通风用的进气窗其下端一般不低于4m。如低于4m时,应采取防止冷风吹向工作地点的有效措施。

⑦ 以自然通风为主的高温作业厂房应有足够的进、排风面积。产生大量热、湿气及有害气体的单层厂房的附属建筑物,占用该厂房外墙的长度不得超过外墙全长的30%,且不宜设在厂房的迎风面。

⑧ 产生大量热或逸出有害物质的车间,在平面布置上应以其最大边作为外墙。如四周均为内墙时,应采取措施向室内送入清洁空气。

⑨ 当室外实际出现的气温等于本地区夏季通风室外计算温度时,车间内作业地带的空气温度应符合下列要求:散热量小于23W/(m³·h)的车间不得超过室外温度3℃;散热量23~116W/(m³·h)的车间不得超过室外温度5℃;散热量大于116W/(m³·h)的车间不得超过室外温度7℃。

⑩ 车间作业地点夏季空气温度,应按车间内外温差计算。其室内外温差的限度,应根据实际出现的本地区夏季通风室外计算温度确定,不得超过表4-4的规定。

表4-4 车间内工作地点的夏季空气温度规定

夏季通风室外计算温度/℃	≤22	23	24	25	26	27	28	29~32	≥33
工作地点与室外温差/℃	10	9	8	7	6	5	4	3	2

⑪ 当作业地点日最高气温≥35℃时,应采取局部降温和综合防暑措施,并应减少高温作业时间。

⑫ 高温、强热辐射作业,应根据工艺、供水和室内微小气候等条件采用有效的隔热措施,如水幕、隔热水箱或隔热屏等。工作人员经常停留或靠近的高温地面或高温壁板,其表面平均温度不应>40℃,瞬间最高温度也不宜>60℃。

⑬ 高温作业车间应设有工间休息室。休息室应远离热源,采取通风、降温、隔热等措施,使温度≤30℃;设有空气调节的休息室室内气温应保持在24~28℃。

⑭ 特殊高温作业,如高温车间桥式起重机驾驶室、车间内的监控室、操作室、炼焦车间拦焦车驾驶室等应有良好的隔热措施,热辐射强度应小于700W/m²,室内气温不超过28℃。

⑮ 工艺上以湿度为主要要求的空调调节车间(如纺织厂)内,空气温湿度应符合表4-5的规定。

表4-5 空气调节厂房内不同湿度下的温度要求(上限值)

相对湿度/%	<55	<65	<75	<85	≥85
温度/℃	30	29	28	27	26

⑯ 高温作业地点采用局部送风降温措施时,带有水雾的气流到达工作地点的风速应控制在3~5m/s,雾滴直径应小于100μm;不带水雾的气流到达工作地点的风速,轻作业应控制在2~3m/s,重作业应控制在4~6m/s。

⑰ 在炎热季节对高温作业工种的工人应供应含盐清凉饮料(含盐量为0.1%~0.2%),

饮料水温不宜高于15℃。

在引用上述条文时,应注意下列几个问题。

① 在标准中"工作地点"和"作业地带"两个名词的定义完全不同。"工作地点"是指工人为操作、观察和管理生产过程而经常或定时逗留的地点;"作业地带"系指工作地点所在地面以上2m内的空间。工作地点是车间中某一特定地点,而作业地带是对整个生产车间而言。因此,标准中关于工作地点和工作地带的气象条件要求不能混用。

② 关于作业地带温度的要求。标准中关于作业地带温度的要求,主要是对全面通风提出的。它们是以室外温度为基准的。此处室外温度是指夏季通风室外计算温度,而不是实际出现的室外温度。表4-6所列为全国主要城市夏季通风室外计算温度。

表4-6 全国主要城市夏季通风室外计算温度

地名	夏季通风室外计算温度/℃	地名	夏季通风室外计算温度/℃	地名	夏季通风室外计算温度/℃
齐齐哈尔	27	牡丹江	27	抚顺	28
哈尔滨	27	长春	27	沈阳	28
佳木斯	26	吉林	27	锦州	28
鞍山	28	保定	31	洛阳	32
丹东	27	石家庄	31	安阳	32
大连	27	大同	26	郑州	32
海拉尔	25	太原	28	宜昌	33
呼和浩特	26	济南	31	武汉	33
拉萨	19	青岛	27	长沙	33
乌鲁木齐	29	徐州	31	衡阳	34
银川	27	南京	32	南昌	33
天水	27	上海	32	桂林	32
兰州	26	合肥	32	南宁	32
西宁	22	安庆	32	广州	31
西安	31	芜湖	32	成都	29
张家口	27	杭州	33	重庆	33
北京	30	福州	33	海口	32
唐山	29	厦门	31	昆明	23
天津	29	开封	32	贵阳	28

③ 在通风室外计算温度较低的地区,当作业地带的空气温度按上文防署降温条文⑨设计确有困难时,可适当放宽,但不得超过表4-6中对工作地点的要求。

④ 标准中关于作业强度的规定。轻作业是指能量消耗在120kcal/h(140W)(1kcal=4.18kJ)以下的工种,如仪表、机械加工、印刷、针织等。中作业是指能量消耗在120~190kcal/h(140~221W)的工种,如木工、钣金工、焊接等。重作业是指能量消耗在190~250kcal/h(221~291W)的工种,如室内大型包装、人力运输等。

第三节 高温作业的防护措施

一、分级管理原则

根据不同等级的高温作业进行不同的卫生学监督和管理。危害程度越大,发生热相关疾病的危险度越高。

(1) 轻度危害作业（Ⅰ级） 在目前的劳动条件下，可能对劳动者的健康产生不良影响。应改善工作环境，对劳动者进行职业卫生培训，采取职业健康监护和防暑降温防护措施，保持劳动者的热平衡。

(2) 中度危害作业（Ⅱ级） 在目前的劳动条件下，可能引起劳动者的健康危害。在采取上述措施的同时，强化职业健康监护和防暑降温等防护措施，调整高温作业劳动-休息制度，降低劳动者热应激反应及接触热环境的单位时间比率。

(3) 重度危害作业（Ⅲ级） 在目前的劳动条件下，很可能引起劳动者的健康危害，产生热损伤。在采取上述措施的同时，强调进行热应激监测，通过调整高温作业劳动-休息制度，进一步降低劳动者接触热环境的单位时间比率。

(4) 极重度危害作业（Ⅳ级） 在目前的劳动条件下，极有可能引起劳动者的健康危害，产生严重的热损伤。在采取上述措施的同时，严格进行热应激监测和热损伤防护措施，通过调整高温作业劳动-休息制度，严格限制劳动者接触热环境的单位时间比率。

高温作业劳动-休息制度即为防止热损伤而制定的高温作业单位时间内（小时）劳动休息制度。

二、管理措施

① 加强领导。企业领导要对高温危害高度重视，按照国家卫生标准落实企业高温防护工作，做到有布置、有检查、有指导。

② 加强宣传教育。教育职工遵守高温作业安全规程，宣传防暑降温知识。

③ 制定合理的劳动休息制度。高温下作业应尽量缩短工作时间，合理安排工作时间，避开最高气温，可采用小换班、增加工作休息次数、轮换作业、延长午休时间等方法。

三、保健措施

① 高温作业人员每年应进行一次体格检查，对患有高血压、心脏器质性疾病、糖尿病、甲状腺功能亢进和严重的大面积皮肤患者，应予以调离。

② 休息地点应远离热源，应备有清凉饮料、风扇、洗澡设备等。有条件的可在休息室安装空调或采取其他降温措施。

四、技术措施

1. 改革工艺过程

合理设计或改革生产工艺过程，改进生产设备和操作方法，尽量实现机械化、自动化、仪表控制，消除高温和热辐射对人的危害。工艺流程设计时应尽可能将热源置于外面；采用热压为主的自然通风时，尽量将热源布置于天窗下面；采用穿堂风的通风厂房，应将热源布置在主导风向的下风侧；使室外空气进入车间时，先通过操作者工作点，后经过热源。

2. 对建筑物和设备进行隔热处理

隔热是防暑降温的一项重要措施。隔热的作用在于隔断热源的辐射热作用，同时还能相应减少对流散热,将热源的热作用限制在某一范围内。因为热辐射线是沿直线前进的,只要在中间挡上一层薄物片就能切断它的去路,把一部分辐射线折射回去,起到隔热的作用。被折回的辐射热量的大小,取决于遮挡材料的性质。隔热所挡走的是辐射形式的热,因为人体对辐射吸热的热感觉是很敏感的,所以隔热对减轻人体的热负担具有很大的意义。

(1) 建筑物隔热　炎热地区的工业厂房或辅助建筑可采取建筑物隔热措施,以减少太阳辐射传入车间的热量。外窗和屋顶接受太阳辐射的时间长、强度大,在接受的总辐射热量中占主要地位。

① 外窗遮阳。外窗遮阳是利用不透明材料遮挡太阳光线,使阳光不能直接射入车间内。遮阳的方法有很多,在窗扇上刷云青粉、挂竹帘均为简易措施。如安装遮阳板,则由建筑设计兼顾隔热、挡风、防雨、采光和通风等方面功能,综合考虑。

② 屋顶隔热。在炎热夏天,太阳辐射强烈,通过屋顶传入车间内的热量很大,屋顶采取必要的隔热措施后,能较大幅度地减少太阳辐射强度,并能降低屋顶内表面温度,从而减少屋顶对人体的热辐射。目前常采用的屋顶隔热方法有以下两种。

a. 通风屋顶。通风屋顶是在普通平屋顶上设置空气层,其隔热原理是利用通过间层内流动的空气把部分太阳辐射热带走。因此,从建筑设计上考虑应充分利用屋顶内的热压和风压,以加大屋顶内的换气量,提高隔热效果。图 4-1 所示为拱形通风屋顶。

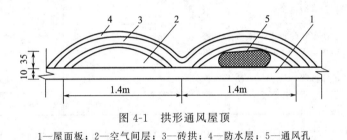

图 4-1　拱形通风屋顶
1—屋面板；2—空气间层；3—砖拱；4—防水层；5—通风孔

实践表明,当通风空气间层高度为 200～300mm 时,通风屋顶的内表面温度要比普通平屋顶低 4～6℃,并可使车间内温度降低 1.6～2.5℃。

b. 通风屋顶下加保温层。测定结果表明此方案可大幅度地降低屋顶的总体传热系数,减少传入的辐射热量,用于空调高温车间是可行的。但用于一般热车间的降温,由于成本较高,受到限制。

③ 屋顶淋水。在炎热地区,对轻型结构有坡层面的建筑,可采用屋顶淋水隔热降温措施。它通过屋脊上的多孔水管向屋顶淋水,在屋顶面上形成流水层。水在蒸发时要吸收大量的蒸发潜热,而这部分热量是从屋顶所吸收的太阳辐射热中取得的,从而可降低屋顶的太阳辐射强度。同时,屋顶内表面温度也有所降低。通常,淋水强度在 30～50kg/(m^2·h)。据实测,轻型红瓦人字屋顶,屋顶淋水可使屋顶内表面平均温度下降 4～6℃。采用屋顶淋水隔热时,应在太阳辐射达到最高峰前开始淋水,高峰过后停止。

(2) 设备隔热　高温车间对热设备采取隔热措施,可以减少散入车间工作地点的热量,防止热辐射对人体的危害。隔热后热设备外表面温度一般不应超过 60℃,操作人员所受辐射强度应小于 0.7kW/m^2。高温车间所采用的设备隔热方法很多,一般分为热绝缘和热屏蔽两类。

① 热绝缘。在发热体外直接包覆一层导热性能差的材料后,由于热阻的增加,发热体

向外散发的热量就会减少。材料的导热性能越差，厚度越大，则发热体向外散热量的减少就越多。

选择绝热材料，应注意热导率、密度、安全使用温度、抗压或抗折强度、阻燃或不燃性能、化学性能、价格、施工性能等。一般来说，有机绝热材料适用于较低的温度，而无机绝热材料的耐热性能一般都比较强。表 4-7 中列举了一些常用绝热材料的适用温度、热导率和密度。

表 4-7 常用绝热材料的适用温度、热导率和密度

化学成分	形态	名称	产品形状	适用温度/℃	热导率/[W/(m²·K)]	密度/(kg/m³)
无机绝热材料	纤维	岩棉、矿渣棉及其制品	毡、管、带、板	400~600	≤0.054	60~200
		玻璃棉及其制品	毡、管、带、板	300~400	<0.052	20~120
		硅酸铝棉及其制品	毡、板	1000	<0.2	300~1200
		石棉	毡	<600	0.12	200
	多孔	硅酸钙及其制品	板、管	650	<0.064	130~220
		膨胀珍珠岩及其制品	板、管	-200~800	<0.087	200~350
		膨胀蛭石及其制品	板、管、砖	-30~900	<0.142	100~550
		泡沫石棉	板、管	500	<0.059	30~50
		泡沫玻璃	板、管	-200~400	<0.066	150~180
		复合硅酸盐涂料	板、管	-25~600	<0.12	180~280
有机绝热材料	多孔	硬质聚氨酯泡沫塑料	板、管	-100~100	<0.035	40~60
		聚苯乙烯泡沫塑料	板、管	-150~70	<0.04	20~50
		酚醛泡沫塑料	板、管	-150~130	<0.051	35~100
		泡沫橡塑	板、管	-40~110	<0.04	60~120
	纤维	稻草绳	—	110	0.12	300

各种绝热材料都存在着吸湿性和吸水性大的缺点。材料湿度增加后，其传热系数增大，绝热性能降低，有的会因吸水过多而松懈。因此，应同时注意绝热材料的防雨水和防潮问题。此外，对热管道和设备采用热绝缘后所引起的原设备的温升问题也应事先有所考虑。

② 热屏蔽。热屏蔽在高温作业的工作中，应用十分广泛。按照其主要用途可将它们分为透明、半透明和不透明三类。

a. 透明热屏蔽。透明热屏蔽主要用来把工作地点和需要经常清楚观察的发热体两者隔开，例如玻璃板、玻璃板淌水、瀑布式水幕等。由于玻璃受热过度容易引起炸裂，水对热辐射线具有很大的吸收和阻挡能力，同时清洁的水的透明度较高，而且水对玻璃能起到冷却的作用，根据水的这些特性，设计了后两种。

b. 不透明热屏蔽。不透明热屏蔽则用来屏蔽无须观察的发热体，例如各种遮热板（石棉板、铁板等）、铁板淌水、麻布水幕、流动水箱、砖墙等。常用于炉壁的隔热，因为它不需要经常观察操作。

遮热板是利用材料的反射性能来隔热。当热辐射线落到反射性强的遮热板上后，大部分射线被反射回去，而仅有极小部分被遮热板吸收，遮热板由于吸收了热量自身温度上升而产生第二次辐射。因此最后仅有十分微弱的热量通过遮热板。这种反射作用如图 4-2 所示。

遮热板数目越多，表面反射性越强，则隔热效果越好。遮热板的隔热效果与材料的反射性能和厚度有关。遮热板可用各种各样的材料制成，只要它的反射性能强、隔热效果好即可，但还要考虑到经济问题。例如铝板和铝箔的反射性很大，用来作隔热板，隔热效果十分

显著，但其价格较贵。所以一般常用的隔热板材有石棉板、铁板、镀锌薄钢板、铝板等。

遮热板安装时应注意与散热体之间保留宽约 150～200mm 的流动空气夹层，以进一步提高其隔热效果。此外，遮热板可制成罩形，安装在散热体的上部，起到屏蔽热辐射的作用，并在其上加设排气管，将热气体直接排出车间外。

用铁板作隔热板虽然能收到一定的隔热效果，但铁板温度升高后自身又成为热辐射源。为了消除这样派生出来的热辐射源，提高铁板的隔热效果，一般就在铁板上面设置流水，用水来吸收热，从而降低铁板的温度。但是，铁板淌水的耗水量很大，金属材料的消耗也多，所以其用途有一定的局限性。

流动水箱是利用流动水来冷却隔热铁板，但水在密闭状态下流动，适用于怕溅水的生产过程，一般用于各种炉门、炉壁的隔热。缺点同样是耗水量大，消耗金属材料多。

c. 半透明热屏蔽。半透明热屏蔽的作用介于两者之间，如铁纱屏、铁纱水幕等。

铁纱屏是由普通铁纱制成的隔热设备，热辐射线投到铁纱上后，大部分都穿过铁纱的网孔，但小部分被铁纱本身所挡住。铁纱网孔越小，隔热效果就越好，但网孔越小透明度就越差。铁纱屏仅适用于热辐射强度不大的地方。

铁纱水幕是由铁纱和流动水膜组成的，可用于各种不同大小的发热体。其隔热作用主要在于流动水膜的吸热性，而铁纱只起衬托水膜的作用。水膜越厚，隔热作用就越大，但当水量加大到一定程度后，水膜的厚度就不再随之增加了。这是因为水量增大后，水在铁纱上的停留时间会相应缩短。因此水量过大对隔热效果的提升几乎没有影响，只会造成水的浪费。

实验结果表明，使用网孔为 2.5～3.0mm 的铁纱最适宜。形成水幕所需的水量约为每米长每小时 300kg，隔热效果达 80%～90%，透明度也较高。铁纱水幕如图 4-3 所示。

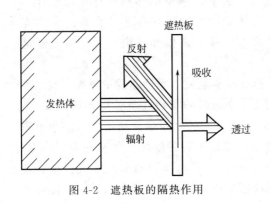

图 4-2 遮热板的隔热作用

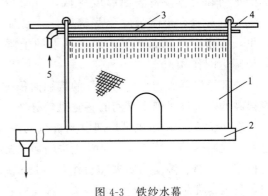

图 4-3 铁纱水幕
1—铁纱；2—排水管；3—给水多孔管；4—滑轨；5—进水管

3. 通风降温

（1）自然通风　为降低车间内的空气温度，必须在采用各种隔热措施的同时，对整个车间进行全面换气，即设法把车间内被加热的空气排出去，而把车间外的冷空气换进来。自然通风是依靠自然的热压或风压的作用，对热车间来说，由于车间内散热量很大，车间余热加热了空气构成自然通风的动力，自然通风就显得特别经济有效。自然通风有如下主要类型。

① 普通天窗。利用普通天窗进行自然通风时，以侧窗为进风口，天窗为排风口。

② 挡风天窗。为不受风向变化的影响，不发生冷风倒灌现象，可在天窗外安挡风板，

使天窗具有良好的排风性能。

③ 开敞式厂房。这是以利用穿堂风为主的自然通风。开敞式厂房可分为全开敞、上开敞、下开敞和侧窗四种形式。开敞厂房与相邻的厂房间距要大。当厂房跨度为 9~12m 时，穿堂风效果良好，当大于 20m 时，则效果不够好。

（2）局部机械送风　高温车间的自然通风虽然是一种经济有效的全面通风的降温措施，但是它在车间内所造成的风速一般很小，气流方向也较难控制。因此，在热辐射较强和温度较高的工作地点，还必须采用局部机械送风措施，提高局部工作地点的风速或将冷空气直接送到工作地点，改善局部工作地点的气象条件。

常用的局部送风降温设备有送风风扇、喷雾风扇、冷风机等。

① 送风风扇。在高温车间里人体散热主要依靠汗液蒸发这一途径，而汗液的蒸发快慢与周围空气流动的速度大小呈正比关系，即风速大，汗液蒸发就快，散热量就大。而风扇能制造快速流动的空气，从而促进汗液的蒸发。其风速大小应视劳动强度和热辐射强度而定。通常应将送风风扇的风速控制在 4~6m/s。送风风扇多采用风量大、风压低、效率高的轴流式风机，可根据工作地点的不同，安装在各种适宜的位置上。也可制成吊扇、摇头风扇等。有粉尘作业的车间不宜采用普通送风风扇，以免吹起粉尘，污染车间的空气环境。

② 喷雾风扇。喷雾风扇是在风扇上安装喷雾器的一种局部通风设备，送出的气流中混有雾状小水滴，它能起到蒸发降温的作用。因为雾滴蒸发吸热能使送风气流的温度有所降低，同时雾滴落在人体表面上后，逐渐蒸发吸收人体一部分热量，雾滴落在操作人员的衣服表面上后，蒸发时吸收热量降低工作服的温度，有利于人体散热。另外，雾滴还使热的地面和机器设备表面温度降低，可减少人体受二次辐射热源的热辐射作用，悬浮在空气中的雾滴，也能吸收一些辐射能，从而减少人体受到的辐射热作用。在高温低湿车间里，能润湿车间的空气，预防工人的上呼吸道黏膜干燥、破损和感染；而且雾滴还能起到降尘的作用。

喷雾送风雾滴越小，与空气的接触面积越大，雾滴越易蒸发，雾滴蒸发量越大，气温就降得越低，人体对细小雾滴的感觉也较舒适。一般要求送风时的雾滴直径不大于 $100\mu m$。

③ 冷风机。冷风机是局部空调机组的一种，它由风机、制冷和热交换器、压缩机、散热器、控制器等部分组成，是较先进的通风降温设备。多用于各种隔离操作室的通风降温。可根据室内温、湿度的要求和机组的制冷量来选择。如将空调机机组与节能换气机结合使用，是更为理想的方案。后者由送、排风机和热交换器组成，换气过程的冷（或热）能回收效率达 70%。这样可大幅度地降低换气时吸入室外空气降温所消耗的电力，换气机的初投资不高，电力消耗也不大。

第四节　灼伤及其防治

一、灼伤及其分类

机体受热或物质的作用，引起局部组织损伤，并进一步导致病理和生理改变的过程称为灼伤。按发生原因的不同分为化学灼伤、热力灼伤和复合性灼伤。

1. 化学灼伤

凡由于化学物质直接接触皮肤所造成的损伤，均属于化学灼伤。化学物质与皮肤或黏膜接触后产生化学反应并具有渗透性，对细胞组织产生吸水、溶解组织蛋白质和皂化脂肪组织的作用，从而破坏细胞组织的生理机能而使皮肤组织致伤。

2. 热力灼伤

由于接触炽热物体、火焰、高温表面、过热蒸汽等造成的损伤称为热力灼伤。此外，在化工生产中还会发生由于液化气体、干冰接触皮肤后迅速蒸发或升华，大量吸收热量，以致引起皮肤表面冻伤。

3. 复合性灼伤

由化学灼伤与热力灼伤同时造成的伤害，或化学灼伤兼有中毒反应等都属于复合性灼伤。

二、引起化学灼伤的常见物质

1. 酸性物质

无机酸类有硫酸、硝酸、盐酸、氢氟酸、氢溴酸、氢碘酸等。有机酸类有甲酸、乙酸、氯乙酸、二氯乙酸、三氯乙酸、溴乙酸、乙二酸、丙烯酸、丁烯酸等。酸酐类有醋酸酐、丁酸酐等。无机酸的致伤能力一般比有机酸强。

2. 碱性物质

无机碱类有氢氧化钾、氢氧化钠、氨水、氧化钙（生石灰）等。有机胺类有一甲胺、乙二胺、乙醇胺等。无机碱的致伤能力较强，它可与组织蛋白结合，形成可溶性碱性蛋白，并能溶解脂肪，穿透力极强，创面不宜愈合。

3. 金属、类金属化合物

包括黄磷、三氯化磷、三氯氧磷、三氯化锑、砷和砷酸盐、二氧化硒、铬酸、重铬酸钾（钠）等。

4. 有机化合物

酚类有苯酚、甲酚、氨基酚等。醛类有甲醛、乙醛、丙烯醛、丁烯醛等。酰胺类有二甲基甲酰胺等。还有环氧化合物、烃类、氯代烃类等。

三、化学性皮肤灼伤的程度

1. 化学性皮肤灼伤的深度

一般将化学性皮肤灼伤的深度分为三度。在灼伤早期一定要把化学灼伤深度估计清楚，以便采取相应的急救措施。

Ⅰ度灼伤：可见红斑，即皮肤发红，无水疱，有灼痛感。

Ⅱ度灼伤：浅Ⅱ度灼伤时皮肤有水疱，通过水疱可见疱内淡黄色的液体，水疱破后，创面一片潮红，感觉很痛；深Ⅱ度灼伤创面苍白，无明显疼痛，可无水疱，若有水疱其壁较厚，水疱破后可见针头大小的红点。

Ⅲ度灼伤：局部苍白，失去弹性，像皮革样硬韧或呈黑痂，末梢神经遭破坏，疼痛不明显。

2. 化学灼伤的轻重程度

化学灼伤的轻重程度分为三度。
① 轻度灼伤：面积<10%；深度Ⅲ度为0。
② 中度灼伤：面积11%～30%；深度Ⅲ度1%～10%。
③ 重度灼伤：面积31%～50%；深度Ⅲ度11%～20%。

四、化学灼伤的临床表现

1. 化学灼伤的临床表现

化学灼伤的临床表现如表4-8所示。

表4-8 化学灼伤的临床表现

分度	灼伤	临床特点	疼痛	血管栓塞	愈合/周	瘢痕
Ⅰ度	表皮	红斑	+	-	<1	-
浅Ⅱ度	表皮及小部真皮	水疱	++	-	2	-
深Ⅱ度	表皮及大部真皮	苍白	±	网状	3～5	±
Ⅲ度	表皮及全部真皮	焦痂	-	树枝状	植皮	+

2. 化学灼伤的全身性症状

有些化学物质可迅速经皮肤吸收导致全身中毒。由于化学致伤物不同，可出现不同的全身中毒的临床表现。如磷灼伤的急性期以肝、肾损害为主；酚灼伤对于神经系统、泌尿系统均可能有较明显的损伤；氟化物灼伤吸收中毒后，有可能引起肾脏和骨病变；氯、氨、硫酸二甲酯等还可损伤呼吸系统，甚至造成肺水肿；溴甲烷可引起中毒性脑病及一系列精神神经症状；硝基苯类化合物产生高铁血红蛋白血症及溶血等。化学灼伤的全身性表现与一般烧伤大抵相同，分为休克期（即渗出期）、水肿回收期、感染期和康复期。

五、灼伤的现场急救

1. 化学灼伤的现场急救

化学灼伤的急救要分秒必争，化学灼伤的程度也同化学物质与人体组织接触时间的长短有密切关系。由于化学物质的腐蚀作用，如不及时将其除掉，就会继续腐蚀下去，从而加剧灼伤的严重程度，某些化学物质（如氢氟酸）的灼伤初期无明显的疼痛，往往不受重视而贻误处理时机，加剧了灼伤程度。及时进行现场急救和处理，是减少伤害、避免严重后果的重要环节。化学灼伤的处理步骤如下。

① 迅速脱离现场，立即脱去被污染的衣服。

② 立即用大量流动的清水清洗创伤面，冲洗时间不应少于 20~30min。液态化学物质溅入眼睛首先在现场迅速进行冲洗，不要搓揉眼睛，以免造成失明。也可将面部浸在清洁的水盆中，用手把上下眼皮撑开，用力睁大双眼，头部在水中左右摆动。固态化学物质如石灰、生石灰颗粒溅入眼内，应先用植物油棉签剔出颗粒后，再用水冲洗。否则颗粒遇水产生大量的热反而加重烧伤。

③ 酸性物质引起的灼伤，其腐蚀作用只在当时发生，经急救处理，伤势往往不再加重。碱性物质引起的灼伤会逐渐向周围和深部组织蔓延。因此现场急救应首先判明化学灼伤物质的种类，采取相应的急救措施。某些化学灼伤，可以从被灼伤皮肤的颜色加以判断，如氢氧化钠的灼伤表现为白色，硝酸灼伤表现为黄色，氯磺酸灼伤表现为灰白色，硫酸灼伤表现为黑色等。酸性物质的化学灼伤用 2%~5% 碳酸氢钠溶液冲洗和湿敷。浓硫酸溶于水能产生大量热，因此浓硫酸灼伤一定要把皮肤上的浓硫酸擦掉后再用大量清水冲洗。碱性物质的化学灼伤用 2%~3% 硼酸溶液冲洗和湿敷。用中和剂时间不宜过长，并且必须再用清水冲洗掉，然后视病情予以适当处理。

2. 热力灼伤的现场急救

（1）火焰烧伤　发生火焰烧伤时，应立即脱去着火的衣服，并迅速卧倒，慢慢滚动而压灭火焰，切忌用手扑打，以免手被烧伤；切忌奔跑，以免发生呼吸道烧伤。患者应及早送至定点医院救治。

（2）烫伤　对患处明显红肿但没有出现水疱的轻度烫伤，要立即到水龙头处用水反复冲洗降温（如有条件，将患处置于不低于 5℃ 的冷水里浸泡效果更佳），然后用干净的纱布包好即可。包扎后局部发热、疼痛，并有液体渗出，可能是细菌感染，应马上到医院治疗。如果患处起了水疱，不要自己碰破，应就医处理，以免感染。如果衣服与皮肤粘连，不可撕拉或用水浸湿，可将未粘连的部分剪去，粘连部分留在皮肤上，尽快去医院治疗。

六、灼伤的预防措施

1. 加强管理，强化安全卫生教育

每个操作人员都应熟悉本人生产岗位所接触的化学物质的理化性质、防止化学灼伤的有关知识及一旦发生灼伤的处理原则。

2. 加强设备维修保养，严格遵守安全操作规程

在化工生产中由于强腐蚀介质的作用及生产过程中高温、高压、高流速等条件对机器设备会造成腐蚀，所以应加强防腐，防止"跑、冒、滴、漏"。禁止将危险液体装入非专用和没有标志的桶内；搬运酸槽时要两个人抬，不得单人背负运送。

3. 改革工艺和设备结构

在使用具有化学灼伤危险物质的生产场所，在设计时就应考虑防止物料外喷或飞溅的合理工艺流程，例如物料输送实现机械化、管道化；使用液面控制装置或仪表，实行自动控制；贮罐、贮槽等容器采用安全溢流装置；改进危险物质的使用和处理方法（如用蒸汽溶解氢氧化钠代替机械粉碎等）；装设各种形式的安全联锁装置（如保证未泄压前不能打开设备

的联锁装置等）；保证工作场所与通道有足够的活动余量等。

4. 加强个人防护

在处理有灼伤危险的物质时，必须穿戴工作服和防护用具，如护目镜、面罩、手套、工作帽、胶鞋等。

5. 设置现场应急处理设施

在有可能发生化学性灼伤及经皮肤黏膜吸收引起急性中毒的工作地点或车间，就近设置现场应急处理设施。急救设施应包括：不断水的冲淋、洗眼设施；气体防护柜；个人防护用品；急救包或急救箱以及急救药品；转运病人的担架和装置；急救处理的设施以及应急救援通信设备等。

应急救援设施应有清晰的标识，并按照相关规定定期保养维护以确保其正常运行。急救箱应当设置在便于劳动者取用的地点，配备内容可根据实际需要参照附录4表A.4确定，并由专人负责定期检查和更新。

在容易发生化学烧伤的岗位应配备中和剂：如接触酸岗位备2%～5%碳酸氢钠溶液；接触碱岗位备2%～3%硼酸溶液；接触黄磷岗位备1%～2%硫酸铜溶液等。一旦发生化学灼伤时，可以及时自救或互救用。

案例4-1　露天高温作业中暑事故

2013年6月29日，福建省福州市仓山某建筑工地一名40多岁的建筑工人因为高温下露天作业导致重度中暑，送医院抢救无效后死亡。当日，福州市曾发布高温橙色预警，最高气温超过36℃。在这样的高温天气里，该建筑工地在中午高温时段仍安排工人露天作业，该建筑工人在几个小时无防护露天作业后，躺在地上陷入昏迷。工友以为他只是暂时休息一下，后来才发现不对劲。等到救护车到来时，已错过最佳抢救期，该建筑工人的心脏停止了跳动。

案例4-2　化学灼伤事故

某年10月18日，一货轮驶进某港，在所载的货物中有一批烧碱。包装方式为钢制圆桶型密封容器，外用塑料薄膜、木制托盘简易成组包装。卸货时港区采用的钢丝绳吊具没有支架，起吊时钢丝绳收紧后使包装件受勒，导致塑料薄膜破损，并且因包装件受力后钢桶受挤压，造成不同程度的损坏。进入仓库使用叉车归桩、堆码时，包装破损的货物没有及时妥善处理。桶内贮存的片状及珠状的烧碱直接暴露在空气中。在该批货物卸货及贮存的十余天内，先后造成了40余人的皮肤、眼睛灼伤。

烧碱，正式名称为氢氧化钠，为强碱性腐蚀品。氢氧化钠的工业用途相当广泛，用于制造各种钠盐、制皂、造纸、纺织、黏胶纤维、橡胶制品的再生、金属清洗、电解提炼锌、镀锡、氧化物涂料、漂白等。投入运输的数量相当大。氢氧化钠具有极强的吸湿性，一旦暴露在空气中即能大量吸收水分和二氧化碳。固体状的氢氧化钠吸收水分后形成糊状物，同时放出大量的热能，能使可燃物着火。受潮后的氢氧化钠或其浓溶液对铝、锌、锡等金属有腐蚀性，反应时放出氢气，与各种酸类反应剧烈，与铵盐类物品也能发生化学反应。不仅如此，氢氧化钠还能与玻璃的主要成分二氧化硅反应，生成易溶于水的硅酸钠，从而使玻璃腐蚀。氢氧化钠的浓溶液能使不溶于水的活体组织成为能溶于水的酸酯钠和醇，人体皮肤接触后就会被严重灼伤。

复习思考题

1. 高温作业的防护措施有哪些？
2. 建筑物常用的隔热措施有哪些？热设备隔热采用哪些措施？
3. 自然通风的主要类型有哪些？常用的局部机械送风设备有哪几种？
4. 灼伤的类型包括哪几类？
5. 简述灼伤的预防措施。
6. 试述在化学灼伤的现场急救过程中应注意哪些问题。

第五章 噪声的危害与防治

> **学习目标**
> 本章主要掌握噪声控制的原理和方法,熟悉噪声控制技术和个体防护措施,了解噪声的性质、分类和危害。增强为劳动者创造远离噪声危害的作业条件和作业环境的责任感和使命感。

第一节 噪声的危害

一、噪声的性质和分类

1. 噪声的性质

世界上各个角落时时刻刻都充满着声音。简单地讲,噪声是指人们不需要的声音;从物理学观点讲,噪声就是各种不同频率和强度的声音的无规律的杂乱组合。噪声具有声音的一切特性。

(1) 噪声的产生 噪声作为声波的一种,它的产生和传播与声波是相同的。声音的产生来源于物体的振动,任何物体的振动都可以产生声音。产生声波的振动源称为声源;而产生噪声的振动源则称为噪声源。声音通过气体、液体或固体等介质以波的形式进行传播。但是,声波不能在真空中传播,因为在真空中不存在能产生振动的弹性介质。声音的传播指的是介质振动形式传播,即传递的是介质的运动能量而不是介质本身,介质本身只在它的平衡位置附近来回运动,并不随波的传播而前进。在声学中,把声源(发声体)、介质(传播途径)、接收器(受体)称为声音三要素。

声音是物质的一种运动形式,振动和波动是互相紧密联系的运动形式,振动是波动产生的根源,波动是振动的传播过程,声音在本质上是一种波动,有以下几个特征。

① 波长。声波中两个相邻的稠密区(或稀疏区)之间的距离称为波长,即一个振动周期声波传播的距离,用 λ 表示,单位为 m。

② 周期。振动重复1次的最短时间间隔称为周期,用 T 表示,单位为 s。

③ 频率。1s内振动的次数称为频率,用 f 表示,单位为 Hz(赫)。

④ 声速。物体振动在介质中单位时间内传播的距离称为声速,用 c 表示,单位为 m/s。

声速的大小与介质的温度有关,随温度的上升而增大。声速还随介质不同而变化,如在空气、水、钢铁中,声速是依次增大的。此外,声速还与空气湿度、大气压有关。

⑤ λ、f、c、T 之间的关系：

$$f = \frac{1}{T}$$

$$c = \lambda f = \frac{\lambda}{T}$$

在同一介质中，频率高的声波比频率低的声波的 λ 要小。

(2) 声波的基本物理量

① 声压。声波引起空气质点的振动，使大气压力产生迅速的起伏，这种起伏就称为声压。也可以这样说，在声场中单位面积上，由于声波而引起的压力增量称为声压，用 p 表示，单位为 Pa。通常都用声压来衡量声音的强弱。

在一定时间间隔内声压对时间的均方根值，称为有效声压。对人耳起作用的就是有效声压，通常所说的声压就是指有效声压。

声压的大小反映声波的强弱，人耳对 1000Hz 声音的可听阈（人耳刚能觉察）声压，约为 2×10^{-5} Pa；痛阈声压为 20Pa。

② 声强。声波作为一种波动形式，是将声源振动的能量向空间辐射的过程。因此，也常用能量大小表示声辐射的强弱。

声强是垂直于指定传播方向的单位面积上在单位时间内通过的声音能量，用 I 表示，单位为 W/m²。如果在一个没有反射声存在的自由声场，有一个向四周均匀辐射的点声源，在 r(m) 处声强 I 为：

$$I = \frac{W}{4\pi r^2}$$

式中　W——声功率，W；
　　　I——声强，W/m²；
　　　r——距离，m。

声强是衡量声音强弱的标志，声音的大小与离开声源距离的远近有关，距离越近，声音越大。

③ 声功率。声源在单位时间内辐射的总能量称为声功率，用 W 表示，单位为 W。

④ 声压级。声音的变化范围很广，用声压的绝对值衡量声音的强弱很不方便，而且人主观感觉到的声音强弱与客观物理量声压为对数正比关系，因此，声学中用声压级来表示声音强弱。

声压与基准声压（通常为 20×10^{-6} Pa）的比值的常用对数乘以 20 即声压级，用 L_p 表示，单位为 dB。

$$L_p = 20 \lg \frac{p}{p_0}$$

式中　L_p——声压级，dB；
　　　p——声压，Pa；
　　　p_0——基准声压，$p_0 = 20 \times 10^{-6}$ Pa。

用声压级代替声压就把本来为数百万倍的范围差值变为 0～120dB 的范围，方便多了。

⑤ 声功率级。声功率级是声源辐射的声功率与基准声功率（通常为 10^{-12} W）的比值的常用对数乘以 10，用 L_W 表示，单位为 dB。

(3) 声波的反射、透射、折射和衍射　声波在传播过程中，除传入人耳引起声音大小、音调高低的感觉外,在空间传播时遇到各种障碍物或者两种媒介的界面时,依据障碍物的形状和大小,会产生声波的反射、透射、折射和衍射。声波的这些特性与光波十分相近。

当两种介质的声阻抗率相近时,声波几乎全部由第一种介质进入第二种介质,形成折射波,称为声波的折射。当第二种介质声阻抗率远大于第一种介质声阻抗率时,声波大部分会被反射回去,形成反射波,称为声波的反射。这时,透射很少,可以达到一定的隔声效果。

声波的反射与声波的波长、障碍物的尺寸大小有关。如果声波波长远大于障碍物的尺寸,即对于低频声波,大部分声波能够绕过障碍物形成声波的衍射。声波的衍射是指声波可以绕过障碍物继续传播的现象。声波的波长在 1.7cm～17m,可以跟一般障碍物的尺寸相比,波长越长,声波越能明显绕过障碍物,使我们听到障碍物另一侧的现象就越明显。但是,声波的衍射现象不仅存在于障碍物比波长小时,即使障碍物很大,在障碍物边缘也会产生声波的衍射。例如,路边的声屏障不能将声音(特别是低频声)完全隔绝就是由于声波的衍射效应。

(4) 声波的干涉　几个声源发出的声波,同在一种介质中传播,如果它们在某些点上相遇,相遇处质点的振动是各波引起振动的合成,相遇后每个声波仍保持自己的传播特性。频率相同的两列声波叠加,使某些区域的振动加强,某些区域的振动减弱,而且振动加强的区域和振动减弱的区域相互隔开。以上这些种现象叫作声波的干涉。

当两个声波振动频率相同、相位相反时,它们的相互作用使得合成声波振幅减小,音响减弱。当两个声波振动频率相同、相位相同时,它们的相互作用使人感觉音响增强了。如果两个频率相近的声波相互作用,其结果是交替地发生强化与干涉,合成波的振幅产生周期性的变化,人将听到一种音响有起伏的拍音。

(5) 声音的叠加　声压级相同的 N 个声音叠加在一起,总的声压级可以表示为:

$$L_p f = L_p f_1 + 10 \lg N$$

2. 噪声的分类

按照噪声的产生原理,可分为以下几类。

(1) 空气动力性噪声　空气动力性噪声是由于气体振动产生的,当气体中存在涡流或发生压力突变时,引起气体的扰动,就产生了空气动力性噪声。如:被压缩的空气或气体由孔眼排出时产生的噪声;气缸(内燃机)内的爆炸产生的噪声;管道中气流运行时的压力波动产生的噪声。

(2) 机械性噪声　机械性噪声是由于固体振动而产生的。一般起源于设备的连接点和运转区单个或周期性的撞击。在撞击、摩擦等机械应力作用下,引起机床零件和被加工材料弹性变形,并以振动形式表示出来,这就产生了机械噪声。

(3) 电磁性噪声　电磁性噪声是由于磁场脉动、电源频率脉动引起电器部件振动而产生的。如发电机、变压器、继电器产生的噪声。

按照噪声的波动特性,可分为以下几类。

(1) 稳态噪声　在观察时间内,采用声级计"慢挡"动态特性测量时,声级波动＜3dB(A)的噪声。

(2) 非稳态噪声　在观察时间内,采用声级计"慢挡"动态特性测量时,声级波动≥3dB(A)的噪声。

(3) 脉冲噪声　噪声突然爆发又很快消失，持续时间≤0.5s，间隔时间＞1s，声压有效值变化≥40dB(A) 的噪声。

二、噪声的危害

噪声是一种人们所不希望出现的声音，它经常影响着人们的情绪和健康，干扰人们的工作、学习和正常生活。目前影响工人健康、严重污染环境的工业噪声源有风机、空压机、电机、柴油机、织机、冲床、圆锯机、球磨机、凿岩机等。

这些噪声源设备，普遍使用于各工业部门，产生的声级高，影响面大。我国在控制这些噪声问题方面，虽已积累了相当丰富的经验，但仍存在许多实际问题，尚待研究解决。

长期工作在高噪声环境下而又没有采取任何有效的防护措施，必将导致永久性的无可挽回的听力损失，甚至导致严重的职业性耳聋。国内外都把职业性耳聋列为职业病之一，强噪声除了可导致耳聋外，还可对人体的神经系统、心血管系统、消化系统，以及生殖机能等产生不良的影响。特别强烈的噪声还可导致精神失常、休克，甚至危及生命。由于噪声易造成心理恐惧以及对报警信号的遮蔽，所以它常又是造成工伤死亡事故的重要配合因素。

有统计表明：90～100dB 时，情绪激动，感到疲劳；100～120dB（A）时，头晕、失眠、记忆力明显下降；140～145dB（A）时，耳痛、引起恐惧症。噪声可导致心动过速、心律不齐、心肌受损，血压升高，导致动脉硬化、冠心病等；导致肠胃道消化道系统紊乱，胃溃疡和十二指肠溃疡发病率提高。噪声环境下的儿童智力发育比较缓慢，而且还影响胎儿的体重发育，并造成胎儿畸形。噪声大会降低人的工作效率，干扰人们的正常谈话。在噪声大的环境中工作往往使人烦躁、注意力不集中、差错率明显上升。

噪声对听力的伤害并非短时间内形成的，通常是经过若干年后才表现为听力减退甚至失聪。据耳科专家称，大部分听力不好或失聪患者都属于职业病，他们成年工作在高噪声的环境中。另据德国政府统计，2000 年德国由噪声引起的听力减退患者人数为 6872 例（职业病），占全部听力患者的 37%。为此，专家警告：噪声严重影响人们身心健康！

《声环境质量标准》（GB 3096—2008）按区域的使用功能特点和环境质量要求，将声环境功能区分为以下五种类型。

0 类声环境功能区：指康复疗养区等特别需要安静的区域。

1 类声环境功能区：指以居民住宅、医疗卫生、文化体育、科研设计、行政办公为主要功能，需要保持安静的区域。

2 类声环境功能区：指以商业金融、集市贸易为主要功能，或者居住、商业、工业混杂，需要维护住宅安静的区域。

3 类声环境功能区：指以工业生产、仓储物流为主要功能，需要防止工业噪声对周围环境产生严重影响的区域。

4 类声环境功能区：指交通干线两侧一定区域之内，需要防止交通噪声对周围环境产生严重影响的区域，包括 4a 类和 4b 类两种类型。4a 类为高速公路、一级公路、二级公路、城市快速路、城市主干路、城市次干路、城市轨道交通（地面段）、内河航道两侧区域；4b 类为铁路干线两侧区域。

各类声环境功能区的环境噪声等效声级限值见表 5-1。

表 5-1　环境噪声等效声级限值　　　　　　　　　　单位：dB（A）

声环境功能区类别		时段	
		昼间	夜间
0 类		50	40
1 类		55	45
2 类		60	50
3 类		65	55
4 类	4a 类	70	55
	4b 类	70	60

具体说来，噪声有以下危害。

1. 噪声对人的听力的损伤

人们长期在强噪声环境下工作，会使内耳听觉组织受到损伤，发生器质性病变，造成职业性耳聋及引起耳部的不适，如耳鸣、耳痛、听力损伤。

大量统计资料表明，噪声级在 80dB（A）以下，方能保证人们长期工作不致耳聋。若在 80dB（A）以上噪声环境中生活，造成耳聋者可达 50%；超过 115dB（A）的噪声会造成耳聋；医学专家研究认为，家庭噪声是造成儿童聋哑的病因之一。

上面所述属于慢性噪声性耳聋，此外，还有一种急性噪声性耳聋，称为爆震性耳聋。突然暴露在极其强烈的噪声环境中，例如 150dB（A）以上的爆炸声，会使人的听觉器官发生急性外伤，出现鼓膜破裂、内耳出血等症状。爆震性耳聋的听觉损害可使中频或全频程听力大幅度下降，甚至发生全聋。

2. 噪声对睡眠的干扰

睡眠对人体是极其重要的，能消除体力和脑力疲劳。但噪声使人不得安宁，难以休息和入睡。连续噪声可以加快熟睡到半睡的回转，使人多梦、熟睡的时间缩短。突发的噪声使人惊醒。当人辗转不能入睡时，便会心态紧张，呼吸急促，脉搏跳动加剧，大脑兴奋不止，第二天就会感到疲倦或四肢无力。从而影响到工作学习，久而久之，就会得神经衰弱症，表现为失眠、耳鸣、疲劳。

3. 噪声对人体的生理影响

噪声会引发人体生理功能紊乱，诱发各种慢性疾病。如诱发神经衰弱症、血压波动、心律不齐，严重者导致冠心病和动脉硬化，诱发胃病、胃溃疡。

① 损害心血管。噪声是心血管疾病的危险因子，噪声会加速心脏衰老，增加心肌梗死发病率。医学专家经人体和动物实验证明，长期接触噪声可使体内肾上腺素分泌增加，从而使血压上升，在平均 70dB（A）的噪声中长期生活的人，其心肌梗死发病率增加 30% 左右，特别是夜间噪声会使发病率更高。调查发现，生活在高速公路旁的居民，心肌梗死率增加了 30% 左右。调查 1101 名纺织女工，高血压发病率为 7.2%，其中接触强度达 100dB（A）噪声者，高血压发病率达 15.2%。

② 噪声还可以引起神经系统功能紊乱、精神障碍、内分泌紊乱甚至事故率升高。高噪

声的工作环境，可使人出现头晕、头痛、失眠、多梦、全身乏力、记忆力减退以及恐惧、易怒、自卑甚至精神错乱。在日本，曾有过因为受不了火车噪声的刺激而精神错乱，最后自杀的例子。

③ 对女性生理机能的损害。女性受噪声的威胁，还可以导致月经不调、流产及早产等，如导致女性性机能紊乱，月经失调，流产率增加等。专家们曾在哈尔滨、北京和长春等7个地区经过为期3年的系统调查，结果发现噪声不仅能使女工患噪声聋，且对女工的月经和生育均有不良影响。另外可导致孕妇流产、早产，甚至可致畸胎。国外曾对某个地区的孕妇普遍发生流产和早产作了调查，结果发现她们居住在一个飞机场的周围，祸首正是那飞起降落的飞机所产生的巨大噪声。

④ 噪声对儿童身心健康危害更大。因儿童发育尚未成熟，各组织器官十分娇嫩和脆弱，不论是体内的胎儿还是刚出世的孩子，噪声均可损伤听觉器官，使听力减退或丧失。据统计，当今世界上有7000多万耳聋者，其中相当部分是由噪声所致。

4. 噪声对语言交谈的干扰和工作效率的影响

环境噪声会掩蔽语言，使语言清晰度降低，干扰人们的正常交谈。在噪声环境下，发话人会不自觉地提高发话声级或缩短谈话者之间的距离，这使发话人极易疲劳甚至声嘶力竭。由于噪声容易使人疲劳，因此会使人注意力分散，工作易出差错，从而使工作效率降低，对脑力劳动和精密加工人员尤为明显。研究发现，噪声超过85dB（A），会使人感到心烦意乱，人们会感觉到吵闹，因而无法专心地工作，结果会导致工作效率降低。

5. 特强噪声对仪器设备和建筑结构的危害

在特强噪声作用下，仪器仪表失灵，从而使自控与遥控设备失灵。由于声频交变负荷的反复作用，会使机械结构或固体材料产生声疲劳现象而出现裂痕或断裂。在冲击波的影响下，建筑物会出现门窗变形、墙面开裂等。

6. 噪声对视力的损害

人们只知道噪声影响听力，其实噪声还影响视力。实验表明：当噪声强度达到90dB（A）时，人的视觉细胞敏感性下降，识别弱光反应时间延长；噪声达到95dB（A）时，有40%的人瞳孔放大，视线模糊；而噪声达到115dB（A）时，多数人的眼球对光亮度的适应都有不同程度的减弱。所以长时间处于噪声环境中的人很容易发生眼疲劳、眼痛、眼花和视物流泪等眼损伤现象。同时，噪声还会使色觉、视野发生异常。调查发现噪声对红、蓝、白三色视野缩小80%。所以驾驶员应避免立体声音响的噪声干扰，不然易造成行车事故。

三、噪声作业分级与分级管理原则

1. 稳态和非稳态连续噪声

按照GBZ/T 189.8—2007《工作场所物理因素测量 第8部分：噪声》的要求进行噪声作业测量，依据噪声暴露情况计算$L_{EX,8h}$或$L_{EX,w}$后，根据表5-2确定噪声作业级别，共分四级。

表 5-2 噪声作业分级

分级	等效声级 $L_{EX,8h}$/dB(A)	危害程度
Ⅰ	$85 \leqslant L_{EX,8h} < 90$	轻度危害
Ⅱ	$90 \leqslant L_{EX,8h} < 94$	中度危害
Ⅲ	$95 \leqslant L_{EX,8h} < 100$	重度危害
Ⅳ	$L_{EX,8h} \geqslant 100$	极重度危害

注：表中等效声级 $L_{EX,8h}$ 与 $L_{EX,W}$ 等效使用。

2. 脉冲噪声

按照 GBZ/T 189.8—2007 的要求测量脉冲噪声声压级（dB）和工作日脉冲次数 n，根据表 5-3 确定脉冲噪声作业级别，共分四级。

表 5-3 脉冲噪声作业分级

分级	声压峰值/dB(A)			危害程度
	$n \leqslant 100$	$100 < n \leqslant 1000$	$1000 < n \leqslant 10000$	
Ⅰ	$140.0 \leqslant n < 142.5$	$130.0 \leqslant n < 132.5$	$120.0 \leqslant n < 122.5$	轻度危害
Ⅱ	$142.5 \leqslant n < 145$	$132.5 \leqslant n < 135.0$	$122.5 \leqslant n < 125.0$	中度危害
Ⅲ	$145 \leqslant n < 147.5$	$135.0 \leqslant n < 137.5$	$125.0 \leqslant n < 127.5$	重度危害
Ⅳ	$n \geqslant 147.5$	$n \geqslant 137.5$	$n \geqslant 127.5$	极重度危害

注：n 为每日脉冲次数。

3. 噪声作业分级管理原则

① 对于每天 8h 或每周 40h 噪声暴露等效声级大于等于 80dB（A）但小于 85dB（A）的作业人员，在目前的作业方式和防护措施不变的情况下，应进行健康监护，一旦作业方式或控制效果发生变化，应重新分级。

② 轻度危害（Ⅰ级）：在目前的作业条件下，可能对劳动者的听力产生不良影响。应改善工作环境，降低劳动者实际接触水平，设置噪声危害及防护标识，佩戴噪声防护用品，对劳动者进行职业卫生培训，采取职业健康监护，一旦作业方式或控制效果发生变化，应重新分级。

③ 中度危害（Ⅱ级）：在目前的作业条件下，很可能对劳动者的听力产生不良影响。针对企业特点，在采取上述措施的同时，采取纠正和管理行动，降低劳动者实际接触水平。

④ 重度危害（Ⅲ级）：在目前的作业条件下，会对劳动者的听力产生不良影响。除了上述措施外，尽可能采取工程技术措施，进行相应的整改，整改完成后，重新对作业场所进行职业卫生评价及噪声分级。

⑤ 极重度危害（Ⅳ级）：在目前作业条件下，会对劳动者的听力产生不良影响。除了上述措施外，及时采取相应的工程技术措施进行整改，整改完成后，对控制及防护效果进行职业卫生评价及噪声分级。

第二节 噪声的防治

一、噪声控制原理及方法

一般来说，采用工程控制措施或个人防护措施，将人们实际接受的噪声控制在 85dB（A）以下（按接触噪声时间每工作日 8h 计），噪声对听力所产生的影响就很小了。与此同时，噪声对健康的其他方面的影响也将大大减弱。因此，职业噪声危害的控制往往总是与听力保护工作紧密联系在一起。

1. 噪声控制原理

声学系统一般是由声源、传播途径和接收者三环节组成的。因此，控制噪声必须设法抑制噪声的产生、传播和对听者的干扰。控制噪声的根本途径是治理噪声源，但由于某种技术和经济上的原因，从声源上控制噪声有可能难以实现，这时就需从传播途径上抑制。在声源和传播途径上无法采取措施或采取了声学技术措施仍无法达到预期效果时，就需对人进行个体防护。

$$\boxed{声源} \longrightarrow \boxed{传播途径} \longrightarrow \boxed{接收者}$$

2. 噪声控制方法

一般来说控制职业噪声危害的技术途径主要有三条：一是控制噪声源；二是在传播途径上降低噪声；三是采取个人防护措施，如佩戴护耳器。我国噪声控制方面的研究工作大约从 20 世纪 50 年代后期开始。传统的噪声控制工程方法，如吸声、隔声、消声、隔振、阻尼降噪等方法已被相当多的人所熟悉，并应用于实际工作中，解决了不少实际噪声问题。同时气流噪声和机械撞击性噪声的控制技术，也已达到相当高的水平。各类噪声问题的控制手段现已大体具备，就总体水平来说，我国噪声控制技术同国外并无多大差别。在护耳器研制方面，我国目前也已有此类产品问世，其主要性能已接近国际水平。

（1）声源控制　通过选择和研制低噪声设备，改进生产工艺和操作方法，提高机械设备的加工精度和安装技术，使发声体变为不发声体，或者大大降低发声体的声功率等，这是控制噪声的根本途径。由于噪声源的多样性及其与生产条件的密切性，应根据具体情况采取各种不同的方式解决。如鼓风机、电动机可采取隔离或移出室外等措施；织机、风动工具可采用改进工艺等技术措施解决，以无梭织机代替有梭织机、以焊接代替铆接、以压铸代替锻造；此外，加强维修，降低由不必要的或松动的附件撞击的噪声；用弹性材料代替钢件等。

（2）传播途径上控制　传播途径一般是指通过空气或固体传播声音，在传播途径上控制噪声主要是阻断和屏蔽声波的传播或使声波传播的能量随距离衰减。

① 厂区合理布局规划。将高噪声工作场所与一般噪声较低的工作场所、生活区分开设置，以免相互干扰；对于特别强烈的声源，可设置在厂区较边远的偏僻地区，使噪声最大限度地衰减。此外，把各工作场所同类型的噪声源集中在一起，防止声源过于分散，减少污染面，便于采取声学技术措施集中控制。

② 利用屏障阻止噪声传播。在室外，可利用天然地形，如山岗、土坡、树木、花草和建筑屏障等阻断或屏蔽一部分噪声的传播。产生强烈噪声的工厂和居民区以及噪声车间和非噪声车间之间应有一定的距离（防护带），防护带内种植树木或设隔声墙壁。

在室内，可设置一定角度和宽度的隔声屏，以阻挡噪声向人的传播。产生噪声的车间，内部墙壁、屋顶应用吸声材料以降低车间内部的噪声强度；门、窗、地板应采用隔声结构以防止车间内的噪声向外传播。产生噪声的机器常常伴有较强的振动，应在机座下、地基上装设减振装置。

③ 利用声源的指向。锅炉、压力容器排气放空，会产生强大的高频噪声。如果把它的出口朝向上空或野外，就比朝向生活区减少噪声 10dB（A）。有些工作场所内的小口径高速排气管道，如果把出口引出室外，向上排空，一般可改善室内的噪声环境。

④ 其他方法。控制噪声，可进一步采取包括消声、隔声、吸声隔振等局部声学措施解决。

(3) 个体防护　在声源、传播途径上控制噪声均未达到预期效果时，应对人进行个体防护。如采用降声棉耳塞、防声耳塞或佩戴耳罩、头盔等防噪声用品。有时，也可在噪声强烈的工作场所内建立一个局部安静环境——隔声间，让工作人员休息或控制仪表。此外，可采取轮换作业，限制工作人员进入高噪声环境的工作时间的方法。

(4) 卫生保健措施　定期对接触噪声的工人进行健康检查，特别是听力检查，发现听力损伤应及时采取有效的防护措施。进行就业前体检，取得听力的基础资料，并对患有明显听觉器官、心血管及神经系统器质性疾病者，禁止其参加强噪声的工作。

合理安排工间休息并尽可能暂离噪声车间。经常检测作业场所噪声情况，监督检查预防措施执行情况及效果。

二、噪声控制技术

目前国内外控制噪声的工程技术措施，仍然主要是采用传统的噪声控制技术。这些技术包括吸声、隔声、消声、隔振与阻尼等。这些技术的开发研究与应用，在国内已取得重大进步，并已达到相当成熟的阶段。现在可以这样说，国外能解决的噪声问题，国内同样也能得到解决。国内外在这方面的技术水平大体相当。自 20 世纪 80 年代以来，噪声控制产业在国内有很大的发展，制造厂家达数百家。国外能制造的噪声控制产品，绝大部分国内也能制造。各门类噪声控制产品，包括各类消声器、各类吸声构件和吸声材料、各类隔声门窗和拼装式隔声罩（间）、各类橡胶隔振器和弹簧隔振器以及各种阻尼材料等，品种规格齐全，可以满足需要。从声源上考虑控制噪声问题，在国内也得到重视，并已相继研制出低噪声风机、低噪声木工机械、低噪声冷却塔、低噪声电机等等。

目前，我国已基本实现噪声控制技术的规范化以及噪声控制产品的系列化、标准化。声强测量技术在声源定位以及现场隔声测量等方面也得到应用，加上计算机在噪声控制工作中的应用，包括声场预测、噪声设备的计算机辅助设计等等，进一步推动了噪声控制工程技术向纵深方向发展。

在噪声控制工程中，要大量用到各种不同的声学材料（包括吸声材料、隔声材料、阻尼材料及其复合材料等）。当今，属于"环保"型和"安全"型的声学材料是最受欢迎的，即这种材料具有阻燃、防火、无毒无害、无污染的特点。我国研制成的微孔板吸声材料就具有这些特点，在国内外备受青睐，获得较广泛的应用。

1. 吸声技术

一般工作场所的内表面多是一些对声音反射强的坚硬材料，如钢筋混凝土、光滑的墙面、玻璃等，室内声源发出的声波经室内平整坚硬的表面多次反射，反射声（又称混响声）与声源本身发出的直达声叠加，室内噪声的强度就加大了。为消除反射声，应在工作场所内表面上装饰一些吸声材料，即用吸声技术降低工作场所噪声。吸声材料按吸声机理分类，可分为多孔吸声材料和共振吸声结构两大类。

（1）吸声原理 吸声就是利用具有一定吸收声音性能的材料或结构减少反射声的量，降低工作场所噪声的一种声学技术措施。其原理是：当声源发出的声波入射到吸声材料或吸声结构表面上时，声波进入到材料或结构的孔隙内，引起孔隙中的空气和材料的细小纤维的振动，由于摩擦和黏滞阻力，使相当一部分声能转变为热能被吸收掉。

（2）吸声材料性能的基本参量

① 吸声系数。吸声系数定义为材料吸收的声能与入射到材料上的总声能之比。用 α 表示。

$$\alpha = E_{吸}/E_{入}$$

式中 $E_{吸}$——材料的吸收声能；

$E_{入}$——入射到材料上的声能。

一般材料的吸声系数在 0.01~1.00。吸声系数越大，表面材料的吸声效果越好。

② 吸声量。吸声系数只反映材料单位面积的吸声能力，材料实际吸收声能的多少，除了与材料的吸声系数有关，还与材料表面积大小有关。吸声材料的吸声量可用下式表示：

$$A = S\alpha$$

式中 A——材料吸声量，m^2；

S——材料表面积，m^2；

α——材料吸声系数。

（3）多孔吸声材料 一般来说，多孔吸声材料对高频声吸声效果好，对低频声吸声效果差。

多孔吸声材料的吸声性能与材料的密度、厚度及结构、形式（如材料与壁面的间距、护面层材料的类型）有关。

① 密度。指吸声材料单位体积的质量。材料的密度存在一个最佳值，一般来说，增大吸声材料的密度，能使材料对低频噪声吸声效果提高，但对高频噪声吸收效果相对下降。

② 材料的厚度。随着材料厚度增加，材料的吸声特性在中低频段显著提高，在高频范围变化不大。材料增至一定厚度时，吸声性能的改善就不明显了。实际生产中，对于中高频噪声，一般可采用 20~50mm 厚的吸声板；对于低频噪声，则采用 50~100mm 厚的吸声板，但通过增加厚度来改善低频吸声效果，在实际应用中不太经济。

③ 背后空腔。把多孔材料布置在离开刚性壁面一段距离处，即在多孔材料背后留有一定深度的空腔，其作用相当于加大了材料的有效厚度，可以改善低频吸声效果，这比单靠增加厚度来提高对低频声的吸收，在经济上是合算的，一般空腔深度为 50~100mm，天花板上的空腔厚度可视建筑结构的条件而定。

④ 护面层。由于大多数多孔材料疏松多孔，整体性差，直接应用易散落和结灰，故实际应用中往往需对多孔材料作各种表面处理，在表面覆盖一层或几层护面材料。不同的护面

层，对吸声性能有不同的影响。为尽可能保持材料原有的吸声特性，饰面应具有良好的透气性，如用金属网格、塑料窗纱、丝布等罩面，这种表面处理方式对多孔材料吸声性能的影响不大。

(4) 共振吸声结构。吸声材料对低频噪声的吸收效果差，而利用增加材料厚度来提高对低频吸收的效果又不太经济，因此可利用吸声结构吸收低频噪声。

① 薄板共振吸声结构。在板材（胶合板、草纸板、硬质纤维板等）的后面设置具有一定厚度的空气层，这就组成了板材空气层共振系统。当声波入射到薄板时，将激起板的振动，使板发生弯曲变形，由于板和固定支点之间的摩擦，以及板自身的内损耗，使声波转化为热能。

薄板共振吸声结构缺陷是吸声频带较窄，为改善吸声特性，在薄板结构的边缘上（即板与龙骨交换处）放置一些增加阻尼的软材料，如海绵条、毛毡等，并在空腔中挂些吸声材料。

② 穿孔板共振吸声结构。在石棉水泥板、石膏板、硬质板、胶合板以及铝板、钢板等板上钻小孔，并在其后设置空腔，这就组成了穿孔板共振吸声结构。其吸声原理是声波入射到孔板上，小孔径中的气体在声波压力作用下运动并抗拒了声波的作用，同时，进入孔径的声波由于与径壁的摩擦和阻尼，使一部分声能转变为热能而消耗掉。当进入声波频率接近系统固有共振频率时，系统内空腔振动很强烈，阻尼作用声波吸收强烈。

穿孔板共振吸声结构缺陷是吸声频带窄，为了改善这一缺点，可把孔径设计得小些，提高孔内阻尼；在孔板后面蒙一层薄布、玻璃布等，在孔板后面空腔中填放一层或多层吸声材料。

③ 微穿孔板共振吸声结构。吸声材料对中高频噪声吸收效果好，但在高温、高湿和腐蚀性强的空间的吸声作用会因浸蚀很快失效。如用穿孔板或薄板共振吸声结构，其对中高频噪声吸收差，不能满足吸声要求，这时可采用微穿孔板共振吸声结构。其是在1mm厚板上钻1mm以下的孔，穿孔率为1‰～3‰的薄金属板和板后空腔组成的复合吸声结构。由于板薄、孔细，阻尼增加，吸声频带宽度和效果明显改善。

微穿孔板共振吸声结构易于清洗，适用于高温、高湿、有腐蚀性气体的特殊环境，但加工困难，造价较高，且使用中易于堵塞。

2. 隔声技术

声波在空气中传播时，使声能在传播途径中受到阻挡而不能直接通过的措施，称为隔声。按噪声传播途径可分为空气传声和固体传声（简称空气声和固体声）。空气声是指声源直接传入人耳的声音。空气声的隔绝一般采用隔声门、窗、墙、罩的方法。下面仅就空气声的隔绝作简要介绍。

(1) 隔声原理　声源发出的声波，在传播的过程中遇到诸如墙一类障碍后，一部分声波被反射回去，另一部分被墙面所吸收，还有一部分透过墙体传到另一面。若墙面的吸收可忽略，透过墙面的声能量 $E_{透}$ 与入射到墙面的总能量 $E_{总}$ 的比值称为透声系数，用 τ 表示：

$$\tau = E_{透}/E_{总}$$

实际工程中，采用透声系数 τ 评价隔声构件的隔声性能很不方便，故采用透声系数的倒数，并取其常用对数来表示构件的隔声能力，称为传声损失或隔声量，用 R 表示，单位为 dB。

$$R = 10\lg \frac{1}{\tau}$$

(2) 构件的隔声性能

① 简单构件的隔声性能。有别于吸声材料，隔声材料要求密实而厚重。一个均匀的实心墙，其隔声能力大小取决于墙体的单位面积质量，即面密度。声波入射到墙体引起其振动，间接地把声能传过去，墙体单位面积质量越大，越不易振动，隔声效果越好。此外，墙体隔声效果还与入射声波的频率有关，高频声隔声效果好，低频声隔声效果差。定量的经验关系为：

$$R = 18\lg \rho_s + 12\lg f - 25$$

式中　ρ_s——单位面积构件质量，kg/m^2；

　　　f——入射声波频率，Hz；

　　　R——构件理论隔声量，dB。

轻质隔声结构（如机罩、金属壁、玻璃窗等）容易发生共振，隔声效果不好。如果在轻质隔声构件上涂抹一层阻尼材料，如沥青、橡胶、塑料等，就可改善上述不足。

② 双层密实结构的隔声性能。若仅靠增加单层墙的厚度来提高隔声量是不经济的。如把单层墙一分为二，做成双层墙，中间留有空气层，则墙的总重量没有变，但隔声量却比单层的大大提高了。

双层结构能提高隔声能力主要是空气层的作用。当然，双层结构的隔声能力也与围护结构的刚度、固有振动频率、周围的联络状况（刚性或弹性的连接）和空气层中是否存在"声桥"有关。

a. 空气层最佳厚度的选择。通常采用的空气层厚度至少为50mm，其最佳厚度为80～120mm（对中频而言）。空气层的厚度不能太薄也不能太厚，否则占地面积太大。

b. 消除共振影响。对于轻质双层构件（墙或顶棚），易产生共振。因此设计夹层结构时，应在其上面涂阻尼材料，另外可以在空气层中悬挂或敷设一层吸声材料。最好不要填入松散的吸声材料，以防其日久下沉影响隔声效果。

c. 避免出现声桥。采用有空气层的双层结构，在施工中不要把砖头、瓦块丢进夹层中间，以免两层墙间形成声桥或刚性连接，使隔声效果大大降低。实际施工中，一般在先砌筑的第一面墙表面覆盖一张纸板（或厚板），防止在砌筑第二面墙时，从砌缝中掉下的砂浆或碎砖落入夹层。双层构件间的连接要有充分的弹性，特别是在墙体很重、很硬时更不可有刚性连接（如砖块连接、扁铁拉撑杆等）。另外，可用30mm厚的浸过的毛毡作为构件与楼板或其他构件衔接处的衬垫。

(3) 隔声设计

① 隔声间的设计。由隔声构件组成的具有良好隔声性能的房间称为隔声间。隔声间一般采用封闭式的，它除需要有足够隔声量的墙体外，还需要设置具有一定隔声性能的门窗等。

a. 隔声门的设计。门的设计取决于门的质量和门的构造及碰头缝的密封性。一般门不要太重，门扇与门框之间的密封要好。通常隔声门做成双层轻便门，并在两层间加吸声处理，采用多层复合结构，可用 $(75\sim 80)mm \times 35mm$ 的方木为框架，两侧钉上4mm厚的木纤维板，其中填上吸声材料做成层板门。

门缝密闭性对门的隔声效果影响很大，一般把门框做成斜的或阶梯形状的，在接缝处嵌上软橡皮、毛毡或泡沫乳胶橡皮管等弹性材料,门的碰头缝处的缝隙不应超过 1mm,门与地板间缝隙不应超过 2~3mm。在门框和墙间的接缝处用沥青麻丝等软材料填充。另外,为使门关闭严密,最好在门上设置锁匣,门锁和拉手的尺寸以小为宜。

b. 隔声窗的设计。隔声窗一般采用双层或多层玻璃做成,其隔声量主要取决于玻璃的厚度,其次是窗的结构、窗与窗框之间、窗框与墙壁之间的密封程度。采用两层以上的玻璃、中间夹空气层的结构,隔声效果是非常好的。

设计隔声窗应注意:多层窗应选用厚度不同的玻璃板,以消除调频吻合效应;多层窗的玻璃板之间应有较大的空气层,空气层一般取 7~15cm,并应在窗框周边内表面作吸声处理;多层窗玻璃之间应有一定的倾斜度,朝声源一面的玻璃做成倾斜,以消除驻波;玻璃窗的密封要好,在边缘用橡胶条或毛毡条压紧;两层玻璃之间不能有刚性连接,以防止"声桥"。

② 隔声罩的设计。隔声罩(见图 5-1)是将产生噪声的整个机器或机组的某一部分予以封闭,从而使工作场所的噪声下降。其优点是措施简单、用料少、费用低。如发电机、空压机、风机等设备一般均采用此方法。

设计隔声罩应注意:罩壁应有足够的隔声量,且为了便于安装维修,宜采用 0.5~2mm 厚的钢板或铝板等轻薄密实的材料制作;用钢板或铝板等轻薄材料作罩壁时,应在壁面上加筋,涂贴阻尼层,以抑制和减弱共振与吻合效应的影响;罩体与声源设备、机座之间不能有刚性连接,以免形成"声桥",导致隔声量降低,且隔声罩与地面应进行隔振,以降低固体声;开有隔声门窗、通风与电缆等管线时,缝隙处必须密封,且管线周围应有减振、密封措施;罩内应作吸声处理,使用多孔松散材料时,应有较牢固的护面层;罩壳形状适当,尽量不用方形平行罩壁,以防止罩内空气声的驻波效应;当罩内设备需要采取通风冷却措施时,应增加消声器等措施,其消声量应与隔声罩的插入损失相当。

3. 消声技术

消声器(见图 5-2)是一种能允许气流通过而同时使噪声减弱的装置,用以装设在空气动力设备的气流通道上控制和降低空气动力性噪声。

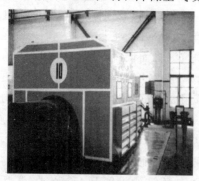

图 5-1 隔声罩

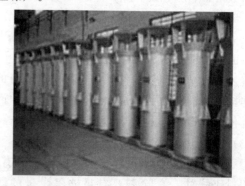

图 5-2 消声器

(1) 消声器的分类选型

① 消声器的分类。根据消声原理,消声器主要分为两大类:阻性消声器和抗性消声器。前者主要吸收中高频噪声,后者主要吸收低中频噪声。实际中,多是两者结合的阻抗性消声器。近年来,又研制出了新型消声器,如微穿孔板消声器、多级扩容减压式消声器、小孔喷注消声器、陶瓷消声器、L 形螺旋消声器、油浴式消声器、盘式消声器等。

② 合理选用消声器。对于风机类噪声可采用阻性的或以阻性为主的复合消声器；对于空压机可采用抗性的或以抗性为主的复合消声器；对于高温、高速条件下的噪声可采用微穿孔板、多级扩容减压式消声器。

(2) 消声器的消声原理及设计要求

① 消声原理。阻性消声器是借助于装置在管道上的吸声材料的吸声作用，使噪声沿着管道传播的距离而衰减。抗性消声器是借助于管道截面的突然扩张或设置扩张室或旁接共振腔，使沿着管道传播的噪声被吸收和反射而衰减。

② 设计要求。一个性能优良的消声器应消声量大，对气流阻力小，结构简单，便于安装，成本低。消声器中气流通过的速度应适宜，否则流速过大会增加阻力损失，还会引起二次噪声。空调系统流速宜取 6～10m/s，对于工业鼓风机或其他气动设备可取 10～20m/s，对于高压排气放空设备可取大于 20m/s。

(3) 阻性消声器

① 阻性消声器的种类。

a. 直管式消声器。直管式消声器的通道面积不宜过大，否则当声波频率高于某一值时会使消声效果降低，所以，直管式消声器通道直径最好不超过 400mm。直管式消声器结构简单、加工容易、阻力小，适用于气流流量不大的场合。

b. 片式消声器。片式消声器适用于较大气流流量的场合，可避免高频失效，阻力不大。一般片间距可取 100～200mm，片厚可取 25～120mm。

c. 折板式消声器。较片式消声器，折板式消声器可进一步改善中高频消声性能。折板式消声器阻力损失较大，为减少阻力，折板折角应在 20°以下。

d. 蜂窝式消声器。消声效果较直管式有所改善，缺点是阻力较大，构造复杂，适用于风量较大的低流速场合。

e. 声流式消声器。主要是利用声波通过厚度连续变化的吸声层，以改善中低频消声性能。此消声器阻力较小，但结构复杂。

f. 小室式消声器。亦称迷宫式消声器，一般是用砖砌筑而成的，常用于空调通风的消声。此消声器消声频带较宽，效果较好，但阻力大，体积大，一般适用于流速较低的场合。

g. 弯头式消声器。由管道弯头内壁衬贴吸声材料构成。

② 阻性消声器的设计步骤。

a. 合理选型。应根据气流通道截面而定。若进气管径小于 300mm，可选单通道直管式消声器；若大于 300mm，可在直管式中间附设吸声层；若大于 500mm，可设计成片式、蜂窝式或声流式消声器。

b. 根据降噪要求决定阻性消声器长度。有效长度越长消声值越高，但从经济实用考虑，对于风机进出口，消声器长度设计为 1.2～2m 即可。

c. 合理选择吸声材料。应考虑材料的吸声性能，施工方便，经济耐用；特殊条件下还应考虑防腐、防湿、耐热等因素。

d. 合理选择吸声材料护面。护面孔板一般孔径取 5～8mm，孔心距应小于孔径的 2 倍，气流速度越快孔径应越小，穿孔率应大于 20%。

e. 加工制造。吸声材料应敷设均匀，为防止吸声材料下沉，可在空腔内设托板。另外要便于更换吸声材料。

(4) 抗性消声器　抗性消声器是利用管道的声学特性在管道的突变界面或旁边接共振

腔，使沿管道传播的声波透不过去，从而达到消声的目的。抗性消声器具有良好的消除低频噪声的性能，可在高温、高速、脉动气流下工作，适用于排气管道的消声。

① 扩张室式消声器。扩张室式消声器是抗性消声器最常见的一种，也称膨胀式消声器。由管和室组成，由管子把小室连接起来。具有结构简单、销售量大的优点，适用于消除中低频噪声。其缺点为消声频率范围太窄，阻力很大。一般用于风机排气或阻力损失要求不严的场合。

② 共振腔消声器。共振腔消声器是在一段气流通道的管壁上开若干个小孔与管外密闭的空腔相通组成的。优点是结构简单、消声量大、对气流阻力小，可用于消除中低频噪声。缺点是体积大、消声频带窄，所以，一般要与阻性消声器配合使用。

(5) 其他消声器

① 阻抗复合式消声器。阻抗复合式消声器是阻性和抗性两种消声器的结合，能控制高强度的宽频带噪声，对高中低频噪声均起消声作用。设计上把抗性消声部分放在前面，阻性部分放在后面。常用的形式有：扩张室-阻性消声器、共振腔-阻性消声器、扩张室-共振腔-阻性消声器。复合式消声器采用了吸声材料，故在高温（有火）、蒸汽浸蚀和高速气流冲击腐蚀下使用寿命较短。

② 微穿孔板消声器。微穿孔板消声器是一种新型的共振式消声器，其消声原理主要是利用减少共振性消声器的孔径，使其成为微孔（孔径小于 1mm），使声阻显著提高，故可在较宽的频带取得较好的消声效果。由于采用金属结构代替吸声材料，所以能抵抗很高的气流速度，具有耐高温、高压、高湿等特性，特别适用于排气放空等系统的消声。为排除消声器内部的积水，可在消声器的一端于其壳的下部开一直径为 10mm 的泄水孔，以便随时排水。为获得更宽频带吸声效果，一般可用双层微穿孔结构。

③ 多级扩容减压消声器。多级扩容减压消声器的消声原理主要是利用扩容减速和分级降压的原理达到降低气流噪声的目的。由于不用阻性吸声材料，所以耐湿、耐压性能较好，在保证排气通畅性的基础上允许有较大的阻力损失。适用于高压条件下的排气放空系统的消声，常用于高压锅炉的蒸汽放空消声，化工厂特殊设备的高压排放消声等场合。

三、噪声个体防护

在控制职业噪声危害方面，个人防护，即佩戴护耳器仍应被视为一种重要的手段。由于经济技术等客观原因，即使采取了吸声、隔声和消声措施，噪声仍未降到噪声容许标准以下，或由于暂未能采取有效的声学措施，可工作人员又必须在噪声环境下工作，这时采取个人防护措施就能减轻对人听觉器官的损伤。常用的个人防护用品是护耳器。护耳器目前在世界范围内仍然发挥着重要作用，使用面很广。即使在业余活动的场合，只要有强噪声存在，护耳器也可派上大用场。使用护耳器是一种既简便又经济的办法。目前在国外较为流行使用的是一种慢回弹泡沫塑料耳塞。这种耳塞具有隔声值高、佩戴舒适简便等优点。护耳器的使用在我国远未受到应有的重视。许许多多的地方早就应当使用护耳器，但至今仍没有采用。因此，也应当提高对使用护耳器意义的认识。

护耳器分内用和外用两类：外用的是将耳部全部覆盖的耳罩和帽盔；内用的是插入内耳道中的耳塞。

护耳器主要有耳塞和耳罩两种。好的护耳器应具有高的隔声值，并且佩戴舒适。

1. 防声耳塞

防声耳塞是插入外耳道的护耳器，是用软橡胶（氯丁橡胶）或软塑料（聚氯乙烯树脂）

制成的。其优点是隔声量较大，体积小，便于携带，价格便宜；缺点是佩戴不适易引起耳道疼痛。适用于球磨机、铆接、织布等工作场所。

2. 防声棉耳塞

防声棉耳塞是由直径为 1～3μm 的超细玻璃棉经化学软化处理制成的，使用时只需撕一小块卷成团塞进耳道入口处即可。其优点是柔软，耳道无痛感，隔声能力强，特别是对高频声效果极好；缺点是耐用性差，易破碎。适用于织布、铆钉等工作场所。

3. 防护耳罩

防护耳罩是由耳罩外壳、密封垫圈、内衬吸声材料和弓架四部分组成的。其优点是适于佩戴，无须选尺寸；缺点是对高频噪声隔声量比耳塞小。

4. 防声帽盔

防声帽盔的优点是隔声量大，可以减轻噪声对内耳的损害，对头部还有防振和保护作用；缺点是笨重，佩戴不便，透气性差，价格昂贵。一般只在高强噪声条件下才将帽盔与耳塞连用。

近年来，不断有新型的护耳产品出现，如有源减噪装置、有源护耳器产品，不仅能消除或抗噪声干扰，同时还能传输语言信号。

当然，佩戴个人防护用品一定要坚持不间断，否则效果不好。

案例5-1　鹤壁市企业噪声对工人健康危害的调查

2004 年 3～9 月，随机抽取鹤壁市 341 名接触噪声作业的企业工人进行了健康体检，男性工人 273 人，年龄 17～61 岁，平均年龄（38.4±1.5）岁，女性 68 人，年龄 21～51 岁，平均年龄（36.8±2.1）岁。对照组选择不接触噪声的工人 249 人，其中男性工人 187 人，年龄 18～52 岁，平均（37.6±2.4）岁，女性 62 人，年龄 18～50 岁，平均年龄（37.3±2.3）岁。

经调查，鹤壁市企业噪声源有：风机噪声、空压机、球磨机、冲床噪声等。对产生噪声工作场所进行现场监测。

8h 等效连续 A 声级噪声强度最大值为 92dB（A），最小值为 88dB（A）。噪声组与对照组健康检查情况比较，噪声组神经衰弱、心电图异常、高血压、五官科检查异常的发生率均显著高于对照组（$P<0.05$），见表 5-4。

表 5-4　噪声组与对照组体检结果

组别	例数	头痛		失眠		记忆力减退		易激动		五官科检查		血压		心电图	
		例数	异常率/%	例数	异常率/%	例数	异常率/%	例数	异常率/%	例数	异常率/%	例数	异常率/%	例数	异常率/%
噪声组	341	53	15.54	48	14.08	63	18.48	55	16.13	38	11.14	47	13.78	39	11.44
对照组	249	24	9.64	20	8.03	35	14.06	28	11.24	11	4.42	12	44.82	15	6.02
P 值		<0.05		<0.05		<0.05		<0.05		<0.05		<0.05		<0.05	

注：五官科检查结果，患者有左右耳盯聍、栓塞、鼓膜穿孔、鼓膜凹陷、外耳道炎等；心电图检查结果，患者有窦性心缓、窦性心动过速、心律不齐、束支传导阻滞等。

> 本次检查，噪声组异常人数为 144 人，异常率为 42.23%；对照组异常人数为 65 人，异常率为 26.10%。噪声组与对照组体检异常率比较，差异有统计学意义。本次体检听力损伤的观察对象有 40 人，占体检人数的 11.73%。轻度听力损伤、中重度听力损伤有 19 人，占体检人数的 5.57%。
>
> [噪声危害原因分析]
>
> ① 个别企业只重视经济利益，不注重劳动保护，未给工人发放耳塞、耳罩等个人防护用品。
>
> ② 工人自我保护意识淡薄，缺乏职业卫生防护知识，不使用或不能正确使用防护用品。
>
> ③ 没对各种生产机器设备进行隔离降噪措施。
>
> [建议采取措施]
>
> ① 加强《中华人民共和国职业病防治法》的宣传和职业卫生知识培训，提高企业对《中华人民共和国职业病防治法》的知晓率，增强企业知法、守法的法律意识，增强工人自我保护意识和能力。
>
> ② 积极开展预防性卫生监督，从源头上控制和消除噪声。控制风机、空压机降噪声：在风机的进、出口处安装阻性消声器及覆盖隔声罩。球磨机降噪声：用阻尼隔声层包扎，用隔声罩封闭球磨机的筒体。冲床降噪声：合理地选择凹凸模的配合间隙。
>
> ③ 严格控制工人接噪时间，强制并监督工人使用耳塞、耳罩等个人防护用品，以降低噪声对工人的健康损害程度。
>
> ④ 定期对工人进行职业性健康检查，早期发现职业病损害，及时治疗，保护工人的身体健康。

复习思考题

1. 工业噪声有哪几类？
2. 噪声的危害有哪些？
3. 如何依据噪声的控制原理制定噪声防治对策？
4. 噪声的控制方法有哪些？
5. 如何利用噪声的吸声技术防治噪声？
6. 如何利用噪声的隔声技术防治噪声？
7. 如何利用噪声的消声技术防治噪声？
8. 噪声的个人防护用品有哪几种？

第六章 辐射的危害与防护

学习目标

本章主要掌握电离辐射与非电离辐射的种类与特性，电离辐射与非电离辐射的危害与防护；了解电离辐射对人体的影响及影响电离辐射损伤的因素，增强防范辐射危害的意识。

随着科学技术的进步，在工业生产中越来越多地接触和应用各种电磁辐射能和原子能。由电磁波和放射性物质所产生的辐射，根据其对原子或分子是否形成电离效应而分为两大类，即电离辐射和非电离辐射。无论是电离辐射还是非电离辐射都会污染环境，危害人体健康，因此必须正确了解各类辐射的危害，加强防护，以避免操作人员受到辐射的伤害。

第一节 辐射线的种类与特性

一、非电离辐射的种类与特性

不能引起原子或分子电离的辐射称为非电离辐射。紫外线、红外线、射频电磁波、微波等都属于非电离辐射。

1. 紫外线

紫外线在电磁波谱中处于 X 射线和可见光之间的频带。自然界中紫外线主要来自太阳辐射、火焰和炽热的物体，如冶炼炉、加热炉、氩弧炉、等离子焊、电焊、紫外线灯等。在生产上常见的紫外线波长为 220~290nm。凡是物体温度高达 1200℃ 以上时，辐射光谱中即可出现紫外线，物体温度越高，紫外线的波长越短，强度越大。紫外线辐射按其生物作用可分为三个波段。

（1）长波紫外线辐射　波长 320~400nm，又称晒黑线，生物学作用很弱。
（2）中波紫外线辐射　波长 275~320nm，又称红斑线，可引起皮肤强烈刺激。
（3）短波紫外线辐射　波长 180~275nm，又称杀菌线，作用于组织蛋白质及脂质。对人体产生危害的是短波紫外线辐射。

2. 红外线

红外线处在可见光和射频电磁波之间，其波长为 0.76~500μm。按波段将红外线分为近红外段（0.76～15μm）和远红外段（15～500μm）。在生产环境中，加热金属、熔融玻璃、强发光体等都可成为红外线辐射源。红外线能够容易地穿透那些对于可见光是不透明的材料（如照相纸、厚胶木、沥青漆等）。红外辐射的波长与物理温度有关，波长不同被大气吸收的程度也不同。

3. 射频辐射

射频辐射是射频电磁场产生的。任何交流电路都能向其周围的空间发射电磁能，形成有一定强度的电力与磁力作用的空间，这个物质空间称为电磁场。交变的电磁场的变化频率达到每秒10万次以上时，称为射频电磁场，因此产生的电磁辐射称为射频电磁辐射。射频电磁辐射包括$100～3×10^7$kHz的广阔频带，有长波（低频）、中波（中频）、短波（高频）、超短波（甚高频）、微波（特、超、极高频）。

射频电磁场场源周围存在两种作用场，即以感应为主的近区场和以辐射为主的远区场。以场源为中心，在距离为波长1/6的距离内，统称为近区场。其作用方式为电磁感应，又称为感应场。在近区场内，电场和磁场强度不成比例，分布不均匀，电磁能量随着同场源距离的增大而比较快地衰减。在距场源1/6波长以外的区域称为远区场。远区场以辐射状态出现，所以又称为辐射场。远区场电磁辐射衰减比较缓慢。

射频电磁场的强度与场源的功率成正比，与距场源的距离成反比，同时也与屏蔽和接地程度以及空间内有无金属天线、构筑物或其他能反射电磁波的物体有关。金属物体在电磁场作用下，产生感生电流，致使其周围又产生新的电磁场，从而形成二次辐射。

二、电离辐射的种类与特性

凡能引起物质电离的各种辐射称为电离辐射。包括α粒子、β粒子、γ射线、X射线和中子。其中α、β等带电粒子都能直接使物质电离，成为直接电离辐射；γ射线、中子等非带电粒子，先作用于物质产生高速电子，继而由这些高速电子使物质电离，称为非直接电离辐射。

1. α粒子

α粒子是放射线性蜕变中从原子核中射出的带正电荷的质点，它实际上是氦核，有两个质子和两个中子，质量较大。α粒子在空气中的射程为几厘米至十几厘米，穿透力较弱，但有很强的电离作用。

2. β粒子

β粒子是由放射性物质射出的带负电荷的质点，它实际上是电子，带一个单位的负电荷，在空气中的射程可达20m。β粒子的电离作用较弱，但穿透力很强，能穿透6mm厚的铅板或25mm厚的木板。

3. 中子

中子是放射性蜕变中从原子核中射出的不带电荷的高能粒子，有很强的穿透力。

4. X射线和γ射线

X射线和γ射线为波长很短的电离辐射，X射线的波长为可见光波长的十万分之一，而

γ射线又为 X 射线的万分之一。两者都是穿透力极强的放射线。γ射线在空气中的射程为数百米，能穿透几十厘米厚的固体物质。

第二节　非电离辐射的危害与防护

一、紫外线

1. 紫外线对人体的危害

紫外线可直接造成眼睛和皮肤的伤害。紫外线来源于自然光源和人工光源。眼睛暴露于短波紫外线时，能引起角膜炎和角膜溃疡，即电旋光性眼炎。此病多见于电焊辅助工。在杀菌消毒用紫外线灯光下工作时，如无适当防护，也可发生电旋光性眼炎。长期室外工作，接受日光紫外线的过度照射时眼炎也有发生。强烈的紫外线短时间照射即可致病，潜伏期一般在 0.5~24h，多数在受照射后 4~12h 发病。首先出现两眼怕光、流泪、异物感，并带有头痛、视觉模糊、眼睑充血、水肿。长期暴露于小剂量的紫外线，可发生慢性结膜炎。

不同波长的紫外线，可被皮肤的不同组织层吸收。波长 2.20×10^{-7}m 以下的短波紫外线几乎可全部被角化层吸收。波长 2.20×10^{-7}~3.30×10^{-7}m 的中短波紫外线可被真皮和深层组织吸收。红斑潜伏期为数小时至数天。

空气受大剂量紫外线照射后，能产生臭氧，对人体的呼吸道和中枢神经都有一定的刺激，对人体造成间接伤害。

2. 紫外线的防护措施

尽量采用先进的焊接工艺代替手工焊接。在紫外线发生装置或有强烈紫外线照射的场所，必须佩戴能吸收或反射紫外线的防护面罩及眼镜。此外，在紫外线发生源附近可设立屏障，或在室内墙壁及屏障上涂以黑色，可以吸收部分紫外线，减少反射作用。

二、红外线

1. 红外线对人体的危害

炼钢工、铸造工、轧钢工、锻钢工、玻璃熔吹工、烧瓷工、焊接工等都可受到红外线辐射。红外线引起的白内障是长期受到炉火或加热红外线辐射而引起的职业病，为红外线所致晶状体损伤。职业性白内障已列入职业病名单，如玻璃工的白内障，一般多发生于工龄长的工人。患者出现进行性视力减退，晚期仅有光感。一般双眼同时发生，进展缓慢。

2. 红外辐射线的防护措施

红外辐射防护的重点是对眼睛的保护，严禁裸眼直视强光源。生产操作中应戴绿色防护镜，镜片中应含氧化亚铁或其他可过滤红外线的成分。

三、射频辐射

1. 射频辐射对人体的危害

射频电磁场的能量被机体吸收后,一部分转化为热能,即射频的致热效应;另一部分则转化为化学能,即射频的非致热效应。

射频致热效应主要是机体组织内电解质分子,在射频电场作用下,使无极性分子极化为有极性分子,有极性分子由于取向作用,则从原来无规则排列变成沿电场方向排列。由于射频电场的迅速变化,偶极分子随之变动方向,产生振荡而发热。在射频电磁场作用下,体温明显升高。射频的非致热效应是指即使射频电磁场强度较低,接触人员也会出现神经衰弱、自主神经紊乱症状,表现为头痛、头晕、神经兴奋性增强、失眠、嗜睡、心悸、记忆力衰退等。

在射频辐射中,微波波长很短,能量很大,对人体的危害尤为显著。微波除具有明显的致热作用外,对机体有较大的穿透性,能在不使皮肤热化或只有微弱热化的情况下,导致深部组织发热。深部热化对肌肉组织的危害较轻,因为血液作为冷媒可以把产生的一部分热量带走。但是内脏器官在过热时,由于没有足够的血液冷却,有更大的危险性。

微波引起中枢神经机能障碍的主要表现是头痛、无力、失眠、嗜睡、记忆力减退、视觉及嗅觉机能低下。由于眼睛的晶状体含有较多的水分,可以吸收较多的微波能量,另外一方面血管又较少,不易带走过量的热。因此在微波辐射下,会导致角膜等眼的表层组织与晶状体损伤,晶状体水肿。大强度的微波辐射还可使晶状体浑浊,形成白内障;亦可使角膜、虹膜、前房和晶状体同时受到伤害,造成视力完全丧失。微波白内障主要是微波的热作用,因为晶体散热功能较差,温度容易上升,导致晶状体蛋白质凝固,并有酶系统代谢障碍。晶状体浑浊主要是细胞体结构排列发生变化所致。微波对心血管系统的影响主要表现为血管痉挛,张力障碍综合征,初期血压下降,随着病情的发展血压升高。

2. 射频电磁场对机体的影响因素

(1) 场强　场强越大,对机体的影响越严重。例如,接触高场强的人员与接触低场强的人员,在神经衰弱综合征的发生率方面有极明显的差别。

(2) 频率(波长)　一般来说,长波对人体的影响较弱。随着波长的缩短,对人体的影响加重,微波作用最突出。例如,根据有的单位对国内从事中波与短波作业的部分人员进行体检的数据,在血压方面,两臂血压收缩压差大于 10mmHg (1mmHg=133.322Pa) 的,中波组占 10.28%,短波组占 13.4%;舒张压差大于 10mmHg 的,中波组占 7.12%,短波组占 12.25%。

(3) 作用时间　作用时间越长,即暴露的时间越长,对人体的影响程度越严重。实践证明,从事射频作业的人员接受电磁场辐射的时间越长(指累计作用时间),例如工龄越长、一次作业时间越长等,所表现出的症状就越突出。连续作业所受的影响比间断作业也明显得多。

(4) 与辐射源的间距　一般来讲,辐射强度随着与辐射源距离的加大而迅速递减,对机体的影响也迅速减弱。在高频感应场中,电场强度与辐射源距离的三次方成反比,磁场强度与距离的二次方成反比。微波辐射的功率密度与辐射源距离的二次方成反比。

(5) 振荡性质　脉冲波对机体的不良影响比连续波严重。

(6) 作业现场环境温度与湿度　作业现场的环境温度、湿度与射频辐射对机体的不良影响具有直接关系。温度越高，机体所表现出的症状越突出。湿度越大，越不利于散热，也不利于作业人员的身体健康。所以，加强通风降温，控制作业场所的温度和湿度，是减少射频电磁场对机体影响的一个重要手段。

(7) 作业人员的年龄与性别　初步认为，女性工作人员对射频辐射的刺激敏感性最大，其次是少年儿童。关于年龄，目前尚未发现规律，有待于今后继续研究。

3. 射频辐射的防护措施

预防射频辐射危害的措施有减少辐射源本身的直接辐射、屏蔽辐射源、屏蔽工作地点、远离操作以及采取个人防护等。

(1) 屏蔽　采用屏蔽体屏蔽可将电磁能量限制在所规定的空间里，阻止其传播扩散。屏蔽可分为电场屏蔽与磁场屏蔽两种。

电场屏蔽是用金属板或金属网等良导体或导电性能好的非金属制成屏蔽体进行屏蔽，屏蔽体应有良好的接地。辐射的电磁能量在屏蔽体上引起的电磁感应电流可通过地线流入大地。一般电场屏蔽用的屏蔽体多选用纯铜、铝等金属材料制造。

磁场屏蔽就是利用磁导率很高的金属材料封闭磁力线。当磁场变化时，屏蔽体材料感应出涡流，产生方向与原来磁通方向相反的磁通，阻止原来的磁通穿出屏蔽体而辐射出去。

为了保证屏蔽效果良好，屏蔽体必须满足下列要求。

① 屏蔽体材料和结构。实验表明，铜、铝、铁等材料对中、短波段电磁辐射的屏蔽效能没有多大差别。在条件允许时，对于中、短电磁波，可用铜作屏蔽材料，对于微波，可用铁作屏蔽材料。

对于超短波、微波频段的电磁辐射，一般多采用金属屏蔽材料与吸收材料制成复合材料，可更有效地防止电磁辐射。

设计屏蔽体的结构时，应尽量减少不必要的开孔、缝隙以及尖端突出物，还应注意屏蔽体对被屏蔽设备的电特性的影响。由于屏蔽体的电磁感应，造成一部分能量被屏蔽体所反射，致使一些电阻和电容量增加，电感量减少，从而使高频能量损耗过大，因此，要求屏蔽体与被屏蔽设备之间保持一定的距离，保证屏蔽体结构上的电气接触性能良好和妥善地进行射频接地。

② 射频接地。射频接地是将设备屏蔽体和大地之间，或者与大地有公共点的金属构件之间，用低电阻的导体连接起来，形成电气通路，由此通路可将感应电流迅速导走，使屏蔽系统与大地之间有等电势分布。

射频电磁场的屏蔽与接地，既有电场分量的屏蔽接地问题，又有磁场屏蔽不接地的问题，一般来说，在电磁感应的近区场里，若电压大电流小，则主要呈现电场作用，可以采取屏蔽接地的技术措施；若电流大电压小，则主要呈现磁场作用，以实施屏蔽不接地技术措施为好，具体方案应视现场实测结果综合考虑后决定。

对接地的要求如下。

a. 由于射频电流的集肤效应（电流沿导体的表面层流动，这种特性称为集肤效应或趋肤效应），要求屏蔽体的接地线的表面积足够大。金属板接地极以 $1.5\sim2dm^2$ 为宜，金属棒接地极以长 2m、直径 $5\sim10cm$ 为宜。

b. 为了保证接地系统具有相当低的阻抗，接地线要尽可能短。

c. 为了保证接地系统的接地良好，接地线长度最好能限制在电磁波波长的 1/4 之内，如无法达到这一要求，应当避开 1/4 波长的奇数倍。

d. 接地方式有埋铜板、埋接地棒、埋格网等，无论采用何种方式，都要求有足够的尺寸，以维持一定的机械强度和耐腐蚀能力。

任何射频屏蔽体的接地线都要有足够大的表面积和尽可能短，以宽 10cm 的铜带为好。

在高频波段中，为降低工作地点的电磁场强度，对场的屏蔽通常采用屏蔽罩或屏蔽室。屏蔽罩适合于对场源的高频组件（耦合电容器、高频变压器、熔炼感应器等）的个别屏蔽，是用一定厚度的铝板或铁板制作的。屏蔽室也可用于对高频发生装置或工作地点的屏蔽，当不可能对辐射源进行屏蔽时，应采用工作地点的屏蔽。屏蔽室的墙壁应涂刷能吸收辐射能的材料，对于功率很大的辐射，为防止穿透，墙壁上应加一层金属网或金属板。在工作地点为避免辐射透过门窗进入室内，所有的观察门窗都必须加金属网。

金属板材厚 1mm 即可满足要求。金属网材网眼越小、网丝越粗则屏蔽效果越好。必要时可采用双层屏蔽。屏蔽上孔洞的直径不宜超过电磁波波长的 1/5，缝隙的宽度不宜超过电磁波波长的 1/10。

（2）远距离控制和自动化作业　根据射频电磁场场强随距离的加大而迅速衰减的原理，可采用自动或半自动的远距离操作。如场源离操作岗位较远，场强急剧衰减，可只设立围栏或标志，以禁止人员靠近。

（3）吸收　对于微波辐射，要求在场源附近就能把辐射能量大幅度地衰减下来，以防止对较大范围的空间产生污染，为此，可在场源周围敷设吸收材料。吸收材料大致可分为两类：一类为谐振型吸收材料，另一类为匹配型吸收材料。谐振型吸收材料是利用某些材料的谐振特性制成的，厚度较小，对频率范围很窄的微波辐射能量有吸收作用。匹配型吸收材料是利用材料和自由空间的阻抗匹配，达到吸收微波辐射能量目的的。它与材料的谐振特性无关，适于吸收频率范围很宽的微波辐射能量。

在实际防护上，采用能量吸收材料防止微波辐射，是一项行之有效的技术措施。目前，有两种微波防护方案应用最普遍：第一种方案是仅用吸收材料吸收辐射能量；第二种方案是将吸收材料与屏蔽材料叠加在一起，既能吸收辐射能量，又能防止透射。吸收材料的种类较多，例如在塑料、橡胶、胶木、陶瓷等材料中加入铁粉、石墨、木炭和水等都可制成吸收材料。在主要辐射方位上使用波能吸收装置（如功率吸收器、等效天线等），在功率吸收器里装有混合填料（如石墨、水泥、沙、橡胶、塑料、铁粉、木材及水等），将电磁能转化为热，减小场源的辐射强度。此外，设置防护板、防护屏风等均可以防止微波辐射的定向传播。防护板、防护屏风可用屏蔽材料与吸收材料叠加组合而成。

（4）个人防护　实行微波作业的工作人员必须采用个人防护措施。主要包括防护眼镜及防护服，防护服一般是供在大强度辐射条件下短时间进行实验研究时用的。防护眼镜从现有资料介绍可分为两种。一种是网状眼镜，视观部分由黄铜网制成，镜框由吸收物质组成。另一种眼镜采用镜面玻璃，保证有良好的透明度，镜面覆盖半导电的二氧化锡或金、铜、铝等材料，起屏蔽作用。

（5）制定安全操作规程，加强卫生预防工作　严格按安全操作规程进行，不准随意打开闭锁的门，更不准把头、手伸到具有屏蔽功能的设备门内或工作系统的孔道。同时对设备的屏蔽防护措施应该进行定期的检查维修。对从事射频工作的人员应进行定期的健康检查及劳动场所场强的测定，保护劳动者的健康。

第三节　电离辐射的危害与防护

一、电离辐射对人体的影响

射线对人体的作用是一个极其复杂的过程。人体从吸收辐射能量开始，到产生生物效应乃至机体的损伤和死亡为止，要经历许多不同性质的变化。分子、细胞功能、代谢或结构的变化，以及完整机体各个组成部分之间的变化等，既彼此不同，又相互制约，有的异常迅速，有的可延续数年。虽然射线可对人体造成伤害，但机体能通过自身的代谢过程进行修复。这种修复作用的程度大小，与原始损伤的程度和个体间的差异有关。近年来的实验表明，某些抗放射性药物对于加强和促进细胞损伤的修复有明显作用。

射线对机体的作用有两个特点：一是射线作用的高效应，即吸收能量不大而生物效应严重，如当接受 10^5 J/kg 的致死剂量时，人体温度只升高 0.002℃，而后果却使受照射者全部死亡；二是生物损伤出现的潜伏期，射线照射引起的生物损伤或人体的临床症状，都需要一定的时间（特大剂量的急性照射除外）表现出来，急性效应由几小时到几天，远期效应一般都在几年以上。

1. 辐射与细胞的相互作用

电离辐射对人体细胞组织的伤害作用，主要是阻碍和伤害细胞的活动机能及导致细胞死亡。电离辐射与较为普遍遇到的辐射（如热和光）之间的基本区别在于，具有足够的能量引起电离。细胞主要是由水组成的，在水中的电离将使分子发生变化并会形成一种对染色体有害的化学物质。这种损伤使细胞的结构和功能发生变化。在人体内，这些变化能显示出临床症状，如放射性病、白内障或在以后较长时期内出现的癌。产生辐射损伤的过程是很复杂的，通常认为有四个阶段。

(1) 最初的物理阶段　此阶段只持续很短的时间（约 10^{-16} s），在这一瞬间能量沉积在细胞内并引起电离。

(2) 物理-化学阶段　此阶段大约持续 10^{-6} s。在这段时间中，离子与其他水分子相互作用形成一些新的产物。

(3) 化学阶段　化学阶段持续几秒钟，在此期间，反应产物与细胞的重要有机分子相互作用。自由基和氧化剂可能破坏构成染色体的复杂分子。例如，它们可能附着于分子上并破坏长分子链中的键。

(4) 生物阶段　在这个阶段，时间的长短从几十分钟变化到几十年，这要看特定的症状而定。一些化学变化可能以多个方式影响单个细胞。例如，它们可能导致：细胞早期死亡；阻止细胞分裂或延迟细胞分裂等；细胞永久性的变形，一直可持续到子代细胞。

2. 电离辐射的生物效应

经过许多学科从不同角度进行研究，电离辐射的生物效应主要有以下几个发展阶段。

(1) 分子水平的变化　生物机体吸收辐射能量以后，首先是发生分子水平的变化，特别是生物大分子的损伤。这有两个方面：辐射对大分子的直接作用；辐射对细胞内水分子作用产物的间接作用。分子水平的变化发生在辐射作用的瞬间，而机体的损伤和射线病的症状，则在以后一段时间。在此期间，机体并无明显的外部变化，但机体内部却有一系列变化。

(2) 细胞代谢、功能和结构的变化　在分子水平变化的基础上，细胞发生变化。由于各种细胞的辐射敏感性不同，在相同辐射剂量条件下，不同的细胞有不同的损伤。例如淋巴造血组织比肠黏膜上皮的敏感性高，而后者又比中枢神经系统敏感性高。细胞损伤是细胞代谢、功能和结构的变化（不利的变化）。细胞损伤是生物机体损伤发生和发展的基础。

(3) 组织、器官和系统功能的变化　在细胞损伤的基础上，机体的组织、器官和系统的功能将发生变化，于是机体调节功能受到干扰，甚至破坏。对人，则有可能会感到不舒服，并逐渐出现一些症状。对植物，就有可能生长不良、发育异常。例如，^{60}Co γ 射线照射小麦活体植株，发现花粉母细胞减数分裂异常，染色体畸形和基因突变。^{137}Cs 照射水稻活体植株，发现叶绿素突变。电离辐射生物效应的发展过程如图 6-1 所示。

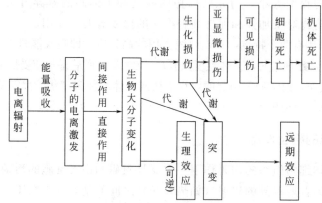

图 6-1　电离辐射生物效应的发展过程

3. 电离辐射的躯体效应

辐射对人体的效应是由于单位细胞受到损伤所致。辐射的躯体效应依效应出现时间的前后有早期效应和远后期效应之分。

(1) 辐射的早期效应　辐射的早期效应是指在急性照射（大约在几小时之内接受较大的剂量）之后几小时到几周内就能出现的那种效应。在人体的一些器官内，由于细胞死亡，阻碍细胞分裂或延缓分裂等原因而使细胞群严重减少，就会发生这种效应。主要的效应可归因于骨髓、胃肠或神经肌的损伤，其损伤程度取决于接收剂量的大小。急性早期效应的类型分三种：造血器官（骨髓）损伤型（200～500rad 范围内）；消化系统（胃肠）损伤型（600～2000rad 范围内）；中枢神经（脑）损伤型（数千拉德以上的全身或头部照射）。人的致死剂量下限是 100rad，在全身 50～100rad 照射时，通常反应较小；个别的有恶心呕吐的反应，小于 50rad 时，一般没有反应。

(2) 辐射的远后期效应　远后期效应是指受照射后 6 个月出现的机体变化，根据其表现形式分为躯体晚期效应和遗传效应。

① 躯体晚期效应。受急性照射恢复后或长期接受超容许水平的低剂量照射后，可能发生晚期效应。通常人体受电离辐射作用后产生的远期损伤有白血病、恶性肿瘤、白内障、寿命缩短以及其他退行性疾病等。

② 遗传效应。辐射的遗传效应是指辐射效应影响受照射者的后裔的效应，效应损伤了生殖细胞。这种损伤在细胞的遗传要素中主要为变异的形式，即所谓基因突变形式。

二、影响电离辐射损伤的因素

1. 辐射敏感性

细胞、组织、器官、机体或任何有生命物质对辐射损伤作用的相对敏感程度称为辐射敏感性。在受照条件严格一致的情况下，机体不同的器官、组织或全身出现某一效应的时间快而又相对严重的称为对辐射的敏感性高，反之对辐射的敏感性低。人体各类细胞的辐射敏感性是不同的。一般来说，新生而又分裂迅速的细胞（如血细胞）辐射的敏感性高，肌肉及神经细胞的辐射敏感性最低。如遭受一定剂量照射后，血液中反应最快的是淋巴细胞，其次是红细胞、母细胞、颗粒性白细胞和血小板。受照射后淋巴细胞几乎立即开始减少，其减少的速度与受照剂量成正比。对于急性照射，它在照射后 24~72h 内降到最低点。因此，常用血液中淋巴细胞、白细胞和血小板的变化来作为受照机体的生物指标。细胞核内的染色体对辐射非常敏感，可通过分析外周血淋巴细胞染色体的畸形程度，定量估算机体的受照剂量。

2. 剂量和剂量率

（1）剂量 剂量与辐射效应之间有着复杂的关系。为了区分那些发生概率取决于接受的剂量的效应和严重程度与剂量有关的效应，分为随机性效应和非随机性效应。随机性效应可以理解为这种效应既可能发生，也可能不发生，不存在中间状态。因此，癌症是随机效应，遗传效应也被当作是随机效应。对非随机性效应，它的发生是有剂量阈值的，受照剂量必须大于阈值，效应才会发生，且其严重程度与剂量大小有关，如图 6-2 所示。辐射的早期效应是非随机性的，因为它们的严重程度取决于剂量。同样，一些晚期效应（如白内障的形成）的严重程度取决于接受的剂量，所以这些效应也是非随机性的。

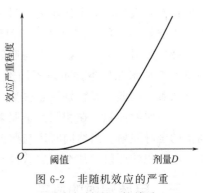

图 6-2 非随机效应的严重程度与剂量 D 的关系

（2）剂量率 由于人体对辐射损伤有一定的恢复作用，故在受照总剂量相同时，小剂量率的分散照射比一次大剂量率的急性照射所造成的辐射损伤要小得多。例如，若一生（假设为 50 年）全身均匀照射的累积剂量为 2Gy，并不会发生急性辐射损伤；而若一次急性照射的剂量为 2Gy，则可能产生严重的躯体效应，在临床上表现为急性放射病。因此，量控制时，应在尽可能低的剂量率水平下分散进行。

3. 传能线密度

传能线密度反映辐射能量的微观分布，主要指辐射在其被物质吸收过程中，带电电离辐射或不带电电离辐射在物质中所产生的电子，在单位长度距离上的能量损耗。人体吸收辐射的能量时，由于辐射类型及其能量的不同，辐射在被吸收点处传能线密度不同，因而引起的生物效应也不同。一般来说，传能线密度越大，生物效应也越大。

4. 受照条件

受照条件包括照射方式、照射部位及照射面积等。

(1) 照射方式　照射方式分为外照射和内照射。

① 外照射。在外照射情况下，当人体受穿透力强的照射，辐射一定剂量时，可造成深度组织和器官等的损伤。有关全身外照射的辐射损伤情况见表 6-1 所示。

表 6-1　辐射损伤情况

临床症状	估计剂量/Gy
大体无症状，有时有轻度前驱性症状	0.5～1.5
轻度急性放射性病，暂时性呃逆和呕吐，轻度的造血机能损伤	1.5～4
症状严重，造血机能严重损伤，高剂量时，有胃肠道损伤	4～6
急性发射病症状明显，临床上胃肠道损伤起重要作用，造血器官损伤比造血性放射病严重	6～20
中枢神经损伤，伴有剧烈的发展过程	大于数十戈瑞

注：Gy（戈瑞）是吸收剂量单位，适用于 γ 射线、β 射线、中子等任何电离辐射。1Gy（戈瑞）即 1kg 被辐射物质吸收 1J 的能量。

② 内照射。放射性核素进入人体内造成的内照射危害，与核素的性质、进入途径及在关键器官中的沉积量有关，例如长期吸入高浓度的氡及其子体产物可诱发肺癌。各种不同的辐射按其对人体的危害作用大小排序如下：外照射，中子＞γ 射线＞X 射线＞β 射线＞α 射线；内照射，α 质子＞β 射线、γ 射线、X 射线。

(2) 照射部位　辐射效应与照射部位有关，受照部位不同，产生的效应也不同。在相同剂量和剂量率照射条件下，不同部位的辐射敏感性的高低排列为：腹部→盆腔→头部→胸部→四肢。因此，要特别注意腹部的防护。

(3) 照射面积　在相同剂量照射下，受照面积越大，产生的效应也越大。应尽量避免大剂量的全身照射。当然同时还与照射部位密切相关，如果受照射部位是敏感性大的器官，即使是小面积的照射，甚至在皮肤没有伤害的情况下，也可能使其造成严重损伤。

三、电离辐射的危害

电离辐射引起的职业病称为放射病。放射性疾病是人体受各种电离辐射而发生的各种类型和不同程度损伤（或疾病）的总称。它包括：全身性放射性疾病，如急慢性放射病；局部放射性疾病，如急、慢性放射性皮炎，放射性白内障；放射所致的远期损伤，如放射所致白血病。放射性疾病，除由战时核武器爆炸引起之外，常见于核能和放射装置应用中的意外事故或由于防护条件不佳所致职业性损伤，列为国家法定职业病者，包括外照射急性放射病、外照射亚急性放射病、外照射慢性放射病和内照射放射病四种。

人体长期或反复受到容许剂量的照射能使人体细胞改变机能，发生白细胞过多、眼球晶体混浊、皮肤干燥、毛发脱落和内分泌失调等。较高剂量能造成出血、贫血和白细胞减少、胃肠道溃疡、皮肤坏死或溃疡。在极高剂量的放射线的作用下，能造成三种类型的放射伤害。

第一种是对中枢神经和大脑系统的伤害。主要表现为虚弱、倦怠、瞌睡、昏迷、震颤、痉挛，可在两天内死亡。

第二种是胃肠伤害。主要表现为恶心、呕吐、腹泻、虚弱和虚脱，症状消失后可出现急性昏迷，通常可在两周内死亡。

第三种是对造血系统的伤害。主要表现为恶心、呕吐、腹泻，但很快发生好转，2~3周无病症之后，出现脱发，经常性流鼻血，再出现腹泻，而造成极度憔悴，通常在2~6周后死亡。

四、电离辐射的防护

由于当照射剂量低于一定的数量时，射线对人体没有伤害，如果人体受到射线的过量照射，便可产生不同程度的损伤。所以，对射线防护的基本原则是避免放射性物质或射线污染环境和侵入人体，采用多种措施，减少人体接受来自内、外照射的剂量。具体的防护措施如下。

1. 缩短接触时间

从事或接触放射线的工作，人体受到外照射的累积剂量与暴露时间成正比，即受到射线照射的时间越长，接受的累积剂量越大。为了减少工作人员受到照射的剂量，应缩短工作时间，禁止在有射线辐射的场所作不必要的停留。在剂量较大的情况下工作，尤其是在防护较差的条件下工作，为减少受辐射照射时间，可采取分批轮流操作的方法，以免长时间受照射而超过允许剂量。

2. 加大操作距离或实行遥控

放射性物质的辐射强度与距离的二次方成反比。因此，采用加大操作距离、实行遥控的办法可以达到防护的目的。即使稍有距离都可达到降低受照射量的防护效果，例如，使用长柄作业工具，使人体离放射源尽可能远，以减少工作人员所受的剂量。

3. 屏蔽防护

在从事放射性作业、存在放射源及贮存放射性物质的场所，采取屏蔽的方法是减少或消除放射性危害的重要措施。屏蔽的材质和形式通常根据放射线的性质和强度确定。屏蔽 γ 射线常用铅、铁、水泥、砖、石等，屏蔽 β 射线常用有机玻璃、铝板等。

弱 β 放射性物质，如碳 14、硫 35 和氢 3 可不必屏蔽；强 β 放射性物质，如磷 35，则要以 1cm 厚的塑料或玻璃板遮蔽；当发生源发生相当量的二次 X 射线时便需要用铅遮蔽。γ 射线和 X 射线的放射源要在有铅或混凝土屏蔽的条件下贮存，屏蔽的厚度根据放射源的放射强度和需要减弱的程度而定。

水、石蜡或其他含大量氢分子的物质，对遮蔽中子放射线有效，屏蔽量少时，也可使用隔板。遮蔽中子可产生二次 γ 射线，在计算屏蔽厚度时应予考虑。

4. 个人防护服与用具

在任何可能发生有放射性污染或危险的场所，都必须穿工作服，戴胶皮手套，穿鞋套，戴面罩和目镜；在可能吸入放射性粒子的危险场所，要携带空气呼吸器；在发生意外事故而导致大量放射污染或可能被多种途径污染时，可穿供给空气的衣套。

5. 操作中的安全事项

① 为减少破损或泄漏，应在受容盘或双层容器上操作。工作台上应覆盖能吸收或黏附放射物的材料。

② 采用湿法作业，并避免放射性物质经常转移。不得用嘴吸移液，手腕以下有伤口时，

不应操作。用过的吸管、搅拌棒、烧杯及其他器皿,应放在吸收物质上,不得放在工作台上,更不能在放射区外使用。

③ 放射性物质应存放在有屏蔽的安全处所,易挥发的化学物质应放在通风良好处。为防止因破损而引起污染,所有装有放射性物质的瓶子都应贮存在大容器或受容盘内。

④ 在放射性物质作业场所,严禁饮食和吸烟。人员离开放射性物质作业场所,必须彻底清洗身体的暴露部分,特别是手,要用肥皂和温水洗 2~3min。

⑤ 在预期外照射剂量有可能超过剂量限值的情况下(例如从事有可能发生临界事故的操作或应急操作时),工作人员除应佩戴常规监测个人剂量计外,还应佩戴报警式个人剂量计或事故剂量计。(注:a. 对于比较均匀的辐射场,当辐射主要来自前方时,剂量计应佩戴在人体躯干前方中部位置,一般在左胸前或锁骨对应的领口位置;当辐射主要来自人体背面时,剂量计应佩戴在背部中间。b. 对于全身受照不均匀的工作情况,应在锁骨对应的领口位置佩戴剂量计。)

6. 信号标志和报警设备

对于辐射区或空气中具有放射活性的地区,以及在搬运、贮存或使用超过规定量的放射物质时,都应严格按规定设置明显的警告标志或卷标。在所有高辐射区都要有控制设施,使进入者可能接受的剂量减少至每小时 1m Sv(毫西弗)以下,并设置明显的警戒信号装置。在发生紧急事故时,需要所有人立即安全撤离,设置自动报警系统,使所有可能受到紧急事故影响的人都能听到。[注:西弗(Sv)用来衡量辐射对生物组织的伤害(剂量当量),定义为 $1Sv=1J$(辐射能量)$/kg$]

案例6-1 某辐照技术公司辐射事故

2016年7月某日17:00左右,天津某辐照技术有限公司临时外聘的两名电机维修人员对辐照室外电机进行维修,在公司工作人员就餐间歇期间(加速器停运),两名电机维修人员进入辐照室。17:35该公司操作工郭某某就餐完毕后未进行安全巡检即启动电子加速器,造成两名电机维修人员受到照射,该公司随即将两名受照射人员送往北京307医院诊治。事故发生后,天津市环保部门立即启动了核与辐射事故应急预案,市、区环保局人员及时赶到现场进行调查处理。

经调查,该公司安全生产意识淡薄。《放射性同位素与射线装置安全和防护条例》明确规定:"生产、销售、使用放射性同位素和射线装置的单位,应当对直接从事生产、销售、使用活动的工作人员进行安全和防护知识教育培训,并进行考核;考核不合格的,不得上岗。"操作工郭某某未取得辐射安全培训证书却操作加速器,属无证操作;在辐照室不工作且工作人员均外出就餐的情况下未对货物通道门上锁,使辐照室的各项安全措施处于失控和无人值守状态,说明该公司对安全工作没有引起足够的重视。同时该公司安全制度不落实,公司虽然制定了安全操作规程,但操作人员启动电子加速器前未对辐照室进行安全巡检,安全制度和操作规程形同虚设。

依据《放射性同位素与射线装置安全和防护条例》规定,市环保部门责令该辐照技术有限公司停止辐照作业,并依法向该公司下达了行政处罚决定书,责令该单位立即改正违法行为,并处人民币20万元罚款,吊销该单位《辐射安全许可证》。

案例6-2　　日本福岛核事故

2011年3月11日，日本东北太平洋地区发生里氏9.0级地震，继发生海啸，该地震导致福岛第一核电站、福岛第二核电站受到严重的影响。

福岛核电站位于北纬37°25′14″，东经141°2′，地处日本福岛工业区。它是当时世界上最大的在役核电站，由福岛第一核电站、福岛第二核电站组成，共10台机组（一站6台，二站4台）。

2011年3月12日，日本经济产业省原子能安全和保安院宣布，受地震影响，福岛第一核电厂的放射性物质泄漏到外部。

2011年4月12日，日本原子力安全保安院（NISA）根据事故发生后向环境释放放射剂量将福岛核事故等级定为核事故最高分级7级（特大事故），与切尔诺贝利核事故同级。

[事故进程] 在日本标准时间2011年3月11日14时46分，日本发生了9.0级大地震，震源深度约25公里（15英里），震中位于仙台以东130公里（81英里）的海域，在东京东南约372公里。这次地震造成东北海岸四个核电厂的共11个反应堆自动停堆。地震引发了海啸，海啸浪高超过福岛第一核电厂的厂址标高14m（45英尺）。此次地震和海啸对整个日本东北部造成了重创，约20000人死亡或失踪，成千上万的人流离失所，并对日本东北部沿海地区的基础设施和工业造成了巨大的破坏。

地震发生之前，福岛第一核电厂6台机组的中1、2、3号处于功率运行状态，4、5、6号机组在停堆检修。地震导致福岛第一核电厂所有的厂外供电丧失，三个正在运行的反应堆自动停堆，应急柴油发电机按设计自动启动并处于运转状态。地震引起的第一波海啸浪潮在地震发生后46min抵达福岛第一核电厂。海啸冲破了福岛第一核电厂的防御设施，这些防御设施的原始设计能够抵御浪高5.7m的海啸，而当天袭击电厂的最大浪潮达到约14m。海啸浪潮深入到电厂内部，造成除一台应急柴油发电机之外的其他应急柴油发电机电源丧失，核电厂的直流供电系统也由于受水淹而遭受严重损坏，仅存的一些蓄电池最终也由于充电接口损坏而导致电力耗尽。第一核电厂所有交、直流电丧失。

海啸及其夹带的大量废物对福岛第一核电厂现场的厂房、门、道路、储存罐和其他厂内基础设施造成重大破坏。现场操作员面临着电力供应中断、反应堆仪控系统失灵、厂内厂外的通信系统受到严重影响等未预计到的灾难性情况，只能在黑暗中工作，局部位置变得人员不可到达。事故影响超出了电厂设计的范围，也超出了电厂严重事故管理指南所针对的工况。

由于丧失了把堆芯热量排到最终热阱的手段，福岛第一核电厂1、2、3号机组在堆芯余热的作用下迅速升温，锆金属包壳在高温下与水作用产生了大量氢气，随后引发了一系列爆炸：

2011年3月12日15：36，1号机组燃料厂房发生氢气爆炸；

2011年3月14日11：01，3号机组燃料厂房发生氢气爆炸；

2011年3月15日6：00，4号机组燃料厂房发生氢气爆炸。

爆炸对电厂造成进一步破坏，使操作员面临的情况更加严峻和危险，现场的抢险救灾工作愈加困难。现场操作员采取的干预措施主要包括利用汽车电瓶、小型发电机和消防泵等，尝试部分恢复电源和供水，以读取电厂关键安全参数、实施反应堆冷却剂系统卸压、实施压力容器卸压、冷却反应堆堆芯和乏燃料水池。由于现场工作环境非常恶劣，许多抢险救灾工作往往以失败告终。现场淡水资源用尽后，东京电力公司分别于3月12日20：20、3月13日13：12、3月14日16：34陆续向1、3、2号机组堆芯注入海水，以阻止事态的进一步恶化。3月25日，福岛第一核电厂建立了淡水供应渠道，开始向所有反应堆和乏燃料池注入淡水。

复习思考题

1. 什么是电离辐射、非电离辐射？
2. 非电离辐射的种类有哪些？电离辐射的种类有哪些？
3. 射频电磁场对机体的影响因素有哪些？
4. 射频辐射的防护措施有哪些？
5. 电离辐射的生物效应包括哪几个发展阶段？
6. 影响电离辐射损伤的因素有哪几方面？
7. 电离辐射的防护手段有哪些？

第七章 个体防护

学习目标

本章主要掌握个体防护用品的类型和适用范围，劳动防护用品的选择原则和劳动防护用品的正确使用。通过学习个体防护，强化健康劳动的意识。

个体防护用品是指劳动者在职业活动中为防御各种职业有害因素伤害人体而穿戴和配备的各种物品的总称。个体防护用品是劳动保护的重要措施之一，是生产过程中不可缺少的、必备的防护手段。对任何生产活动都必须预先分析可能发生的危险及意外事故，并充分估计作业人员所需的个体防护。对于危险性生产作业，当不能用工程控制措施（如隔离、密闭、通风、替代或技术革新）控制时，为避免发生人身事故，必须佩戴必要的防护器具。

第一节 个体防护用品的类型

个体防护用品按其防护部位的不同，可分为头面部防护、眼部防护、呼吸器官防护、听觉器官防护、躯干防护、手部防护、足部防护、防坠落用品和护肤用品等。

各种防护用品的生产都必须经国家指定的技术部门鉴定，符合安全卫生技术标准并发给许可证后方可生产。产品需由制造厂的技术检验部门检验，每个产品都应有合格证。

一、呼吸防护用品

呼吸防护用品包括防尘口罩、防尘面罩、防毒面具、空气呼吸器等。由于各种防护用品的构造和性能不同，在使用时必须根据作业场所的危险性加以选择。选择的基本依据如下：

① 需加防护的物质名称及其理化性质和毒性。

② 对人体健康或生命能否在短时间内造成伤害，对于有急性中毒危险的场所，能否提供完全可靠的呼吸保护。

③ 佩戴方便，人员活动不受限制，保证粉尘、毒物污染或者缺氧环境中劳动者能正常呼吸。

1. 自吸过滤式防尘口罩

自吸过滤式防尘口罩适用于发生矿物性粉尘的作业场所，是为预防尘肺等危害而佩戴的一种器具。按其阻尘率大小，分为四类：第一类阻尘率≥99%；第二类阻尘率≥95%；第三类阻尘率≥90%；第四类阻尘率≥85%。防尘口罩的选用要求如表7-1所示。

表 7-1　防尘口罩的选用要求

项目	要求条件
阻尘率	阻尘率高,尤其是在含有游离二氧化硅的场所,要求采用高效能的器具,阻尘率应在 90% 以上
吸气阻力	要求吸气阻力小
品质	质量小,从使用人的体力和劳动强度考虑,适宜作业中使用的质量应在 150g 以下
作业环境	作业强度大,呼吸量增加,通气阻力应当小
视野	应尽量不缩小周边视野,口罩下方视野应不小于 65°,即妨碍下方视野不大于 10°(正常为 75°)
粉尘种类	含有游离二氧化硅及其他有害粉尘的场所,必须用高效率口罩

2. 通风面罩（长管式面具）

通风面罩适用于含粉尘、有毒气体、蒸汽及其他浮游微粒的场所。其通风方式有使用压缩空气、使用送风机以及通过长管将外部新鲜空气引入三种类型。通风面罩的阻尘率可在 95% 以上,对细微尘的阻尘率略低。

使用通风面罩的送风量,应根据季节和作业强度的不同加以选择,通常采用的范围为 150~230L/min。使用自吸式长管面具时,应根据人正常呼吸所需的空气量及气管的阻力,确定适宜的长度。

3. 防毒面具

防毒面具是利用滤毒罐吸收空气中的有害物质的一种过滤式面具,适用于有毒气体、蒸汽、烟雾、放射性灰尘和细菌的作业场所,为保护呼吸器官、眼睛、脸部及皮肤免受伤害而佩戴的防护面具。各种面具的面罩按头型的大小分为不同型号,使用防毒面具应根据头型大小,选择适当的型号。佩戴时,面罩的边缘应与头部密合并无压痛感。

使用防毒面具必须注意作业场所空气中的氧含量。各种面罩和口罩仅适用于空气中氧含量在 18% 以上的场所。低于 18% 的场所,应使用长管式防毒面具或氧气呼吸器。

4. 空气呼吸器

压缩空气由高压气瓶经高压接头进入减压器,减压器将输入压力转为中压后经中压接头输入供气阀。吸气时在负压作用下经供气阀洁净空气以一定的流量进入人员肺部；当呼气时,供气阀停止供气,呼出气体经面罩上的呼气活门排出。这样形成了一个完整的呼吸过程。

根据呼吸过程中面罩内的压力与外界环境压力间的高低,空气呼吸器可分为正压式和负压式两种。呼吸过程中,面罩内压力始终比外界环境压力稍高的,属正压式。面罩内压力在吸气时比外界环境压力稍低的,属负压式。

正压式空气呼吸器在呼吸的整个循环过程中,面罩内始终处于正压状态,因而,即使面罩略有泄漏,也只可能是面罩内的气体向外泄漏,而面罩外的染毒气体则不会向面罩内泄漏,因此具有比负压式空气呼吸器高得多的安全性。而且正压式空气呼吸器可按佩戴人员的呼吸需要来控制供给气量的多少,实现按需供气,使人员呼吸更为舒畅。基于上述优点,正压式空气呼吸器已在世界各国广泛使用。

二、头面部防护用品

头面部防护用品主要有安全帽和面罩。安全帽的功能是保护劳动者免受飞来或落下物体的伤害。根据使用要求，安全帽分为普通型安全帽、矿工安全帽、电工安全帽等类型。

普通塑料制安全帽，能承受 3m 高度 3kg 钢球自由坠落的冲击力，并有耐酸、耐碱、耐油及各种化学试剂的功能，适用温度范围在 $-20\sim80℃$。矿工帽应能装置矿灯，并具有良好的绝缘性能。电工安全帽应能耐冲击和耐电击，在耐电试验水槽内，加压 20kV、1min，应不击穿。

防护面罩有有机玻璃面罩、防酸面罩、大框送风面罩几种类型。有机玻璃面罩能屏蔽放射性的 α 射线、低能量的 β 射线，防护酸碱、油类、化学液体、金属液、铁屑、玻璃碎片等飞溅而引起的对面部的损伤和辐射热引起的灼伤。防酸面罩是接触酸、碱、油类物质等作业用的防护用品。大框送风面罩为隔离式面罩，用于防护头部各器官免受外来有毒害气体、液体和粉尘的伤害。其工作原理是压缩空气由橡皮管送入面罩，面罩内空气压力大于外界压力，多余的气体由单向排气阀排出面罩外，外部的有毒气体由于压力低而不能进入，从而起到防护作用。

三、听觉防护用品

能够防止过量的声能侵入外耳道，使人耳避免噪声的过渡刺激，减少听力损失，预防由噪声对人体引起的不良影响。听觉防护用品主要有耳塞、耳罩和防噪声头盔三大类。

硅橡胶耳塞，其形状与使用者的外耳道完全吻合，具有较高的隔声量和良好的舒适度。材料无毒、表面光滑、能耐高温。隔声值为 32～34dB（A）。对于强噪声环境中工作的人员有显著的听力保护效果。防声棉耳塞是由超细玻璃经化学软化处理制成的。防噪声耳塞是用软橡胶或软塑料制成的，这种耳塞的优点是体积小、隔声量大，但应注意佩戴合适，否则会引起不适。耳塞适于在一些以高频声为主的工作场所使用。

防噪声耳罩是把整个耳郭全部密封起来的护耳器。由耳罩外壳、密封衬圈、内衬吸声材料和弓架四部分组成。耳罩外壳由硬质材料制成，以隔绝外来声波的侵入。内衬吸声材料可以吸收罩内的混响声。在罩壳与颌面接触的一圈，用软质材料，如泡沫塑料、海绵橡胶等做成垫圈。

防噪声头盔隔声量大，并可减少声音通过颅骨传导引起内耳损伤，对头部还有防震和保护作用。其缺点是笨重，透气性较差。通常只在强噪声条件下和需要多种防护的场合使用。

四、躯干防护用品

躯干防护用品又称防护服。适用于需要保温、防水、防化学腐蚀、阻燃、防静电、防射线等工作场所。对防护服的基本要求是能有效地保护身体，以适应环境条件和作业活动的需要，而且应穿着方便、安全、耐用、卫生。

1. 防护服的选择

在选择工作服时，应考虑到衣料的耐酸碱性、燃烧特性及带静电特性。

在接触酸碱的作业中，应选择耐酸碱性纤维，以利于阻止酸碱附着皮肤而引起化学灼伤，各类纤维的耐酸碱性如表 7-2 所示。

表 7-2 各类纤维的耐酸碱性

纤维	耐酸性	耐碱性
绢丝	在浓酸中溶解	不耐
羊毛	在热硫酸中分解,可耐其他酸	不耐弱碱,易收缩
棉纱	在冷稀酸中无变化,在热稀酸或冷浓酸中分解	遇碱膨胀,强度减弱
麻	比棉纱强	比棉纱弱
黏胶纤维	在热稀酸或冷浓酸中分解	在浓碱中膨胀,强度减弱
醋酸纤维	在浓的强酸中分解	遇强碱后碱化成再生纤维素
尼龙-66	在5%盐酸中煮沸分解,在其他酸中稍有作用	在热弱碱及冷浓碱中均分解
聚乙烯	很强	很强
维尼龙	在硫酸、盐酸(4%~5%)中2天内发生变化	在弱碱、强碱中均安定,并与温度、浓度无关
涤纶	可耐大部分无机酸	耐弱酸,与强碱起缓慢作用

在有很强辐射热及有外露火焰的作业场所,必须考虑衣料遇热燃烧的危险。由化学纤维制作的工作服,在作业中由于纤维摩擦而产生静电,静电放电火花可引起易燃物、可燃气体或易挥发溶剂的燃烧和爆炸。在处理上述物质的作业中,应禁止穿易产生静电的纤维织物。

一些特殊作业需要特种防护服。微波屏蔽大衣是防止微波辐射对人体伤害的专用防护用品,由导电性良好的导电布制成。由于导电布对微波具有反射性能,从事微波作业的人员穿上屏蔽大衣后,有效地反射外来的微波,从而达到防护的目的。

铝箔隔热服是从事热处理、金属冶炼、玻璃、搪瓷等作业的人员,为防止高温辐射灼伤的隔热防护服,它具有良好的耐高温和防辐射热性能。根据需要,可制成工作服、反单、套袖、手套、脚盖等样式。

2. 密闭空间使用的防护服

(1) 个体防护用品分级　分为四级,分别表述为 A、B、C、D。

A 级:可对周围环境中的气体与液体提供最完善的保护。它是一套完全封闭的、防化学品的服装、手套及靴子,以及一套隔绝式(携气式、供气式)呼吸防护装置。全封闭气体防护服可与供气装置并用。

B 级:在有毒气体对皮肤危害不严重时,仅用于呼吸防护。与 A 级不同,它包括一套不封闭的、防溅洒的、抗化学品的服装,它可以对液体提供如 A 级一样的保护,但不是封闭的。液体防护服,可与供气装置并用。

C 级:它包括一种防溅洒的服装、配有面部完全被覆盖的过滤式防护装置。液体或微粒连体防护服,可与过滤式防护面罩并用。

D 级:仅限于衣裤相连的工作服或其他工作服、靴子及手套。防污物连体防护服。

(2) 各级防护用品的适用范围

A 级:IDLH(立即威胁生命和健康)环境,缺氧;同时存在呼吸和皮肤吸收危害;存在高浓度气体、蒸气;存在大量有害气体,有受飞溅甚至浸入的可能;接触未知化学物质(纯品或混合物)。

B 级:接触性质和浓度已知的有害物质;对皮肤无害和不经皮肤吸收的气体;呼吸性IDLH 环境。

C 级:低于 IDLH 环境;对皮肤无害和不经皮肤吸收的气体。

D 级:无呼吸防护需求;无液体飞溅、浸入和接触有害物质的可能。

五、手部防护用品

主要为防切割、防腐蚀、防渗透、隔热、绝缘、保温、防滑等手套。适用于：可能接触尖锐物体或粗糙表面时，防切割；可能接触化学品时，选用防化学腐蚀、防化学渗透的防护用品；可能接触高温或低温表面时，做好隔热防护；可能接触带电体时，选用绝缘防护用品。手套材料的主要种类及用途如表7-3所示。

表7-3　手套材料的主要种类及用途

材料	用途
皮革	摩擦、防热
PVC	防摩擦、防水和有限的化学品防护能力
橡皮	防油、防漆
布或尼龙	手工操作
橡胶	电绝缘工作
金属夹片	防切割

六、足部防护用品

足部防护用品是防止职业活动中有害物质和能量损害劳动者足部的护具，通常人们称为劳动防护鞋。适用于：可能发生物体砸落的地方；可能接触化学液体的作业环境；可能接触油滑或湿滑表面；需要注意防火花或绝缘的特定环境。

足部防护用品按照防护功能分为防尘鞋、防水鞋、防寒鞋、防冲击鞋、防静电鞋、防高温鞋、防酸碱鞋、防油鞋、防烫鞋、防滑鞋、防穿刺鞋、电绝缘鞋、防震鞋13类，每类鞋根据材料又能分为许多种。

七、眼部防护用品

有防护眼镜、眼罩或面罩。适用于：存在粉尘、气体、蒸汽、雾、烟或飞屑刺激眼睛或面部时，佩戴安全眼镜、防化学物眼罩或面罩（需整体考虑眼睛和面部同时防护的需要）；焊接作业时，佩戴焊接防护镜和面罩。

八、护肤用品

护肤用品用于防止皮肤（主要是面、手等外露部分）免受化学、物理等因素的危害。按照防护功能分为防毒、防腐、放射线、防油漆及其他类。

九、防坠落用品

适用于高处作业。这类用品主要有安全带和安全网。安全带按使用方式分为围杆安全带、悬挂登攀安全带。安全网分为立网和平网。

第二节　劳动防护用品的选择原则

劳动防护用品品种繁多，涉及面广，正确选用是保证生产者的安全与健康的前提。

《中华人民共和国安全生产法》规定："生产经营单位必须为从业人员提供符合国家标准

或者行业标准的劳动防护用品,并监督、教育从业人员按照使用规则佩戴、使用。"

《中华人民共和国职业病防治法》规定:"用人单位必须为劳动者提供个人使用的职业病防护用品。"

《用人单位劳动防护用品管理规范》明确了劳动防护用品选择的基本原则。

① 用人单位应按照规范的识别、评价、选择的程序,结合劳动者作业方式和工作条件,并考虑其个人特点及劳动强度,选择防护功能和效果适用的劳动防护用品。

a. 接触粉尘、有毒、有害物质的劳动者应当根据不同粉尘种类、粉尘浓度及游离二氧化硅含量和毒物的种类及浓度配备相应的呼吸器、防护服、防护手套和防护鞋等。具体可参照《呼吸防护 自吸过滤式防颗粒物呼吸器》(GB 2626—2019)、《呼吸防护用品的选择、使用与维护》(GB/T 18664—2002)、《防护服装 化学防护服的选择、使用和维护》(GB/T 24536—2009)、《手部防护 防护手套的选择、使用和维护指南》(GB/T 29512—2013)和《个体防护装备 足部防护鞋(靴)的选择、使用和维护指南》(GB/T 28409—2012)等标准。

b. 接触噪声的劳动者,当暴露于 80dB(A)$\leqslant L_{EX,8h} < 85$dB(A)的工作场所时,用人单位应当根据劳动者需求为其配备适用的护听器;当暴露于 $L_{EX,8h} \geqslant 85$dB(A)的工作场所时,用人单位必须为劳动者配备适用的护听器,并指导劳动者正确佩戴和使用。具体可参照《护听器的选择指南》(GB/T 23466—2009)。

c. 工作场所中存在电离辐射危害的,经危害评价确认劳动者需佩戴劳动防护用品的,用人单位可参照电离辐射的相关标准及《个体防护装备配备规范》(GB/T 39800.1—2020)为劳动者配备劳动防护用品,并指导劳动者正确佩戴和使用。

d. 从事存在物体坠落、碎屑飞溅、转动机械和锋利器具等作业的劳动者,用人单位还可参照《个体防护装备选用规范》、《头部防护 安全帽选用规范》(GB/T 30041—2013)和《坠落防护装备安全使用规范》(GB/T 23468—2009)等标准,为劳动者配备适用的劳动防护用品。

② 同一工作地点存在不同种类的危险、有害因素的,应当为劳动者同时提供防御各类危害的劳动防护用品。需要同时配备的劳动防护用品,还应考虑其可兼容性。

劳动者在不同地点工作,并接触不同的危险、有害因素,或接触不同的危害程度的有害因素的,为其选配的劳动防护用品应满足不同工作地点的防护需求。

③ 劳动防护用品的选择还应当考虑其佩戴的合适性和基本舒适性,根据个人特点和需求选择适合号型、式样。

④ 用人单位应当在可能发生急性职业损伤的有毒、有害工作场所配备应急劳动防护用品,放置于现场临近位置并有醒目标识。

用人单位应当为巡检等流动性作业的劳动者配备随身携带的个人应急防护用品。

根据作业环境和性质来确定作业类别,选用个人防护用品,见表7-4。

表7-4 根据作业类别选用个人防护用品

作业类别名称	不可使用的防护用品	必须使用的防护用品	可考虑使用的防护用品
易燃易爆(如易挥发、易燃液体及化学品,可燃性气体)场所作业	的确良、尼龙等着火焦结的衣物,聚氯乙烯塑料鞋、底面钉铁件的鞋	棉布工作服、防静电工作服、防静电鞋	
可燃性粉尘(如铝镁粉、可燃性化学物粉尘等)场所作业	的确良、尼龙等着火焦结的衣物,聚氯乙烯塑料鞋、底面钉铁件的鞋	棉布工作服、防毒口罩	防静电工作服、防静电鞋

续表

作业类别名称	不可使用的防护用品	必须使用的防护用品	可考虑使用的防护用品
高温作业(如熔炼、浇注、热轧、锻造、炉窑作业)	的确良、尼龙等着火焦结的衣物,聚氯乙烯塑料鞋	白帆布类隔热、耐高温鞋,防强光、紫外线、红外线护目镜或面罩、安全帽等	镀反射膜隔热服、披肩、帽、鞋罩、围裙、套袖等
低温作业(如冰库作业)	底面钉铁件的鞋	防寒服、防寒手套、防寒鞋	防寒帽、防滑鞋
低压带电作业(如低压设备或低压线路带电维修)		绝缘手套、绝缘鞋	安全帽、防异物伤害护目镜
高压带电作业(如高压设备或高压线路带电维修)		绝缘手套、绝缘鞋、安全帽	防异物伤害护目镜、等电位工作服
吸入性气相毒物(如氯乙烯、氯气、一氧化碳、光气、硫化氢、汞等)作业		防毒口罩	有相应滤毒罐的防毒面罩、空气呼吸器
吸入性气溶胶毒物(如铝、铬、铍、锰、镉等有毒金属及其化合物的烟雾和粉尘)作业、高毒农药气溶胶、沥青烟雾、矽尘、石棉尘及其他有害物的动(植)物性粉尘作业		防毒口罩、防尘口罩、护发帽	防化学液眼镜、有相应滤毒罐的防毒面罩、防毒工作服、防毒手套
沾染性毒物(如有机磷农药、有机汞化合物、苯和苯的三硝基化合物、苯胺、酚氯、联苯、放射性物质)作业		防化学液眼镜、防毒口罩、防毒工作服、防毒手套、防护帽	有相应滤毒罐的防毒面罩、空气呼吸器、护肤剂
生物性毒物作业〔如有毒性动(植)物养殖,生物毒素培养制剂,带菌或含有生物毒素的制品加工处理,腐烂物品处理,防疫检验〕		防毒口罩、防毒工作服、防毒手套、防护帽、防异物伤害护目镜	有相应滤毒罐的防毒面具、护肤剂
腐蚀性(如溴、硫酸、硝酸、氢氟酸、液体强碱、重铬酸钾、高锰酸钾)作业		防化学液眼镜、防毒口罩、防酸碱工作服、耐酸碱手套、耐酸碱鞋、护发帽	空气呼吸器
脏污作业(如炭黑、染色、油漆、有关的卫生工作)		防尘口罩、护发帽、一般工作服、披肩、头罩、鞋罩、围裙、套袖等	护肤剂
恶味作业(如熬胶、恶臭物质处理与加工)		一般工作服	空气呼吸器、护肤剂、护发帽
密闭场所(如密闭的罐体、房舱、孔道或排水系统、窑炉、存放耗氧器具的密闭空间)作业		空气呼吸器	
噪声作业(如风钻、风机、气锤、铆接、冷作敲打等)			耳塞、耳罩
强光(如弧光、电弧光、炉窑)作业		防强光、紫外线、红外线护目镜或面罩	
激光作业(如激光加工金属、激光焊接、激光测量、激光通信、激光治疗)		防激光护目镜	
荧光作业(如计算机操作、电视机调试)			护目镜、防低能辐射服
微波作业(如微波机调试、微波发射、微波加工与利用)			防微波服、防微波护目镜

续表

作业类别名称	不可使用的防护用品	必须使用的防护用品	可考虑使用的防护用品
射线作业（如放射性矿物开采选矿、冶炼、加工、核废料或核事故处理、放射性物质使用、X射线检测）		防射线护目镜、防射线服	
高处作业（如建筑安装、架线、高崖作业、高楼清洗悬吊、货物堆垒）	底面钉铁件的鞋	安全帽、安全带	防滑工作鞋
有物体坠落、撞击作业（如建筑安装、冶金、采矿、钻探、造船、起重、森林采伐）		安全帽、防砸工作鞋	
有碎屑飞溅的作业（如破碎、锤击、铸件切削、砂轮打磨、高压流体清洗）		防异物伤害护目镜、一般工作服	
操纵转动机械（如机床传动机械及传动带）		手套	护发帽、防异物伤害护目镜
接触使用锋利器具（如金属加工、打毛清边、玻璃装配与加工）		一般工作服	防割手套、防砸安全鞋、防刺穿鞋
底面存在尖利器物的作业（如森林作业、建筑工地）		防刺穿鞋	
手持振动机械作业（如风钻、风铲、油锯）		减振手套	
全身振动作业		减振鞋	
人工搬运（如人力抬、扛、搬移）	底面钉铁件的鞋	防滑手套	防滑工作鞋、防砸工作鞋

第三节 劳动防护用品的采购、发放、培训及使用

个体防护用品在预防职业性有害因素的综合措施中，属于三级预防中的一级预防。个体防护用品在使用中，要真正让它发挥作用，保护作业者免受职业危害因素的伤害，达到保护作业者的安全与健康的目的。

用人单位应当根据劳动者工作场所中存在的危险、有害因素种类及危害程度、劳动环境条件、劳动防护用品有效使用时间制定适合本单位的劳动防护用品配备标准。

原国家经贸委颁布了《劳动防护用品配备标准（试行）》（国经贸安全［2000］189号），规定了国家工种分类目录中的116个典型工种的劳动防护用品配备标准，可供制定单位劳动防护用品配备标准时参考。

一、用人单位劳动防护用品的采购

根据本单位的劳动防护用品配备标准制订采购计划，购买符合标准的合格产品，查验并保存劳动防护用品检验报告等质量证明文件的原件或复印件。

二、劳动防护用品的发放

用人单位应当按照本单位制定的配备标准发放劳动防护用品,并作好登记。

每种防护品有不同的型号,因此,每个劳动者要正确选择适合自己的防护用品。

用人单位发放劳动防护用品的具体责任为:

① 用人单位应根据工作场所中的职业危害因素及其危害程度,为从业人员免费提供符合国家规定的劳动防护用品,不得以货币或其他物品替代。

② 用人单位应教育从业人员,按照劳动防护用品的使用规则和防护要求正确使用劳动防护用品,使职工做到"三会":会检查可靠性,会正确使用,会正确维护保养。用人单位应定期进行监督检查。

③ 用人单位应按照产品说明书的要求,及时更换、报废过期和失效的劳动防护用品。

④ 用人单位应建立健全劳动防护用品的购买、验收、保管、发放、使用、更换、报废等管理制度和使用档案,并进行必要的监督检查。

此外,用人单位在发放劳动防护用品的过程中,还应注意以下问题。

"劳防手套"的发放。帆布、纱、绒、皮、橡胶、塑料、乳胶等材质制成的手套统称为"劳防手套",用人单位应根据劳动者在作业中防割、磨、烧、烫、冻、电击、静电、腐蚀、浸水等伤害的实际需要,配备不同防护性能和材质的手套。

防毒护具的发放。防毒护具的发放应根据作业人员可能接触毒物的种类,准确地选择相应的滤毒罐(盒),每次使用前应仔细检查是否有效,并按国家标准规定,定时更换滤毒罐(盒)。

绝缘手套和绝缘鞋的发放。绝缘手套和绝缘鞋除按期更换外,还应做到每次使用前做绝缘性能的检查和每半年做一次绝缘性能复测。

眼部护具的发放。对眼部可能受铁屑等杂物飞溅伤害的工种,使用普通玻璃镜片受冲击后易碎,会引起佩戴者眼睛间接受伤,必须佩戴防冲击眼镜。

噪声防护用品的发放。用人单位可根据作业场所噪声的强度和频率,为作业人员配备耳塞、耳罩和防噪声头盔。

高处作业护具的发放。建筑、桥梁、船舶、工业安装等高处作业场所必须按规定架设安全网,作业人员根据不同的作业条件合理选用和佩戴相应种类的安全带。

生产管理、调度、保卫、安全检查以及实习、外来参观者等有关人员,应根据其经常进入的生产区域,配备相应的劳动防护用品。

在生产设备受损或失效时,有毒有害气体可能泄漏的作业场所,除对作业人员配备常规劳动防护用品外,还应在现场醒目处放置必需的防毒护具,以备逃生、抢救时应急使用。用人单位还应有专人和专门措施,使其处于良好待用状态。

三、劳动防护用品的培训与使用

首先,用人单位应当对劳动者进行劳动防护用品的使用、维护等专业知识的培训,教育并督促劳动者在使用劳动防护用品前,对劳动防护用品进行检查,确保防护功能正常。

其次,用人单位应当定期对劳动防护用品的使用情况进行检查,确保劳动者正确使用。

使用者和主管必须了解劳动防护用品正确的使用方法、使用限制及必要的保养方法。如佩戴空气呼吸器时,如何开气瓶阀,如何观察气压,在何时必须离开现场,以免空气用尽发生窒息现象。做到经常清洁、检查和维护，确保防护用品始终处于可以使用的状态。

1. 劳动防护用品使用的一般要求

使用劳动防护用品的一般要求如下。

① 劳动防护用品使用前应首先做一次外观检查。检查的目的是确认防护用品对危险有害因素防护效能的程度。检查的内容包括外观有无缺陷或损坏，各部件是否齐全、组装是否严密，启动是否灵活等。

② 劳动防护用品的使用必须在其性能范围内，不得超极限使用。

③ 严格按照使用说明书的要求正确使用劳动防护用品。

2. 使用期限

劳动防护用品的使用期限是由多方面因素确定的，与作业场所环境状况、劳动防护用品使用频率，劳动防护用品自身材质等有密切关系。一般来说，使用期限应考虑以下三原则。

（1）腐蚀作用程度　根据不同作业对劳动防护用品的磨损可划分为重磨蚀作业、中磨蚀作业和轻磨蚀作业。腐蚀作业程度反映作业环境和工种使用状况。

（2）受损耗情况　根据劳动防护用品的防护功能降低的程度可分为易受损耗、中等受损耗和强制性报废。受损耗情况反映护品防护性能情况。

（3）耐用性能　根据使用周期可分为耐用、中等耐用和不耐用。耐用性能反映劳动防护用品材质状况，如用耐高温阻燃纤维织物制成的阻燃防护服，要比用阻燃剂处理的阻燃织物制成的阻燃防护服耐用。使用期限可以参考表 7-5。

表 7-5　使用期限参考表

受损耗情况	磨蚀作业程度	耐用性能	使用期限/月
易受损耗	重磨蚀 中磨蚀 轻磨蚀	耐用 中等耐用 不耐用	0.5～3
中等受损耗	重磨蚀 中磨蚀 轻磨蚀	耐用 耐用 耐用	18～24 24～36 36～48
	重磨蚀 中磨蚀 轻磨蚀	中等耐用 中等耐用 中等耐用	12～18 18～24 24～36
	重磨蚀 中磨蚀 轻磨蚀	不耐用 不耐用 不耐用	6～9 9～12 12～24
强制性报废	重磨蚀 中磨蚀 轻磨蚀	耐用 耐用 耐用	24～36 36～48 48～60
	重磨蚀 中磨蚀 轻磨蚀	中等耐用 中等耐用 中等耐用	18～20 24～36 36～48
	重磨蚀 中磨蚀 轻磨蚀	不耐用 不耐用 不耐用	12～18 18～24 24～36

3. 定期报废

劳动防护用品符合下述条件之一时，应予报废，不得作为劳动防护用品使用。

① 不符合国家标准或行业标准或地方标准。

② 未达到上级劳动保护安全监察机构根据有关标准和规程所规定的功能指标。

③ 在使用或保管贮存期内遭到损坏或超过有效使用期，经检验未达到规定的有效防护功能最低指标。

案例7-1　某化工厂对氯苯胺急性中毒事故

[工艺流程] 由对硝基氯苯加铁粉、水、盐酸后经还原反应产生对氯苯胺。反应后在还原分离桶内尚有少许铁泥要用铁锹铲出。

[经过] 某化工厂事故当日凌晨0时30分，甲（男，40岁）、乙（男，24岁）两名工人开始从分离桶内铲铁泥，由于天气冷，铁泥结块，至凌晨3点时，工人开始向分离桶内冲水蒸气，并将铁泥铲出。此时有大量对氯苯胺气体逸出，车间虽备有个人防护用品，但劳动者均未佩戴。早晨5时30分，2名工人感觉头痛、恶心、胸闷、口唇及手指青紫，才停止工作，到上午8时就诊，诊断为急性对氯苯胺中毒。

[事故分析] 清洁分离桶（铲铁泥）时加入水蒸气，与铁泥反应产生有毒有害气体。

案例7-2　某化肥厂检修锅炉发生一氧化碳急性中毒事故

[经过] 某化肥厂事故当日9时，检修工人甲未戴防毒面具，下到废热锅炉中检修，约2min后昏倒，同组乙未戴防毒面具下去救人，将甲送上炉筒外后即昏倒，同组丙试图拉甲的安全带营救未果，立即叫人来抢救，待救出时甲、乙二人已经死亡，诊断为一氧化碳急性中毒。

[事故分析] 该锅炉内有有毒有害气体一氧化碳残留，氧气被置换，导致缺氧。锅炉属于密闭设备，未按照密闭空间管理程序进行管理，救援不良。

案例7-3　某油脂加工厂清洗油渣池发生硫化氢急性中毒事故

[经过] 某油脂厂事故当日上午9时，该厂甲、乙对本厂油料残渣腐化1号池进行抽水清洗，10时20分因抽水泵发生堵塞，甲下井疏通，约2min后昏倒在井下，乙见状大呼救人，即下池救人也倒下，随后又有3人陆续下井救人，分别昏倒在池下。本次事故中有5人硫化氢中毒，其中1人死亡。

[事故分析] 硫化气浓度严重超标，现场没有配备硫化氢报警装置；操作人员和救援人员没有个人防护设施；油渣池属于地下密闭空间，未按照密闭空间管理程序进行管理，救援不良。

案例7-4　某化工厂清洗配酸槽发生氰化物急性中毒事故

[经过] 某化工厂事故当日下午3时30分，工段长令4名工人注水清洗配酸槽，平时清洗操作为上口注水，底部放水，因槽坏，底部放水不尽，故操作人员进入槽内用塑料桶提水清洗。辅助工甲（男，44岁，外厂输出工，进厂2个月）戴送风头盔入槽，因未接压缩空气，感到气闷即出槽休息，但因塑料桶和抹布遗留在槽内，故甲再次返槽，这次未戴头盔，入槽即电击样死亡。现场抢救时另一职工也发生中毒。当晚9时30分，经该市某区卫生防疫站现场采样检测，配酸槽内氰化物严重超标。

[事故分析] 工人在清洗配酸槽时，严重违反操作规程，未经厂部审批，未做好防护准备即入槽操作，直接导致中毒死亡事故的发生。

案例7-5　某溶剂厂清理中和池发生乙腈急性中毒事故

[工艺流程] 先用碳酸钠中和酸性乙腈，放入中和池内用无水氯化钙脱水，再放进反应锅内蒸馏成乙腈。中和池深1.7m，口径宽1.5m，埋于地下，口敞开。

[经过] 事故当日下午1时30分至2时30分，操作工甲（男，48岁）进入中和池中，用铲将乙腈与无水氯化钙混合残渣铲入桶中，再拎出地面，其间曾于1时45分出来休息15min。3时左右出现恶心、呕吐、抽搐，立即送医院救治但无效身亡。

[事故分析] 该厂工艺流程存在严重安全隐患，中和池无通风排毒设施，也未制定安全操作规程，加上事故受害者甲缺乏正确的安全防范知识，在高浓度乙腈中和池中操作，虽然脚穿胶套鞋，手戴橡胶手套，但只戴普通纱布口罩，导致经呼吸道吸入大量乙腈而中毒。

案例7-6　某地下防水涂料施工区发生苯等有机溶剂中毒事故

[经过] 某地下防水涂料施工区晚10时开始，甲等4名防腐工在地下四楼距地面15m、宽9m的狭长基槽中涂刷防水涂料，乙运料。事故当日凌晨1时30分，乙发现甲、丙昏倒，立即找警卫组织抢救，并报告急救中心，随后回现场，发现另外2名防腐工也昏倒。随后10余人参与了现场抢救，也出现中毒症状。急救中心赶到现场，甲和丙经抢救无效，当场死亡，其余17人送医院抢救，分别住院1~13天后痊愈。

[事故分析] 工人在15m深的地下涂刷施工，现场无任何机械通风，施工过程中未佩戴任何防毒面具。经某专业机构检测，涂料中苯占31.6%~38.5%，事故后8h采取现场空气样品，苯、二氧化碳浓度严重超标，造成以苯为主的急性中毒。苯挥发物的释放使得作业区氧气浓度下降，二氧化碳浓度增大，引起缺氧。

未按照密闭空间管理程序进行管理，救援不良。

案例7-7　某厂球罐清洗作业发生四氯化碳急性中毒事故

[经过] 某厂有一备用的氧气球罐，气源由化工厂提供。工艺上为防止氧气爆炸，按技术管理规程每隔 7~8 年需用四氯化碳对氧气球罐清洗一次。事故当日该厂雇佣某起重队的外包工 7 人对球罐进行清洗，球罐仅开有 1 个小的进出口孔，操作工人在密闭环境内作业。当日中午 12 时 30 分工人甲（男，30 岁）入罐开始清洗作业，至下午 2 时 50 分甲第三次入罐作业时顿感不适、头昏、手脚麻木，在向罐口爬出时即神智不清，现场人员迅速将其送厂保健站并转送区中心医院抢救，诊断为急性四氯化碳中毒，住院 13 天痊愈出院。

[事故分析] 用人单位现场为基本密闭作业环境，通风条件极差，化学毒物几乎无法通过自然通风排除，同时作业工人又未配备合适的呼吸保护器、救生绳和防护服，现场也未安排人员在外观察和监护，清洗液又选用高浓度对人体毒性很大的四氯化碳，发生中毒。

复习思考题

1. 个体防护用品有哪些类型？
2. 密闭空间使用的防护服分为几级？各级的使用范围是什么？
3. 使用防护用品需要注意哪些问题？
4. 谈谈你对特种劳动防护用品的认识。
5. 如何加强对劳动防护用品的管理？

第八章 职业卫生管理

学习目标

本章主要掌握职业卫生日常管理的主要内容,熟悉监测基本技术规范和职业接触限值的评价,了解基本的监测方法。通过本章的学习,养成实事求是、一丝不苟的工作作风。

第一节 职业卫生日常管理

职业卫生日常管理,就是对于产生职业病危害的企业在建立职业卫生管理机构、落实职业卫生管理责任制后,履行《中华人民共和国职业病防治法》规定的诸如制定职业病防治计划和实施方案等管理职责,对职业卫生工作实行计划—实施—检查—评比的全过程管理,以确保企业持续符合《中华人民共和国职业病防治法》规定的职业卫生要求,并对本单位的职业卫生工作进行年度总结,以充分了解本单位的职业卫生现状,掌握本单位职业卫生情况和职业危害发展趋势。

一、职业卫生许可

对用人单位使用有毒物品的作业场所,国家实行职业卫生安全许可制度。未取得职业卫生安全许可证的,不得从事使用有毒物品的作业。

在《使用有毒物品作业场所劳动保护条例》中,对用人单位申请职业卫生安全许可证提出了要求。首先用人单位的设立应当符合有关法律、法规的设立条件,依法办理有关手续,取得营业执照。用人单位使用有毒物品的作业场所,除应当符合职业病防治法规定的职业卫生要求外,还必须符合《使用有毒物品作业场所劳动保护条例》列出的诸如"高毒作业场所与其他作业场所隔离"可能突然泄漏大量有毒物品或者易造成急性中毒的作业场所,设置自动报警装置和事故通风设施"等更为具体、更为严格的要求,详见本教材第一章第三节。

二、职业危害申报

职业病防治工作重点在于预防。凡产生职业危害的项目都必须接受监督,不能失控,不能任其伤害劳动者。《中华人民共和国职业病防治法》明确提出建立职业病危害项目申报制度,用人单位设有依法公布的职业病目录所列职业病危害项目的,应当及时、如实申报,接受监督。

申报时要遵循两项原则:一是及时,即用人单位必须按申报规定和要求及时主动申报;

二是如实,即用人单位应将项目的全部情况实事求是地向卫生行政部门申报,接受卫生行政部门的监督。

三、职业危害告知

《中华人民共和国职业病防治法》及相关职业卫生法规都对职业危害告知有明确规定。职业危害告知包括用人单位及其相关方双方的权利和义务。

1. 用人单位的权利

用人单位购置可能产生职业危害设备的,应当向供货方索取说明书,并查验在设备的醒目位置是否设置警示标识和中文警示说明。警示说明是否载明设备性能、可能产生的职业危害、安全操作和维护注意事项、职业病防护以及应急救治措施等内容。

2. 用人单位对劳动者的告知义务

(1) 合同告知 用人单位与劳动者订立劳动合同(含聘用合同,下同)时,应当将生产过程中可能产生的职业危害及后果、职业病防护措施和待遇等如实告知劳动者,并在劳动合同中写明,不得隐瞒;劳动者在已订立劳动合同期间因工作岗位或者工作内容变更,接触所订立劳动合同中未告知的职业危害时,用人单位应当依照前款规定,向劳动者履行如实告知的义务,并协商变更劳动合同相关条款。

告知的内容包括:劳动过程中可能接触职业病危害因素的种类、危害程度;危害结果;提供的职业病防护设施和个体使用的职业病防护用品;工资待遇、岗位津贴和工伤社会保险待遇;职业卫生知识培训教育;职业病防治规章制度和操作规程。

(2) 作业场所职业危害的告知 产生职业危害的用人单位应当在醒目位置设置公告栏,公布职业病防治的规章制度、操作规程、职业危害事故应急救援措施和工作场所职业病危害因素检测结果。对产生严重职业危害的作业岗位,应当在其醒目位置设置警示标识和中文警示说明。

(3) 职业危害与健康告知 用人单位应当按照国务院卫生行政部门的规定组织上岗前、在岗期间和离岗时的职业健康检查,并将检查结果如实告知劳动者。医疗卫生机构发现疑似职业病病人时,应当告知劳动者本人并及时通知用人单位。另外定期对工作场所进行职业病危害因素检测、评价。检测、评价结果存入用人单位职业卫生档案,定期向有关部门报告并向劳动者公布。

四、作业场所的职业卫生管理

用人单位应按照《中华人民共和国职业病防治法》的规定积极做好工作场所的职业卫生防护工作,使工作场所符合职业卫生要求。

1. 建设项目的预防性管理

用人单位可能产生职业病危害的新建、扩建、改建建设项目,技术改造和技术引进项目(以下简称建设项目),必须接受预防性职业卫生监督。

(1) 可能产生职业病危害的建设项目,进行职业病危害预评价 建设项目职业病危害预评价,应在项目可行性论证阶段进行;必须由依法取得省级以上卫生行政部门资质认证的职业卫生技术服务机构出具职业病危害预评价报告。职业病危害预评价报告完成后，连同建设项目可行性论证报告（含职业卫生专篇），交卫生行政部门进行设计审核。

（2）职业危害防护设施设计审核　对严重职业病危害项目或其他需要进行初步设计职业卫生审核的建设项目，应向卫生行政部门申请设计阶段的职业卫生防护设施设计审核。未经审查或审查未合格的，不得施工。

（3）建设项目职业卫生防护设施的竣工验收　建设项目竣工后，应进行职业卫生防护设施的竣工验收。

① 需要进行试生产的建设项目，在试运行期间应当对职业病防护设施运行情况和工作场所职业病危害因素进行监测，并在试运行6个月内进行职业病危害控制效果评价。

② 必须由依法取得省级以上卫生行政部门资质认证的职业卫生技术服务机构，进行试生产期工作场所职业病危害因素监测和职业病危害控制效果评价。

③ 职业病危害控制效果评价报告完成后，连同建设项目竣工验收报告，交卫生行政部门进行防护设施的竣工验收。

2. 生产过程的职业卫生管理

（1）职业病防治措施和制度　用人单位应采取相应的职业危害防控管理措施，公布有关职业病防治的规章制度、操作规程、职业危害事故应急救援措施。

（2）生产材料　用人单位的原辅材料为国内首次使用或者首次进口与职业危害有关的材料时，应向卫生行政部门报送该化学材料毒性鉴定资料以及经有关部门登记注册或者批准进口的文件。

（3）职业病危害因素监测系统

① 实施由专人负责的职业病危害因素日常监测，监测系统能正常监测。

② 按照规定对工作场所职业病危害因素进行检测、评价。从事使用高毒物品作业的用人单位应当至少每一个月进行一次职业中毒危害因素检测；至少每半年进行一次职业中毒危害控制效果评价。

③ 工作场所职业病危害因素检测与评价由依法取得职业卫生技术服务资质的机构承担。

④ 工作场所职业病危害因素检测、评价结果要存档、上报和公布。

⑤ 工作场所职业病危害因素的强度或者浓度符合国家职业卫生标准。

（4）职业病防护设施和用品的提供和使用　为保护劳动者的健康，用人单位应当为劳动者提供符合国家职业卫生标准和卫生要求的职业病防护设施和个人使用的防护用品，并做到以下几点。

① 提供的职业病防护设施和个人使用的职业病防护用品，必须符合有关标准，符合预防职业病要求。

② 提供职业病防护设施和个人职业病防护用品，能够真正起到预防职业病的作用；免费为劳动者提供。

③ 不得以货币或其他物品代替应当配备的职业病防护用品。

④ 教育劳动者按照使用规则和防护要求，正确使用个人防护用品。

⑤ 建立和健全防护用品的购买、验收、保管、发放、使用、更换、报废等管理制度，有专门机构、专人负责。

⑥ 到定点经营单位或用人单位购买特种职业卫生防护用品，买回后应由专人负责验收，

且在使用前应进行必要的检查,看其是否符合防护要求。

对职业病防护设备、应急救援设施和个人使用的职业病防护用品进行维护、检修、检测,使其保持正常运行、使用状态良好;不得自行拆除、停止使用职业病防护设备或者应急救援设施。

(5) 应急设施及应急预案的管理

① 应确保应急设施有清晰的标识,并按照相关规定定期保养维护以确保其正常运行、使用。

② 按照相关规定定期进行应急演练,并对应急预案进行定期审定或修订,以应对突发的职业中毒、化学灼伤等紧急的职业危害事件。

(6) 职业病危害因素的告知 职业病危害因素的告知,涉及社会告知、相关方的告知与劳动者的告知。

(7) 劳动者的健康监护

① 不安排未经职业健康检查的劳动者、有职业禁忌的劳动者、未成年工或者孕期、哺乳期女职工从事接触职业危害的作业或者禁忌作业。

② 不违章指挥和强令劳动者进行没有职业病防护措施的作业。

③ 组织上岗前、在岗期间和离岗职业健康检查,将检查结果如实告知劳动者。

④ 建立职业健康监护档案。

⑤ 安排职业病病人、疑似职业病病人进行诊治。

⑥ 发现职业病病人、疑似职业病病人,及时向当地卫生行政部门报告。

(8) 职业卫生培训 组织劳动者进行职业卫生培训,对劳动者个人职业病防护进行指导和监督。

(9) 急性职业危害事故的处理 发生或者可能发生急性职业危害事故时,立即采取应急救援和控制措施,并按照规定及时报告。

(10) 应急防护措施实施 工作场所职业病危害因素经治理仍然达不到国家职业卫生标准和卫生要求时,停止存在职业病危害因素的作业。

(11) 对未成年工和女工的特殊管理 未成年工是指年满16周岁未满18周岁的劳动者。由于未成年工的身体正处于发育阶段,身体的成长还未最后定型,对外界的抵抗力和适应能力较差,如果不对其在劳动方面进行特殊保护,势必直接影响其身体发育和健康。因此,用人单位不得安排未成年工从事接触职业危害作业。

对女工实行特殊劳动保护是由女职工的身体结构和生理机能所决定的。女性对于外界环境的适应能力要低于男性。女工在生产劳动中接触职业病危害因素不但易发生各种职业病,而且易对生殖系统和生育功能产生特殊影响。因此,用人单位不得安排孕期、哺乳期的女工从事对本人和胎儿、婴儿健康有危害的作业。经期的女工,亦不得安排从事食品冷冻库内及冷水等低温作业。用人单位领导要切实执行国家有关女工劳动保护规定,重视和关心女工劳动保护。女工多的用人单位还应设立相应的女工卫生室、哺乳室和孕妇休息室。

第二节 职业卫生监测

职业卫生监测是利用现代采样与监测仪器设备,按照《中华人民共和国职业病防治法》

及相关国家职业卫生标准要求,对生产过程中产生的职业病危害因素进行检测、识别与鉴定,调查职业病危害因素对接触人群产生的健康损害。其首要任务是识别、评价、预测和控制不良工作场所、劳动过程、劳动条件中存在的职业病危害因素,以防止其对劳动者健康的损害。

一、监测基本技术规范

1. 监测点设立原则

设监测点前,了解生产过程和劳动过程中各工序(岗位)存在的职业病危害因素种类、性质、危害程度、逸散情况、职工接触方式、接触时间和卫生防护条件等,确定作业点,合理选择监测点。

作业点是指员工在生产过程中经常操作或定时巡检观察的地点。

监测点是指员工易接触职业病危害因素的作业点。

(1) 化学(含粉尘)因素监测点

① 按劳动过程或生产工艺过程的不同操作岗位或工序,凡可能有尘、毒物质逸散或泄漏的作业点,至少设置1个监测点;有多台同类生产设备时,1~3台设1个监测点,4~10台设2个监测点,10台以上至少设3个监测点。

② 管道化、自动化生产,除在进料、取样和出料口要设立监测点外,其他可泄漏逸散尘、毒的作业点也应设立监测点。

③ 移动作业,按移动长度,10m以下设1个监测点,10m以上设2个监测点。

④ 仪表控制室和工人休息室内一般设1个监测点。

⑤ 一个操作岗位或工序有2台以上不同类型设备,泄漏逸散同种尘、毒物质时,监测点设置在泄漏逸散量大的设备的作业点。

⑥ 一个操作岗位或工序,逸散不同尘、毒物质,在逸散量大的作业点设置监测点,分别分析不同的尘毒浓度。

⑦ 堆放尘、毒物质的仓库,一般在室内设1个监测点,室面积100m^2以上应设2个监测点。

⑧ 皮带输送机头、机尾各设1个监测点,皮带输送长度在10m以上应在中部增设1个监测点;高低连续输送式皮带运输机头、机尾各设1个监测点。

(2) 物理因素监测点 按各自的测试规范(国家的相应卫生标准)的要求确定。

(3) 要求 监测点确定后,应绘制监测点平面图,监测点造册存档。设置标志牌,定期公告监测结果。监测点确定后,其变化或取消需经主管部门审核、认可。

2. 监测周期

(1) 毒物监测周期

① 高毒物品每月监测一次,一般毒物至少每季度监测一次。

② 毒物浓度超过国家职业卫生标准时,一般毒物至少每月一次;高毒物品实时监测,直至符合国家职业卫生标准。

(2) 粉尘监测周期 每季度1次,一般只测浓度。

① 含游离二氧化硅的粉尘应测定其含量,若使用粉尘成分不变,该数据可长期使用,

如果粉尘成分改变,应复测;含游离二氧化硅大于10%的粉尘,应增加测定次数。必要时做粉尘分散度测定。

② 有毒粉尘应视为毒物,可按毒物的要求进行监测。

(3) 噪声监测周期　一般每半年1次。

① 连续稳态噪声测定A声级,非稳态或间断噪声测定等效连续A声级。

② 设备噪声监测,首先做频谱分析,数据可长期参考,当工艺设备或防护设施变更时,应再次测定。

(4) 高温气象条件监测周期　每年6月15日至9月15日最热一个月的14：00～16：00测定,在不同时间内测定3次。

二、职业接触限值的测定与评价

职业接触限值(OEL)是职业病危害因素的接触限制量值,指劳动者在职业活动过程中长期反复接触对机体不引起急性或慢性有害健康影响的容许接触水平。在评价工作场所的污染或个体接触状况时,应按照国家颁布的测定方法和有关采样规范进行检测,并正确运用时间加权平均容许浓度、最高容许浓度或短时间接触容许浓度,做出恰当的评价。

1. 测定

(1) 时间加权平均容许浓度(PC-TWA)　要求采集有代表性的样品,按8h工作日内各个接触持续时间与其相应浓度的乘积之和除以8,得出8h的时间加权平均浓度(TWA)。应用个体采样器采样所得到的浓度值,主要适用于评价个人接触状况;工作场所的定点采样(区域采样),主要适用于工作环境卫生状况的评价。

(2) 短时间接触容许浓度(PC-STEL)　该职业接触限值旨在防止劳动者接触过高的波动浓度,避免引起刺激、急性作用或有害健康影响,要求在监测时间加权平均容许浓度的同时,对浓度变化较大的工作地点,进行监测评价(一般采集接触15min的空气样品;接触时间短于15min时,以15min的时间加权平均浓度计算)。

该职业接触限值是与8h时间加权平均容许浓度相配套的一种短时间接触限值,必须符合制定的接触限值或推算出的接触限值。当评价该限值时,即使当日的8h时间加权平均容许浓度符合要求时仍不应超过短时间接触容许浓度。

(3) 最高容许浓度(MAC)　该职业接触限值是对急性作用大、刺激作用强和(或)危害性较大的有毒物质而制定的最高容许接触限值。应根据不同工种和操作地点采集有代表性的空气样品。工作场所中设置了最高容许浓度(MAC)的有毒物质的浓度必须控制在最高容许浓度以下,而不容许超过此限值。

2. 定量识别与评价

不论是建设项目职业病危害评价,还是工作场所的定期检测与评价,正确运用标准对职业病危害因素进行定量识别时都必须从工作场所现场调查入手。首先应先了解生产工艺流程,对可能产生的有害因素种类及存在状况进行定性识别,记录工人接触方式与时间等情况。然后再选定检测分析方法,根据检测方法的要求确定采样仪器和采样方法等。最后综合分析现场待测物浓度(强度)变化规律,确定采样时机,并对检测结果做出恰当的定量识别与评价。

（1）毒物　《工作场所有害因素职业接触限值 第1部分：化学因素》（GBZ 2.1—2019）给出了358项职业接触毒物的职业接触限值（详见附录5）。其中对于毒性大、刺激性大、容易导致急性中毒的毒物只有最高容许浓度一个职业接触限值，对于这类毒物的采样，应尽可能选择一个工作日中工作场所毒物浓度最高时间（见图8-1，如B线所示），并尽可能选择采样时间较短的国家标准检测方法。对其他毒物则提供了短时间接触容许浓度（PC-STEL）和时间加权平均容许浓度（PC-TWA）两个接触限值。

时间加权平均浓度能够较科学地反映出劳动者接触有害物质的水平（如图8-1A线所示），计算公式如下：

$$E = \frac{C_1 T_1 + C_2 T_2 + \cdots + C_n T_n}{8}$$

式中　$C_1, C_2, \cdots C_n$——各时段浓度；
　　　$T_1, T_2, \cdots T_n$——各浓度段持续时间，h。

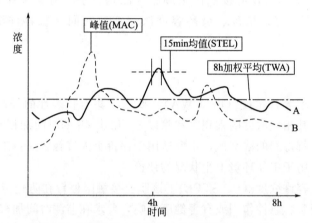

图8-1　毒物浓度变化与职业接触限值采样的关系

有下列情况之一者应考虑毒物的协同相加作用，通过计算 K 值来综合评价：
① 两种或两种以上有毒物质具有相同的毒性作用；
② 两种或两种以上有毒物质共同作用于同一器官、系统；
③ 已知这些有毒物质可产生相加作用。

计算公式：
$$K = \frac{C_1}{L_1} + \frac{C_2}{L_2} + \cdots + \frac{C_n}{L_n}$$

式中　$C_1, C_2, \cdots C_n$——各个物质所测得的浓度；
　　　$L_1, L_2, \cdots L_n$——各个物质相应的容许浓度限值。

评价指标：
① $K \leqslant 1$ 时，表示未超过接触限值，符合卫生要求；
② $K > 1$ 时，表示超过接触限值，不符合卫生要求。

（2）粉尘　《工作场所有害因素职业接触限值 第1部分：化学因素》（GBZ 2.1—2019）给出了49种粉尘的职业接触限值，对粉尘制定了总粉尘、呼吸性粉尘的时间加权平均容许浓度（PC-TWA）两种接触限值，应尽量测定呼吸性粉尘的时间加权平均容许浓度进行评价，尚不具备测定呼吸性粉尘条件时，可测定总粉尘浓度进行评价。

当工作场所的粉尘浓度低于规定值时，可以确保劳动者在职业活动过程中长期反复接触，对绝大多数接触者的健康不引起有害作用。

总尘（total dust）是指可进入整个呼吸道（鼻、咽和喉、胸腔支气管、细支气管和肺泡）的粉尘。技术上系用总粉尘采样器按标准方法在呼吸带测得的所有粉尘。

呼尘即呼吸性粉尘（respirable dust），是指按呼吸性粉尘标准测定方法所采集的可进入肺泡的粉尘粒子，其空气动力学直径均在 $7.07\mu m$ 以下，空气动力学直径 $5\mu m$ 粉尘粒子的采样效率为 50%（空气动力学直径即与被测粉尘沉降速度相同、密度为 $1000kg/m^3$ 的球形粒子的直径）。

工作场所空气中粉尘容许浓度见表 8-1。

表 8-1 工作场所空气中粉尘容许浓度

序号	中文名	临界不良健康效应	PC-TWA/(mg/m³) 总尘	PC-TWA/(mg/m³) 呼尘	备注
1	白云石粉尘	尘肺病	8	4	—
2	玻璃钢粉尘	尘肺病；呼吸道、皮肤刺激	3	—	—
3	茶尘	哮喘	2	—	—
4	沉淀 SiO_2（白炭黑）	上呼吸道及皮肤刺激	5	—	—
5	大理石粉尘	眼、皮肤刺激；尘肺病	8	4	—
6	电焊烟尘	电焊工尘肺	4	—	G2B
7	二氧化钛粉尘	下呼吸道刺激	8	—	G2B
8	沸石粉尘	尘肺病；肺癌	5	—	—
9	酚醛树脂粉尘	上呼吸道刺激	6	—	—
10	工业酶混合尘	皮肤、眼、上呼吸道刺激	2	—	敏
11	谷物粉尘（游离 SiO_2 含量<10%）	上呼吸道刺激；尘肺；过敏性哮喘	4	—	敏
12	硅灰石粉尘	—	5	—	—
13	硅藻土粉尘（游离 SiO_2 含量<10%）	尘肺病	6	—	—
14	过氯酸铵粉尘	肺间质纤维化	8	—	—
15	滑石粉尘（游离 SiO_2 含量<10%）	滑石尘肺	3	1	—
16	活性炭粉尘	尘肺病	5	—	—
17	聚丙烯粉尘	—	5	—	—
18	聚丙烯腈纤维粉尘	肺通气功能损伤	2	—	—
19	聚氯乙烯粉尘	下呼吸道刺激；肺功能改变	5	—	—
20	聚乙烯粉尘	呼吸道刺激	5	—	—
21	铝尘 　铝金属、铝合金粉尘 　氧化铝粉尘	铝尘肺；眼损害；黏膜、皮肤刺激	3 4	—	—

续表

序号	中文名	临界不良健康效应	PC-TWA/(mg/m³) 总尘	PC-TWA/(mg/m³) 呼尘	备注
22	麻尘 亚麻 黄麻 苎麻	棉尘病	1.5 2 3	— — —	—
23	煤尘(游离 SiO_2 含量<10%)	煤工尘肺	4	2.5	—
24	棉尘	棉尘病	1	—	—
25	木粉尘	皮炎、鼻炎、结膜炎;哮喘、外源性过敏性肺炎;鼻咽癌等	3	—	—
26	凝聚 SiO_2 粉尘	—	1.5	0.5	—
27	膨润土粉尘	鼻、喉、肺、眼刺激;支气管哮喘	6	—	—
28	皮毛粉尘	过敏性肺泡炎;支气管哮喘	8	—	敏
29	人造矿物纤维绝热棉粉尘(玻璃棉、矿渣棉、岩棉)	质量浓度:皮肤和眼刺激 纤维浓度:呼吸道不良健康效应	5 (1f/mL)	—	—
30	桑蚕丝尘	眼和上呼吸道刺激;肺功能损伤	8	—	—
31	砂轮磨尘	轻微致肺纤维化作用	8	—	—
32	石膏粉尘	上呼吸道、眼和皮肤刺激;肺炎等	8	4	—
33	石灰石粉尘	眼、皮肤刺激;尘肺	8	4	—
34	石棉(石棉含量>10%) 粉尘 纤维	石棉肺;肺癌、间皮瘤	0.8 0.8f/mL	— —	G1
35	石墨粉尘	石墨尘肺	4	2	—
36	水泥粉尘(游离 SiO_2 含量<10%)	水泥尘肺	4	1.5	—
37	炭黑粉尘	炭黑尘肺	4	—	G2B
38	碳化硅粉尘	尘肺病;上呼吸道刺激	8	4	—
39	碳纤维粉尘	上呼吸道、眼及皮肤刺激	3	—	—
40	矽尘 10%≤游离 SiO_2 含量≤50% 50%<游离 SiO_2 含量≤80% 游离 SiO_2 含量>80%	矽肺	1 0.7 0.5	0.7 0.3 0.2	G1(结晶型)
41	稀土粉尘(游离 SiO_2 含量<10%)	稀土尘肺;皮肤刺激	2.5	—	—
42	洗衣粉混合尘	皮肤、眼和上呼吸道刺激;致敏	1	—	敏
43	烟草尘	鼻咽炎;肺损伤	2	—	—
44	萤石混合性粉尘	矽肺	1	0.7	—
45	云母粉尘	云母尘肺	2	1.5	—
46	珍珠岩粉尘	眼、皮肤、上呼吸道刺激	8	4	—
47	蛭石粉尘	眼、上呼吸道刺激	3	—	—

续表

序号	中文名	临界不良健康效应	PC-TWA/(mg/m³) 总尘	PC-TWA/(mg/m³) 呼尘	备注
48	重晶石粉尘	眼刺激；尘肺	5	—	
49	其他粉尘[①]	—	8	—	

① 指游离 SiO_2 低于 10%，不含石棉和有毒物质，而尚未制定容许浓度的粉尘。表中列出的各种粉尘（石棉纤维尘除外），凡游离 SiO_2 等于或高于 10%者，均按硅尘容许浓度对待。

注：化学物质的致癌性标识按国际癌症组织（IARC）分级，作为参考性资料。G1 为确认人类致癌物（carcinogenic to humans）；G2A 为可能人类致癌物（probably carcinogenic to humans）；G2B 为可疑人类致癌物（possibly carcinogenic to humans）。

特别需要指出的是，在符合 8h 时间加权平均容许浓度的情况下，任何一次短时间（15min）接触的粉尘浓度均不应超过 PC-TWA 规定数值的 2 倍。

对于标有致癌性标识的化学物质，应采取技术措施与个人防护，减少接触机会，尽可能保持最低接触水平。

（3）噪声　噪声的职业接触限值在《工作场所有害因素职业接触限值　第 2 部分：物理因素》（GBZ 2.2—2007）以及《工业企业设计卫生标准》（GBZ 1—2010）中均有涉及。

① 工作场所噪声接触限值。《工作场所有害因素职业接触限值　第 2 部分：物理因素》（GBZ 2.2—2007）规定了生产车间和作业场所的噪声职业接触限值标准：每周工作 5d，每天工作 8h，稳态噪声限值为 85dB(A)，非稳态噪声等效声级的限值为 85dB(A)，见表 8-2。

表 8-2　工作场所噪声职业接触限值

接触时间	接触限值/dB(A)	备注
5d/w，=8h/d	85	非稳态噪声计算 8h 等效声级
5d/w，≠8h/d	85	计算 8h 等效声级
≠5d/w	85	计算 40h 等效声级

注：非稳态噪声即在观察时间内，采用声级计"慢挡"动态特性测量时，声级波动≥3dB(A)的噪声。稳态噪声即在观察时间内，采用声级计"慢挡"动态特性测量时，声级波动<3dB(A)的噪声。

噪声超过职业接触限值标准对人体就会产生危害，必须采取措施将噪声控制在标准以下。

② 工作场所脉冲噪声职业接触限值。《工作场所有害因素职业接触限值　第 2 部分：物理因素》（GBZ 2.2—2007）中有关工作场所脉冲噪声的职业接触限值主要是根据每个工作日接触脉冲次数的多少来规定的，见表 8-3。

表 8-3　工作场所脉冲噪声职业接触限值

工作日接触脉冲次数(n)/次	峰值/dB
$n \leqslant 100$	140
$100 < n \leqslant 1000$	130
$1000 < n \leqslant 10000$	120

③ 非噪声工作场所噪声声级卫生限值。《工业企业设计卫生标准》（GBZ 1—2010）中规定了生产性噪声传播到非噪声工作场所的噪声声级卫生限值，该卫生限值的保护水平不是噪声所致人体的听力损伤效应，而是考虑噪声对劳动者的语言交流和工作效率等方面的影响，见表 8-4。

表 8-4 非噪声工作场所噪声声级的卫生限值

场所名称	卫生限值/dB(A)	工效限值/dB(A)
噪声车间观察(值班)室	≤75	
非噪声车间办公室、会议室	≤60	≤55
主控室、精密加工室	≤70	

三、监测方法

1. 粉尘监测

我国现行的作业场所粉尘容许限值均以时间加权平均容许浓度表示,并区分为总粉尘和呼吸性粉尘两种容许限值(石棉纤维的容许限值采用计数浓度,即以每毫升空气中纤维的根数表示,符号为 f/mL)。

工作场所空气中粉尘容许浓度的测定方法涉及的标准详见表 8-5。

表 8-5 测定工作场所空气中粉尘容许浓度的国家标准

序号	标准号	标准名称
1	GBZ/T 192.1—2007	工作场所空气中粉尘测定 第1部分:总粉尘浓度
2	GBZ/T 192.2—2007	工作场所空气中粉尘测定 第2部分:呼吸性粉尘浓度
3	GBZ/T 192.3—2007	工作场所空气中粉尘测定 第3部分:粉尘分散度
4	GBZ/T 192.4—2007	工作场所空气中粉尘测定 第4部分:游离二氧化硅含量
5	GBZ/T 192.5—2007	工作场所空气中粉尘测定 第5部分:石棉纤维浓度

依据表 8-5,有总粉尘浓度测定、粉尘分散度测定、游离 SiO_2 含量测定、呼吸性粉尘浓度测定和石棉纤维浓度测定五种方法。

(1) 总粉尘浓度测定法 总粉尘质量浓度是把一定体积空气中所含的粉尘,不分粒度全部总计在内的浓度。采用质量法测定,使含大小不等粒径的粉尘、一定体积的含尘空气,通过已称重的滤膜,将粉尘阻留在滤膜上。经称重后,其采样前后两次称重之差即为粉尘的质量,再换算成单位体积的空气中粉尘质量,单位为 mg/m^3。其测定方法有定点采样法和个体采样法两种。

① 定点采样法。用整套过滤采样系统,主要由滤膜采样头、流量计、抽气机及软管组成,测定方法如下:首先将准备使用的滤膜在天平上称重并记录、编号,然后固定在滤膜夹上备用;在选好的采样地点架设采样系统,取出准备好的滤膜夹装入采样头中;采样开始,迅速将采样流量调至所需数据,同时用计量器计量。常用的采样流量为 15~40L/min;采样持续时间应根据测尘点的粉尘浓度估计值及滤膜上所需粉尘增量的最低值(应不少于 1mg)确定,一般应不少于 10min(当粉尘浓度高于 $10mg/m^3$ 时,采气量不得少于 $0.2m^3$;粉尘浓度低于 $2mg/m^3$ 时,采样量为 $0.5~1m^3$);采气结束后,将滤膜取出,在天平上称重并记录,计算粉尘浓度。

② 个体采样法。个体采样一般使用个体采样器,它主要测定工人在生产活动中的实际接触水平,由采样头、软管和抽气装置组成。使用时装在劳动者上衣领子或工作帽上,尽可能靠近呼吸带部位。抽气装置可用皮带固定在腰部,通过软管连接采样头。当劳动者开始工

作时,即开动个体采样器,工作结束时,停止采样。这样就可以测出劳动者在一天工作时间中接触的平均粉尘浓度,根据浓度和采样者个人呼吸量,了解每天吸入的实际粉尘量。

(2) 粉尘分散度测定法　粉尘分散度是指空气中不同大小粉尘颗粒的分布程度,用百分数表示。有数量分散度和质量分散度两种,中国采用的是数量分散度。主要方法是使用过氯乙烯纤维滤膜采样后,将滤膜溶解于有机溶剂(如乙酸丁酯)中,形成粉尘粒子的混悬液,制成图片标本,在显微镜下测定。

(3) 粉尘中游离 SiO_2 含量测定法　测定粉尘中游离 SiO_2 含量方法大体上分为两种。

① 化学法。这类方法有焦磷酸质量法、氟硅酸钾容量法和硅钼蓝比色法。其中焦磷酸质量法是中国规定粉尘中游离 SiO_2 含量的标准分析方法。它的优点是适用范围广、可靠性好,缺点是需要的试样量大(一般要 200mg 以上),化学处理过程较长,操作繁琐。该法的基本原理是一定量的粉尘样品经焦磷酸在 (240 ± 5)℃下处理后,其中的硅酸盐等杂质完全溶解,而游离 SiO_2 几乎不溶。因此,依据称量处理后的残渣质量,可推算出游离 SiO_2 含量。

② 物理法。有 X 射线法和红外分光光度法两种方法。

X 射线法的基本原理是 X 射线通过晶体时可产生衍射现象,用照相法或 X 射线探测器可将产生的衍射花纹记录下来。将所测试样的图样与若干已知试样的图样对照,可以定性地鉴别晶体化合物种类;而衍射图样(例如点和线)的强度取决于试样中该种晶体化合物的含量,从而可以定量测定。

红外分光光度法的基本原理是当具有连续波长的红外线照射某物质时,该物质的分子就要选择性地吸收某些波长的光能。若将其透过的光进行色散,则可得到一条谱带。以波长或波数为横坐标,吸收百分率或透过率为纵坐标,记录谱带,即得到该物质的红外吸收光谱图。将所测样的光谱图与若干纯化合物的标准光谱图进行对照,可作定性鉴别;而吸收谱带峰值的强度则取决于该化合物的含量,由此可进行定量分析。

(4) 呼吸性粉尘测定法　呼吸性粉尘,也叫可吸入粉尘,是指粒径小于 $5\mu m$ 的能随吸入的空气进入到肺泡的粉尘,这样的粉尘对人体危害性大,是引起尘肺的主要致病源。为了采集可吸入粉尘,目前已设计出两段可吸入采集器和多段可吸入采集器。两段可吸入采集器可将粉尘分为两部分,前一部分其粒径为 $10\mu m$ 左右,后一部分为 $10\mu m$ 以下的粉尘颗粒。

呼吸性粉尘测定的原理是采集一定体积的含尘空气,使之通过分级预选器,再将呼吸性粉尘阻留在已知质量的滤膜上。根据采尘后滤膜质量的增量,求出单位体积空气中呼吸性粉尘的质量 (mg/m^3)。

呼吸性粉尘采样器既可作佩戴式的个体粉尘采样之用,还可以作定点粉尘采样之用。前者是将呼吸性粉尘采样器装在个体粉尘采样器上,测定工人一个班次生产中接触粉尘的水平;后者是将采样器安置在测定点上进行测定。测定结果是测尘点区空气中的粉尘浓度。

(5) 石棉纤维计数测定法　石棉纤维计数浓度是指悬浮在空气中的石棉纤维数量,即每毫升空气中含多少根呼吸性石棉纤维(f/mL)。其原理是经滤膜抽取一定体积含石棉纤维粉尘的空气,使粉尘阻留在滤膜上(硝酸纤维和醋酸纤维混合成的微孔滤膜,过氯乙烯纤维也可),滤膜经透明固定后,在相差显微镜下计测石棉纤维数,根据采气量计算出每毫升空气中石棉纤维根数。

2. 化学因素监测

化学物质的监测从分析方法上可以分为三种,即速测定法、化学分析法、仪器分析法。

(1) 速测定法 常用的有如下四种方法。

① 检气管法 检气管是一种内部充填有经特定化学处理的粒状多孔材料（指示粉）的细长玻璃管，两端熔封。使用时断开管头，用专用采样器定量吸入样品气体，被测气体即与指示粉上的化学物质发生快速气-固显色反应。根据变色柱长度或色度定量确定被测物质浓度。该方法具有现场使用简便、快速、便于携带和灵敏度较高的优点，其不足之处是准确度偏低（误差在25％以下）。目前用得较广的检气管有一氧化碳、二氧化硫、硫化氢、苯、汞等检气管，其灵敏度和准确度能够达到卫生学上的要求。

② 试纸法。它是用试纸条浸渍试剂，经干燥后，在现场放置或抽取一定空气，显色后比色定量。该方法具有快速、灵敏的优点，但准确性较差些。

③ 溶液快速法。它是使被测空气中有毒物质与显色剂作用，显色后用标准管或人工标准管比色定量，如氮氧化物的测定等。这种方法灵敏度、准确度一般都较试纸法和检气管法高。

④ 快速现场测定仪（便携式气体检测仪器）。该类型仪器的中枢部件是传感器（或称敏感元件、探头）。传感器依据测定机理，利用有毒物质的热化学、光化学、电化学等特点进行有毒物质的测定。在有毒气体、可燃气体测定中应用较多的有接触燃烧式、半导体式、气体热传导式、固体热传导式、薄膜式（AET）、定电位电解式、红外线式、伽伏尼电池式（测氧）等传感器。一般灵敏度和准确度较高，但需要及时校正。

(2) 化学分析法 作业环境空气检测主要应用容量分析，其测定程序：液体吸收样品气体→化学预处理→指示滴定。指示剂分为酸碱、氧化还原和配合滴定剂三种。

此外，目视比色法是仍在应用的简单快速的化学分析方法。该法通过被测物质与特定试剂进行特征显色反应，形成有色溶液与预先依同样条件制备好的标准浓度的溶液进行色度比较而测定样品浓度。

(3) 仪器分析法 仪器分析法中常用的方法有比色法与分光光度法、气相色谱法、原子吸收分光光度法、高效液相色谱法。

在选择分析方法时，要注意各自的使用范围。比色法与分光光度法主要是对作业场所中部分无机化合物和有机化合物进行定量分析测定。气相色谱法是对作业场所中挥发性有机化合物进行定量分析测定。原子吸收分光光度法是对作业场所重金属及其化合物进行定量分析测定。高效液相色谱法是对作业场所中不易挥发或高分子有机化合物进行定量分析测定。

同一化学物质有多种检测方法时，应根据检测目的、监测数据的使用要求，确定被测物定性、定量的可信限。在可信限范围内选灵敏准确的方法。此外还应考虑到成本、风险和技术可行。

工作场所有毒物质职业接触限值测定方法相关标准详见表8-6。工作场所生产性粉尘职业接触限值测定方法相关标准详见表8-7。

表8-6 工作场所有毒物质职业接触限值测定方法相关标准

序号	标准号	标准名称	分布时间	实施时间
1	GBZ/T 300.164—2018	工作场所空气有毒物质测定 第164部分：二苯基甲烷二异氰酸酯	2018-07-16	2019-07-01
2	GBZ/T 300.163—2018	工作场所空气有毒物质测定 第163部分：甲苯二异氰酸酯	2018-07-16	2019-07-01
3	GBZ/T 300.162—2018	工作场所空气有毒物质测定 第162部分：苯酚	2018-07-16	2019-07-01

续表

序号	标准号	标准名称	分布时间	实施时间
4	GBZ/T 300.161—2018	工作场所空气有毒物质测定 第161部分:三溴甲烷	2018-07-16	2019-07-01
5	GBZ/T 300.128—2018	工作场所空气有毒物质测定 第128部分:甲基丙烯酸酯类	2018-07-16	2019-07-01
6	GBZ/T 300.116—2018	工作场所空气有毒物质测定 第116部分:对甲苯磺酸	2018-07-16	2019-07-01
7	GBZ/T 300.97—2017	工作场所空气有毒物质测定 第97部分:二丙二醇甲醚和1-甲氧基-2-丙醇	2017-11-09	2018-05-0
8	GBZ/T 300.130—2017	工作场所空气有毒物质测定 第130部分:邻苯二甲酸二丁酯和邻苯二甲酸二辛酯	2017-11-09	2018-05-01
9	GBZ/T 300.146—2017	工作场所空气有毒物质测定 第146部分:硝基苯、硝基甲苯和硝基氯苯	2017-11-09	2018-05-01
10	GBZ/T 300.134—2017	工作场所空气有毒物质测定 第134部分:丙酮氰醇和苄基氰	2017-11-09	2018-05-01
11	GBZ/T 300.132—2017	工作场所空气有毒物质测定 第132部分:甲苯二异氰酸酯、二苯基甲烷二异氰酸酯和异佛尔酮二异氰酸酯	2017-11-09	2018-05-01
12	GBZ/T 300.159—2017	工作场所空气有毒物质测定 第159部分:硝化甘油、硝基胍、奥克托今和黑索金	2017-11-09	2018-05-01
13	GBZ/T 300.133—2017	工作场所空气有毒物质测定 第133部分:乙腈、丙烯腈和甲基丙烯腈	2017-11-09	2018-05-01
14	GBZ/T 300.136—2017	工作场所空气有毒物质测定 第136部分:三甲胺、二乙胺和三乙胺	2017-11-09	2018-05-01
15	GBZ/T 300.137—2017	工作场所空气有毒物质测定 第137部分:乙胺、乙二胺和环己胺	2017-11-09	2018-05-01
16	GBZ/T 300.129—2017	工作场所空气有毒物质测定 第129部分:氯乙酸甲酯和氯乙酸乙酯	2017-11-09	2018-05-01
17	GBZ/T 300.48—2017	工作场所空气有毒物质测定 第48部分:臭氧和过氧化氢	2017-11-09	2018-05-01
18	GBZ/T 300.66—2017	工作场所空气有毒物质测定 第66部分:苯、甲苯、二甲苯和乙苯	2017-11-09	2018-05-01
19	GBZ/T 300.37—2017	工作场所空气有毒物质测定 第37部分:一氧化碳和二氧化碳	2017-11-09	2018-05-01
20	GBZ/T 300.45—2017	工作场所空气有毒物质测定 第45部分:五氧化二磷和五硫化二磷	2017-11-09	2018-05-01
21	GBZ/T 300.34—2017	工作场所空气中有毒物质测定 第34部分:稀土金属及其化合物	2017-11-09	2018-05-01
22	GBZ/T 300.60—2017	工作场所空气有毒物质测定 第60部分:戊烷、己烷、庚烷、辛烷和壬烷	2017-11-09	2018-05-01
23	GBZ/T 300.84—2017	工作场所空气有毒物质测定 第84部分:甲醇、丙醇和辛醇	2017-11-09	2018-05-01
24	GBZ/T 300.62—2017	工作场所空气有毒物质测定 第62部分:溶剂汽油、液化石油气、抽余油和松节油	2017-11-09	2018-05-01

续表

序号	标准号	标准名称	分布时间	实施时间
25	GBZ/T 300.99—2017	工作场所空气有毒物质测定 第99部分:甲醛、乙醛和丁醛	2017-11-09	2018-05-01
26	GBZ/T 300.73—2017	工作场所空气有毒物质测定 第73部分:氯甲烷、二氯甲烷、三氯甲烷和四氯化碳	2017-11-09	2018-05-01
27	GBZ/T 300.47—2017	工作场所空气有毒物质测定 第47部分:砷及其无机化合物	2017-11-09	2018-05-01
28	GBZ/T 300.52—2017	工作场所空气有毒物质测定 第52部分:氯化亚砜	2017-11-09	2018-05-01
29	GBZ/T 300.112—2017	工作场所空气有毒物质测定 第112部分:甲酸和乙酸	2017-11-09	2018-05-01
30	GBZ/T 300.33—2017	工作场所空气有毒物质测定 第33部分:金属及其化合物	2017-11-09	2018-05-01
31	GBZ/T 300.58—2017	工作场所空气有毒物质测定 第58部分:碘及其化合物	2017-11-09	2018-05-01
32	GBZ/T 300.122—2017	工作场所空气有毒物质测定 第122部分:甲酸甲酯和甲酸乙酯	2017-11-09	2018-05-01
33	GBZ/T 300.103—2017	工作场所空气有毒物质测定 第103部分:丙酮、丁酮和甲基异丁基甲酮	2017-11-09	2018-05-01
34	GBZ/T 300.114—2017	工作场所空气有毒物质测定 第114部分:草酸和对苯二甲酸	2017-11-09	2018-05-01
35	GBZ/T 300.59—2017	工作场所空气有毒物质测定 第59部分:挥发性有机化合物	2017-11-09	2018-05-01
36	GBZ/T 300.54—2017	工作场所空气有毒物质测定 第54部分:碲及其化合物	2017-11-09	2018-05-01
37	GBZ/T 300.21—2017	工作场所空气有毒物质测定 第21部分:钾及其化合物	2017-11-09	2018-05-01
38	GBZ/T 300.26—2017	工作场所空气有毒物质测定 第26部分:锡及其无机化合物	2017-11-09	2018-05-01
39	GBZ/T 300.16—2017	工作场所空气有毒物质测定 第16部分:镁及其化合物	2017-11-09	2018-05-01
40	GBZ/T 300.24—2017	工作场所空气有毒物质测定 第24部分:钽及其化合物	2017-11-09	2018-05-01
41	GBZ/T 300.18—2017	工作场所空气有毒物质测定 第18部分:汞及其化合物	2017-11-09	2018-05-01
42	GBZ/T 300.29—2017	工作场所空气有毒物质测定 第29部分:钒及其化合物	2017-11-09	2018-05-01
43	GBZ/T 300.28—2017	工作场所空气有毒物质测定 第28部分:钨及其化合物	2017-11-09	2018-05-01
44	GBZ/T 300.31—2017	工作场所空气有毒物质测定 第31部分:锌及其化合物	2017-11-09	2018-05-01
45	GBZ/T 300.17—2017	工作场所空气有毒物质测定 第17部分:锰及其化合物	2017-11-09	2018-05-01
46	GBZ/T 300.22—2017	工作场所空气有毒物质测定 第22部分:钠及其化合物	2017-11-09	2018-05-01

续表

序号	标准号	标准名称	分布时间	实施时间
47	GBZ/T 300.15—2017	工作场所空气有毒物质测定 第15部分:铅及其化合物	2017-11-09	2018-05-01
48	GBZ/T 300.6—2017	工作场所空气有毒物质测定 第6部分:镉及其化合物	2017-11-09	2018-05-01
49	GBZ/T 300.11—2017	工作场所空气有毒物质测定 第11部分:铜及其化合物	2017-11-09	2018-05-01
50	GBZ/T 300.9—2017	工作场所空气有毒物质测定 第9部分:铬及其化合物	2017-11-09	2018-05-01
51	GBZ/T 300.6—2017	工作场所空气有毒物质测定 第6部分:镉及其化合物	2017-11-09	2018-05-01
52	GBZ/T 300.4—2017	工作场所空气有毒物质测定 第4部分:铍及其化合物	2017-11-09	2018-05-01
53	GBZ/T 300.2—2017	工作场所空气有毒物质测定 第2部分:锑及其化合物	2017-11-09	2018-05-01
54	GBZ/T 300.1—2017	工作场所空气有毒物质测定 第1部分:总则	2017-11-09	2018-05-01
55	GBZ/T 300.3—2017	工作场所空气有毒物质测定 第3部分:钡及其化合物	2017-11-09	2018-05-01
56	GBZ/T 300.5—2017	工作场所空气有毒物质测定 第5部分:铋及其化合物	2017-11-09	2018-05-01
57	GBZ/T 300.25—2017	工作场所空气有毒物质测定 第25部分:铊及其化合物	2017-11-09	2018-05-01
58	GBZ/T 300.10—2017	工作场所空气有毒物质测定 第10部分:钴及其化合物	2017-11-09	2018-05-01
59	GBZ/T 300.19—2017	工作场所空气有毒物质测定 第19部分:钼及其化合物	2017-11-09	2018-05-01
60	GBZ/T 300.27—2017	工作场所空气有毒物质测定 第27部分:二月桂酸二丁基锡、三甲基氯化锡和三乙基氯化锡	2017-11-09	2018-05-01
61	GBZ/T 300.77—2017	工作场所空气有毒物质测定 第77部分:四氟乙烯和六氟丙烯	2017-11-09	2018-05-01
62	GBZ/T 300.104—2017	工作场所空气有毒物质测定 第104部分:二乙基甲酮、2-己酮和二异丁基甲酮	2017-11-09	2018-05-01
63	GBZ/T 300.88—2017	工作场所空气有毒物质测定 第88部分:氯乙醇和1,3-二氯丙醇	2017-11-09	2018-05-01
64	GBZ/T 300.101—2017	工作场所空气有毒物质测定 第101部分:三氯乙醛	2017-11-09	2018-05-01
65	GBZ/T 300.115—2017	工作场所空气有毒物质测定 第115部分:氯乙酸	2017-11-09	2018-05-01
66	GBZ/T 300.118—2017	工作场所空气有毒物质测定 第118部分:乙酸酐、马来酸酐和邻苯二甲酸酐	2017-11-09	2018-05-01
67	GBZ/T 300.127—2017	工作场所空气有毒物质测定 第127部分:丙烯酸酯类	2017-11-09	2018-05-01

表 8-7　工作场所生产性粉尘职业接触限值测定方法相关标准

序号	标准号	标准名称	分布时间	实施时间
1	GBZ/T 192.1—2007	工作场所空气中粉尘测定　第 1 部分:总粉尘浓度	2007-6-18	2007-12-30
2	GBZ/T 192.2—2007	工作场所空气中粉尘测定　第 2 部分:呼吸性粉尘浓度	2007-6-18	2007-12-30
3	GBZ/T 192.3—2007	工作场所空气中粉尘测定　第 3 部分:粉尘分散度	2007-6-18	2007-12-30
4	GBZ/T 192.4—2007	工作场所空气中粉尘测定　第 4 部分:游离二氧化硅含量	2007-6-18	2007-12-30
5	GBZ/T 192.5—2007	工作场所空气中粉尘测定　第 5 部分:石棉纤维浓度	2007-6-18	2007-12-30
6	GBZ/T 192.6—2018	工作场所空气中粉尘测定　第 6 部分:超细颗粒和细颗粒总数量浓度	2018-07-16	2019-07-01

3. 物理因素监测

（1）噪声监测法　声级计是工作场所测量噪声声压级最常用的仪器，它是按照一定的频率计权和时间来测量声音的声压级和声级的一种仪器，一般由传声器、放大器、衰减器、计权网络、检波器、指示器及电源部分组成。按其功能可以分为普通声级计、车辆声级计、脉冲声级计、积分声级计、噪声暴露计（又称噪声剂量计）和统计声级计等；按测量精度可分为四型：0 型声级计作为标准声级计、1 型声级计作为实验室用精密声级计、2 型声级计作为一般用途的普通声级计、3 型声级计作为噪声监测的普及型声级计。各型声级计的性能指标具有同样的中心值，但允许误差不同。

（2）空气温度测定法　空气温度测定方法主要有玻璃液体温度计法和数显式温度计法两种。玻璃液体温度计由容纳温度计液体的薄壁温包和一根与温包相适应的玻璃细管组成，温包和细管系统是密封的。玻璃液体温度计的工作取决于液体的膨胀系数。而数显式温度计的感温部分采用 PN 结、热敏电阻、热电偶、铂电阻等温度传感器，传感器随温度变化产生的电信号，经放大和 A/D 变换器后由显示器显示。

（3）WBGT 指数测定法　WBGT 指数亦称湿球黑球温度（℃），是表示人体接触环境热强度的一个经验指数，主要用来评价高温车间气象环境条件。此方法可方便地应用在工业环境中，以评价环境的热强度。WBGT 指数适用于评价整个工作周期中人体所受的热强度，而不适宜评价某段时间内或热舒适区附近的热强度。该指数采用了自然湿球温度（t_{nw}）、黑球温度（t_g）和干球温度（t_a）三种参数，并由下列公式计算而得。

室内作业：　　$WBGT = 0.7 t_{nw} + 0.3 t_g$

室外作业：　　$WBGT = 0.7 t_{nw} + 0.2 t_g + 0.1 t_a$

测量时间及位置：常年高温作业工种，以最热季节测量值为分级依据。季节性或不定期高温作业工种，以季节内最热月测量值作为分级依据。一个工作日内应测量 3 次（9∶00～10∶00，13∶00～14∶00，16∶00～17∶00）连测 3 天取平均值，热源不稳定的特殊生产工艺，可依生产进程具体情况在同一测点连测 3 次，取平均值。

测量点应选在作业人员经常操作停留或临时休息处，测量高度：立位作业 1.5m；坐位作业 1.1m；受热不均的岗位工人还应测头部（1.7m）、腹部（1.1m）、踝部（0.1m）。各部位分别测量后按下式计算：

$$WBGT = (WBGT_头 + 2 \times WBGT_腹 + WBGT_踝)/4$$

工作场所物理因素职业接触限值测定方法相关标准详见表 8-8。

表 8-8　工作场所物理因素职业接触限值测定方法相关标准

序号	标准号	标准名称
1	GBZ/T 189.1—2007	工作场所物理因素测量　第 1 部分：超高频辐射
2	GBZ/T 189.2—2007	工作场所物理因素测量　第 2 部分：高频电磁场
3	GBZ/T 189.3—2018	工作场所物理因素测量　第 3 部分：1Hz～100kHz 电场和磁场
4	GBZ/T 189.4—2007	工作场所物理因素测量　第 4 部分：激光辐射
5	GBZ/T 189.5—2019	工作场所物理因素测量　第 5 部分：微波辐射
6	GBZ/T 189.6—2007	工作场所物理因素测量　第 6 部分：紫外辐射
7	GBZ/T 189.7—2007	工作场所物理因素测量　第 7 部分：高温
8	GBZ/T 189.8—2007	工作场所物理因素测量　第 8 部分：噪声
9	GBZ/T 189.9—2007	工作场所物理因素测量　第 9 部分：手传振动
10	GBZ/T 189.10—2007	工作场所物理因素测量　第 10 部分：体力劳动强度分级
11	GBZ/T 189.11—2007	工作场所物理因素测量　第 11 部分：体力劳动时的心率

四、监测数据评价

职业卫生质量评价的主要依据为国家和地方颁发的职业卫生法规和标准。法规主要有《中华人民共和国职业病防治法》；主要标准为《工业企业设计卫生标准》（GBZ 1—2010）、《工作场所有害因素职业接触限值　第 1 部分：化学因素》（GBZ 2.1—2019）、《工作场所有害因素职业接触限值　第 2 部分：物理因素》（GBZ 2.2—2007）等。

1. 接触水平的评估

（1）工作场所职业危害因素浓度（强度）　一般采用区域采样测得的工作场所职业危害因素的浓度范围作为评价指标。平均值的计算与表达随测定值特征而定，常用的表示方法有算术均数、几何均数、中位数。

（2）工作场所职业卫生质量估计　将不同车间、工种、岗位工作场所中有害因素测定结果根据职业卫生标准进行评估。常用的指标有：

$$测定点合格率 = \frac{合格点数}{实测点数} \times 100\%$$

$$测定点超标倍数 = \frac{测定点实测浓度值}{职业接触限值} - 1$$

$$测定率 = \frac{实测点数}{应测点数} \times 100\%$$

（3）作业者接触水平的估测　进行个体采样、测定，进而估算日平均接触水平，或者测定时间加权平均浓度，计算 TWA 值。

2. 危险度的评定

通过对有害因素危险度的评定，对它们的潜在作用进行鉴定和评价；估算在多大浓度

(强度)和何种条件下可造成损害;估测可能引起健康损害的类型、特征和发生的概率及有害因素可能的远期效应。危险度评定的内容有危险性鉴定、剂量反应评定、接触评定、危险度特征分析。

3. 注意事项

① 数据数量应符合统计学最低样本要求。生产环境中职业性危害因素的时间、空间分布随生产工艺及各种外界条件而变动,样本数据可以有很大变化。因此,不能用一两个数据做出评价,应按国家规定监测频度开展监测。

② 个体采样结果可与国家规定的 TWA 浓度比较。对一组长期监测数据可按分布特点,用适当的方法描述其集中与离散程度。不能简单地以算术均数和标准差表示。

③ 区域采样数据不宜以不同监测点合并表示。可以每一监测点计算平均水平,结合工时法估计接触水平。

④ 环境监测不是接触评定的唯一内容,不能等同。

复习思考题

1. 企业在职业卫生管理中的职责有哪些?
2. 用人单位应向劳动者提供哪些告知事项?
3. 对未成年工和女工应实行什么特殊管理?
4. 设立监测点的原则有哪些?
5. 职业接触限值有哪几种?
6. 监测方法有哪几种?
7. 判定作业场所粉尘及接触性毒物是否达标的依据是什么?

第九章 建设项目职业病危害评价

学习目标

本章主要掌握建设项目职业病危害评价的种类，了解评价的意义，掌握职业病危害因素的识别方法，了解建设项目职业病危害预评价和效果评价的程序、方案编制和报告内容，了解职业病危害现状评价的程序和报告内容。增强客观公正、实事求是的职业素养。

第一节 概 述

一、建设项目职业病防护设施"三同时"

依据《建设项目职业病防护设施"三同时"监督管理办法》，建设项目职业病防护设施必须与主体工程同时设计、同时施工、同时投入生产和使用（图9-1）。对可能产生职业病危害的建设项目，建设单位应该依法进行职业病危害预评价、职业病防护设施设计、职业病危害控制效果评价。

职业病危害预评价是指对可能产生职业病危害的建设项目，在其可行性论证阶段，对建设项目可能产生的职业病危害因素及其有害性与接触水平、职业病防护设施及应急救援设施等进行的预测性卫生学分析与评价。职业病防护设施是指消除或者降低工作场所的职业病危害因素的浓度或者强度，预防和减少职业病危害因素对劳动者健康的损害或者影响，保护劳动者健康的设备、设施、装置、构（建）筑物等的总称。

职业病防护设施设计是指对产生或可能产生职业病危害的建设项目，在初步设计（含基础设计）阶段，由建设单位委托具有资质的设计单位对该项目依据国家职业卫生相关法律、法规、规范和标准，针对建设项目建设施工、设备安装调试过程以及建成投入生产或使用后可能产生的职业病危害因素，对应采取的职业病防护设施、职业卫生管理措施等进行设计，并对其预期效果进行评价。

职业病危害控制效果评价是指在建设项目完工后、竣工验收前，对工作场所职业病危害因素及其接触水平、职业病防护设施与措施及其效果等做出的综合评价。

二、职业病危害现状评价相关规定

依据《职业病危害评价通则》（GBZ/T 277—2016），职业病危害现状评价是指在正常生产状况下，对用人单位工作场所职业病危害因素及其接触水平、职业病防护设施及其效果、

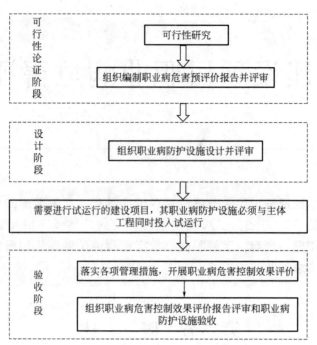

图 9-1 建设项目职业病防护设施"三同时"工作流程

职业病危害因素对劳动者的健康影响等进行综合评价。

职业病危害现状评价明确了用人单位生产经营活动过程中的职业病危害因素种类及其危害程度,以及职业病防护设施和职业卫生管理措施的效果等,可以为用人单位职业病防治的日常管理提供科学依据。

依据《工作场所职业卫生管理规定》(中华人民共和国国家卫生健康委员会令第 5 号),职业病危害严重的用人单位,应当委托具有相应资质的职业卫生技术服务机构,每年至少进行一次职业病危害因素检测,每三年至少进行一次职业病危害现状评价。存在职业病危害的用人单位发生职业病危害事故或者国家卫生健康委规定的其他情形的,应当及时委托具有相应资质的职业卫生技术服务机构进行职业病危害现状评价。

《国家卫生健康委办公厅关于公布建设项目职业病危害风险分类管理目录的通知》(国卫办职健发〔2021〕5 号),将建设项目职业病危害风险分为严重、一般两类,表 9-1 列举了部分制造业建设项目的职业病危害风险分类。

表 9-1 部分制造业建设项目职业病危害风险分类管理目录

序号	行业编码	类别名称	严重	一般
(一)	C25	石油、煤炭及其他燃料加工业		
1	C251	精炼石油产品制造	√	
2	C252	煤炭加工	√	
3	C253	核燃料加工	√	
4	C254	生物质燃料加工	√	
(二)	C26	化学原料和化学制品制造业		
1	C261	基础化学原料制造	√	

续表

序号	行业编码	类别名称	严重	一般
2	C262	肥料制造	√	
3	C263	农药制造	√	
4	C264	涂料、油墨、颜料及类似产品制造	√	
5	C265	合成材料制造	√	
6	C266	专用化学产品制造	√	
7	C267	炸药、火工及焰火产品制造	√	
8	C268	日用化学产品制造		√
(三)	C27	医药制造业		
1	C271	化学药品原料药制造	√	
2	C272	化学药品制剂制造		√
3	C273	中药饮片加工		√
4	C274	中成药生产		√
5	C275	兽用药品制造		√
6	C276	生物药品制品制造		√
7	C277	卫生材料及医药用品制造		√
8	C278	药用辅料及包装材料制造		√
(四)	C28	化学纤维制造业		
1	C281	纤维素纤维原料及纤维制造	√	
2	C282	合成纤维制造	√	
3	C283	生物基材料制造		√
(五)	C29	橡胶和塑料制品业		
1	C291	橡胶制品业	√	
2	C292	塑料制品业	√	
(六)	C30	非金属矿物制品业		
1	C301	水泥、石灰和石膏制造	√	
2	C302	石膏、水泥制品及类似制品制造	√	
3	C303	砖瓦、石材等建筑材料制造	√	
4	C304	玻璃制造	√	
5	C305	玻璃制品制造	√	
6	C306	玻璃纤维和玻璃纤维增强塑料制品制造	√	
7	C307	陶瓷制品制造	√	
8	C308	耐火材料制品制造	√	
9	C309	石墨及其他非金属矿物制品制造	√	
(七)	C31	黑色金属冶炼和压延加工业		
1	C311	炼铁	√	
2	C312	炼钢	√	

续表

序号	行业编码	类别名称	严重	一般
3	C313	钢压延加工	√	
4	C314	铁合金冶炼	√	
（八）	C32	有色金属冶炼和压延加工业		
1	C321	常用有色金属冶炼	√	
2	C322	贵金属冶炼	√	
3	C323	稀有稀土金属冶炼	√	
4	C324	有色金属合金制造	√	
5	C325	有色金属压延加工	√	
（九）	C33	金属制品业		
1	C331	结构性金属制品制造	√	
2	C332	金属工具制造	√	
3	C333	集装箱及金属包装容器制造	√	
4	C334	金属丝绳及其制品制造	√	
5	C335	建筑、安全用金属制品制造	√	
6	C336	金属表面处理及热处理加工	√	
7	C337	搪瓷制品制造	√	
8	C338	金属制日用品制造	√	
9	C339	铸造及其他金属制品制造	√	
（十）	C34	通用设备制造业		
1	C341	锅炉及原动设备制造	√	
2	C342	金属加工机械制造	√	
3	C343	物料搬运设备制造	√	
4	C344	泵、阀门、压缩机及类似机械制造	√	
5	C345	轴承、齿轮和传动部件制造	√	
6	C346	烘炉、风机、包装等设备制造	√	
7	C347	文化、办公用机械制造	√	
8	C348	通用零部件制造	√	
9	C349	其他通用设备制造业	√	
（十一）	C35	专用设备制造业		
1	C351	采矿、冶金、建筑专用设备制造	√	
2	C352	化工、木材、非金属加工专用设备制造	√	
3	C353	食品、饮料、烟草及饲料生产专用设备制造	√	
4	C354	印刷、制药、日化及日用品生产专用设备制造	√	
5	C355	纺织、服装和皮革加工专用设备制造	√	
6	C356	电子和电工机械专用设备制造	√	
7	C357	农、林、牧、渔专用机械制造	√	

续表

序号	行业编码	类别名称	严重	一般
8	C358	医疗仪器设备及器械制造	√	
9	C359	环保、邮政、社会公共服务及其他专用设备制造	√	
(十二)	C36	汽车制造业		
1	C361	汽车整车制造	√	
2	C362	汽车用发动机制造	√	
3	C363	改装汽车制造	√	
4	C364	低速汽车制造	√	
5	C365	电车制造	√	
6	C366	汽车车身、挂车制造	√	
7	C367	汽车零部件及配件制造	√	
(十三)	C37	铁路、船舶、航空航天和其他运输设备制造业		
1	C371	铁路运输设备制造	√	
2	C372	城市轨道交通设备制造	√	
3	C373	船舶及相关装置制造	√	
4	C374	航空、航天器及设备制造	√	
5	C375	摩托车制造	√	
6	C376	自行车和残疾人座车制造	√	
7	C377	助动车制造	√	
8	C378	非公路休闲车及零配件制造	√	
9	C379	潜水救捞及其他未列明运输设备制造	√	
(十四)	C38	电气机械和器材制造业		
1	C381	电机制造	√	
2	C382	输配电及控制设备制造	√	
3	C383	电线、电缆、光缆及电工器材制造	√	
4	C384	电池制造	√	
5	C385	家用电力器具制造	√	
6	C386	非电力家用器具制造		√
7	C387	照明器具制造		√
8	C388	其他电气机械及器材制造		√
(十五)	C39	计算机、通信和其他电子设备制造业		
1	C391	计算机制造		√
2	C392	通信设备制造		√
3	C393	广播电视设备制造		√
4	C394	雷达及配套设备制造		√
5	C395	非专业视听设备制造		√
6	C396	智能消费设备制造		√

续表

序号	行业编码	类别名称	严重	一般
7	C397	电子器件制造	√	
8	C398	电子元件及电子专用材料制造	√	
9	C399	其他电子设备制造		√

三、建设项目职业病危害评价的原则

《职业病防治法》明确规定了国家实施建设项目职业病危害评价制度。建设项目职业病危害评价是关系到建设项目建成并投入使用后能否符合国家规定的职业卫生法律、法规、标准、规范的要求，能否预防、控制和消除职业病危害，保障劳动者健康及其相关权益，促进经济发展的关键性工作。由于这项工作不但具有较复杂的工程技术性，而且还有很强的政策性，因此要做好这项工作，必须以建设项目为基础，以国家职业卫生法律、法规、标准、规范为依据，用严肃的科学态度开展和完成职业病危害评价任务，在工作中始终遵循严肃性、严谨性、公正性、可行性的原则。

1. 严肃性

承担职业病危害评价工作的机构及人员必须首先学习、掌握并严格执行国家、地方、行业颁布的有关职业卫生方面法律、法规、标准、规范。在评价过程中以此为依据，剖析建设项目在执行国家、地方、行业颁布的有关职业卫生方面的法律、法规、标准、规范中存在的问题。为建设项目的决策、设计和职业卫生管理提出符合国家职业卫生法律、法规、标准、规范要求的评价结论和建议。

2. 严谨性

在开展建设项目职业病危害评价工作的全过程中，必须建立完善的质量监控体系。依据科学的评价方法和评价程序，以严谨的科学态度一丝不苟地开展各项工作，在最大程度上保证评价结论的正确、合理、可行、可靠。

3. 公正性

在评价过程中，每个环节都要保证客观、公正，既要防止受评价人员主观因素的影响，又要排除外界因素的干扰，避免出现倾向性。须以国家的总体利益为重，为保障劳动者在劳动过程中的安全与健康，依据国家、地方、行业有关职业卫生方面的方针、政策、法律、法规、标准、规范和经济技术的可行性，提出客观真实的评价结论。

4. 可行性

针对建设项目的实际情况和特征，对建设项目进行全面分析的程序和方法是可行的，既要符合项目实际，又要有理论依据；对建设项目拟采取或者采取的职业病危害防护措施的预期效果或者控制效果进行技术分析及评价，提出符合实际经济、技术条件的合理可行的对策。

四、建设项目职业病危害评价的意义

职业病危害的产生，往往是由于建设单位缺乏职业病防治意识，在项目的设计和施工阶

段忽视职业卫生防护要求，没有配备应有的职业病危害防护设施，如通风、除尘、排毒等设施，从而导致项目建成后，存在严重的先天设计性职业病危害隐患。因此，建设项目职业病危害评价可以用法律手段强化建设单位的职业病防治意识，积极预防、控制和消除建设项目产生的职业病危害，体现了"预防为主"的职业病防治方针，是预防、控制和消除职业病危害的有效途径。

在项目建设阶段，预防、控制可能产生的职业病危害不仅能够从源头上控制职业病的发生，而且能产生显著的经济效益。据调查分析，由职业病造成的经济损失与生产中职业病危害治理资金、预防职业病的资金投入之间的比例为 7∶4∶1，即如果企业发生职业病和职业性损害所造成的经济损失是 7，那么，在发生这些损害之前就对生产中的职业性危害进行治理，所需投资只需要 4，如果企业在新建时就将预防职业病危害的措施与主体工程同时考虑，其投资仅为 1。比如治疗尘肺的医疗费用是预防尘肺投入的 4 倍。

五、建设项目职业病危害评价的依据

建设项目职业病危害评价是一项政策性很强的工作，其本质是一种符合性评价。因此，建设项目职业病危害评价应依据我国现行的有关职业病防治的法律、法规、规章，标准和技术规范，职业卫生调查结果，建设项目基础资料，国内外文献资料及与评价工作有关的其他资料等予以实施。

第二节　建设项目职业病危害预评价

建设项目在可行性论证阶段开展的职业病危害预评价，通过法治手段强化建设单位职业病防治意识，积极预防、控制和消除建设项目产生的职业病危害；预评价是贯彻"预防为主"职业病防治工作方针的最积极、最有效措施，是预防、控制和消除职业病危害的最佳途径；预评价可以直接或间接提高企业的经济效益，同时还可以为职业健康监督工作科学化、规范化管理提供科学依据。

《中华人民共和国职业病防治法》第十七条规定，建设项目可能产生职业病危害的，建设单位在可行性论证阶段应当进行职业病危害预评价。

一、预评价方法

目前，我国已经通过立法将职业病危害评价作为建设单位职业病危害管理的一个重要环节，这就需要统一的工作规范、评价标准和评价方法。依据现行标准《建设项目职业病危害预评价技术导则》（GBZ/T 196—2007），职业病危害预评价方法主要包括风险评估法、类比法、检查表分析法等定性定量评价方法。

1. 风险评估法

依据工作场所职业病危害因素的种类、理化性质、浓度（强度）、暴露方式、接触人数、接触时间、接触频率、防护措施、毒理学资料、流行病学等相关资料，按一定准则，对建设项目发生职业病危害的可能性和危害程度进行评估，并按照危害程度考虑有关消除或减轻这些风险所需的防护措施，使其降低到可承受水平。

2. 类比法

通过对与拟评价项目相同或相似工程（项目）的职业卫生调查、工作场所职业病危害因素浓度（强度）检测以及对拟评价项目有关的文件、技术资料的分析，类推拟评价项目的职业病危害因素的种类和危害程度，对职业病危害进行风险评估，预测拟采取的职业病危害防护措施的防护效果。

3. 检查表分析法

根据国家有关职业卫生的法律、法规和技术规范、标准，以及操作规程、职业病危害事故案例等，通过对拟评价项目的详细分析和研究，列出检查单元、部位、项目、内容、要求等，编制成表，逐项检查符合情况，确定拟评价项目存在的问题、缺陷和潜在危害。

二、预评价程序

1. 准备阶段

主要工作为收集和研读有关资料、进行初步调查分析、编制预评价方案并进行技术审核、确定质量控制原则及要点等。其中，应收集的主要资料包括：项目立项文件；项目技术资料（建设项目概况，生产过程拟使用的原料、辅料、中间品、产品等，生产工艺，生产设备，拟采取的职业病防治措施，有关设计图纸，有关职业卫生现场检测资料，有关劳动者职业性健康检查资料等）；国家、地方、行业有关职业卫生方面的法律、法规、标准、规范。

2. 实施阶段

依据预评价方案开展评价工作，主要为建设项目工程分析、职业卫生现场调查、类比调查并进行职业病危害因素定性、定量评价及风险评估。

3. 报告编制及评审阶段

主要工作为汇总、分析实施阶段获取的各种资料、数据，通过分析、评价得出结论，提出对策和建议，完成职业病危害预评价报告书的编制，对职业病危害预评价报告书进行专家评审。

具体评价程序如图9-2所示。

三、职业病危害预评价实施

1. 职业病危害因素识别与评价

按照划分的评价单元，识别拟建项目在建设期和建成投入生产或使用后可能存在的职业病危害因素，确定职业病危害因素存在的作业岗位、接触人员、接触时间、接触频度、可能对人体健康产生的影响及导致的职业病等。

常用的方法有经验法、类比法、检查表法、工程分析法和调查检测法等。不同的方法有不同的优缺点，不同的项目有各自的特点，在实际应用中，应结合具体情况，扬长避短，方可取得较好的效果。

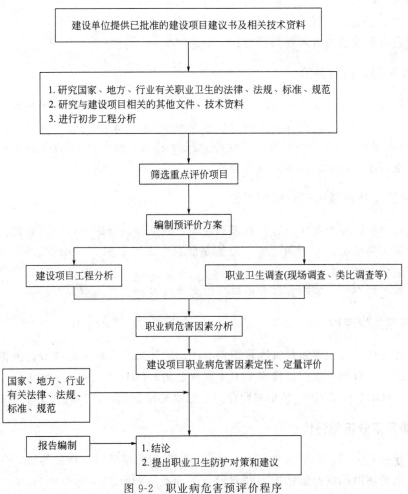

图 9-2　职业病危害预评价程序

2. 职业病防护设施分析与评价

按照划分的评价单元，分析拟建项目的运行与建设施工过程可能存在的职业病危害因素发生（散）源或生产过程，以及可行性研究报告中提出的职业病防护设施设置状况，评价拟设置的职业病防护设施的合理性与符合性。

3. 个体防护用品分析与评价

按照划分的评价单元，根据拟建项目在建设期和建成投入生产或使用后的作业岗位环境状况、职业病危害因素特点、类比检测或分析推测结果以及《个体防护装备配备规范》（GB 39800 系列）、《呼吸防护用品的选择、使用与维护》（GB/T 18664—2002）等相关职业卫生法规标准要求，分析可行性研究报告中提出的个体防护用品配备状况，预测在可行性研究条件下各个主要职业病危害因素的接触水平，评价拟配备的个体防护用品的合理性与符合性。

4. 应急救援设施分析与评价

按照划分的评价单元，分析拟建项目在建设期和建成投入生产或使用后可能发生急性职业病危害的工作场所以及可行性研究报告中提出的应急救援设施的设置状况，根据该工作场所导致急性职业病危害的特点、可能发生暴露的状况以及相关职业卫生法规标准要求等，评价拟设置应急救援设施的合理性与符合性。

5. 总体布局分析与评价

根据工程分析以及职业病危害因素识别与评价的结果，分析可行性研究报告中提出的总体布局情况，并对照《工业企业总平面设计规范》（GB 50187—2012）、《生产过程安全卫生要求总则》（GB/T 12801—2008）、《工业企业设计卫生标准》（GBZ 1—2010）等相关职业卫生法规标准要求，评价总体布局的符合性。

6. 生产工艺及设备布局分析与评价

根据工程分析以及职业病危害因素识别与评价的结果，分析可行性研究报告中提出的生产工艺及设备布局情况，并对照《生产设备安全卫生设计总则》（GB 5083—1999）、《生产过程安全卫生要求总则》（GB/T 12801—2008）等相关职业卫生法规标准要求，评价生产工艺及设备布局的符合性，对于改扩建项目还应考虑与既有设备的交互影响。

7. 建筑卫生学评价

根据工程分析以及职业病危害因素识别与评价的结果，分析可行性研究报告中提出的建筑卫生学状况，并对照《生产过程安全卫生要求总则》（GB/T 12801—2008）、《工业企业设计卫生标准》（GBZ 1—2010）等相关职业卫生法规标准要求，评价建筑卫生学的符合性。

8. 辅助用室分析与评价

根据职业病危害因素的识别与评价，确定不同车间的车间卫生特征等级，分析可行性研究报告中提出的辅助用室设置情况，并对照《工业企业设计卫生标准》（GBZ 1—2010）等相关职业卫生法规标准要求，评价工作场所办公室、卫生用室（浴室、更/存衣室、盥洗室、洗衣房等）、生活用室（休息室、食堂、厕所等）、妇女卫生室等辅助用室设置的符合性。

9. 职业卫生管理分析与评价

分析拟建项目可行性研究报告中提出的职业卫生管理机构设置与人员配置、职业卫生培训、职业病危害因素检测、职业健康监护、警示标识设置、职业卫生管理制度和操作规程等内容，根据相关职业卫生法规标准要求，评价拟采取职业卫生管理措施的符合性。

10. 职业卫生专项投资分析与评价

分析拟建项目可行性研究报告提出的职业卫生专项投资概算，评价其是否满足职业卫生"三同时"及建设等的预算需求。

四、预评价内容

预评价报告不是一般性的专业调查报告、技术总结，它是具有法律效力的技术文件，因此报告的格式、内容、文体必须按照《建设项目职业病危害预评价导则》（AQ/T 8009—2013）以及《建设项目职业病危害预评价报告编制要求》的要求书写，主要包括以下内容：

（1）建设项目概况　建设项目名称、性质、规模、拟建地点、建设单位、项目组成、辐射源项及主要工程内容等。

（2）职业病危害因素及其防护措施评价　概括拟建项目可能产生的职业病危害因素及其来源、理化性质，以及可能接触职业病危害因素作业的工种（岗位）及其相关的工作地点、作业方法、接触时间与频度、可能引起的职业病以及其他人体健康影响等。

（3）综合性评价　给出建设项目拟采取的总体布局、生产工艺及设备布局、辐射防护措施、建筑卫生学、辅助用室、职业卫生管理、职业卫生专项投资等及其法规符合性评价的结论，列出其中的不符合项。

（4）职业病防护措施及建议　提出控制职业病危害的具体补充措施；给出建设项目建设施工过程职业卫生管理的措施建议。

（5）评价结论　确定拟建项目的职业病危害类别；明确拟建项目在采取了可行性研究报告和评价报告所提防护措施的前提下，是否能满足国家和地方对职业病防治方面法律、法规、标准、规范的要求。

第三节　建设项目职业病危害控制效果评价

职业病危害控制效果评价通过技术服务和法治手段进一步强化建设单位职业病防治意识，为项目单位今后的职业健康管理以及主管部门开展职业健康监督工作提供科学依据，是保护劳动者健康权的重要体现。

《中华人民共和国职业病防治法》第十八条规定：建设项目在竣工验收前，建设单位应当进行职业病危害控制效果评价（以下简称效果评价）。《建设项目职业病防护设施"三同时"监督管理办法》（原国家安全生产监督管理总局令［第90号］）第二十三条规定："建设项目完工后，需要进行试运行的，其配套建设的职业病防护设施必须与主体工程同时投入试运行。试运行时间应当不少于30日，最长不得超过180日，国家有关部门另有规定或者特殊要求的行业除外。"第二十四条规定："建设项目在竣工验收前或者试运行期间，建设单位应当进行职业病危害控制效果评价，编制评价报告。"

一、效果评价方法

国家安全生产监督管理总局（现应急管理部）发布的《建设项目职业病危害控制效果评价导则》中的效果评价方法主要包括职业卫生现场调查法和职业卫生检测法。

1. 职业卫生现场调查法

职业卫生现场调查法是指运用现场观察、文件资料收集与分析、人员沟通等方法，了解调查对象相关卫生信息的过程。职业卫生调查内容主要包括：工程概况、试运行情况、总体布局、生产工艺、生产设备及布局、生产过程中的物料及产品、建筑卫生学、职业病防护设施、个人使用的职业病防护用品、辅助用室、应急救援、职业卫生管理、职业病危害因素以及时空分布、预评价报告与防护设施设计及审查意见的落实情况等。通过调查既能全面地了解生产过程的卫生学特征，做出准确的评价，又能为作业环境职业病危害因素的测定和防护设备效果评价打下基础。

2. 职业卫生检测法

(1) 作业环境职业病危害因素检测　在效果评价工作中，需要通过现场测试了解作业环境有害因素的浓度（强度）、评价防护设备效果、危害程度分级，因此应根据生产过程卫生学调查掌握的情况，制定完整的测试方案，包括测定方法、采样地点、采样方式、测定次数、数据处理方法，以保证测试工作能满足评价内容的要求。

2019 年公布的《工作场所职业接触限值　第 1 部分：化学有害因素》（GBZ 2.1—2019）增加或调整了部分化学有害因素的职业接触限值，在进行作业环境中化学有害因素检测时应注意需满足 GBZ 2.1—2019 的要求。

(2) 防护设备防护效果检测　对具体的防护设备进行效果评价应在防护设备正常运行状态下进行，以作业场所空气中有害物质浓度作为评价指标。选择采样地点时，首先应考虑在防护设备控制范围内的作业岗位上，按照选择监测点的原则，选择若干个有代表性的点作为评价效果的测定点。其次也可以在防护设备的周围，按不同距离设若干个测定点（但其中必须包括代表作业岗位的测定点）。

对防护设备的性能和运行参数的测试，可验证运行参数是否符合设计，同时也为深入地发现防护设备存在的问题提供科学依据。比如，一项局部吸出式通风系统，由于通风管设计时节点压力平衡上有问题，致使一部分吸风罩风量过大，一部分吸风罩风量不足，导致作业场所有害物质超标，通过对各个吸风罩风速、风量的测定，既可发现问题还可采取补救措施，这类问题单靠现场肉眼观察是难以发现的，可见在防护设备效果评价中对防护设备性能、运行参数的测试是很有价值的。

职业病危害因素检测结果以及防护设备防护效果检测结果可能会直接影响评价结论，检测过程中应始终坚持一丝不苟的工作态度和精益求精的工匠精神，如此才能呈现出"有温度、有价值"的检测结果，从而确保评价结果的准确性。

二、效果评价程序

1. 准备阶段

主要工作为接受建设单位委托、签订评价工作合同、收集和研读职业病危害预评价报告书、初步设计、卫生行政部门对项目在可行性研究阶段及设计阶段的审查意见及有关技术资料、开展初步现场调查、编制控制效果评价方案并对方案进行技术审核、确定质量控制要点。

2. 实施阶段

依据评价方案开展职业卫生调查、工作日写实、职业卫生检测、职业卫生管理措施核实等工作，并对职业健康检查结果进行分析。

3. 报告编制与评审阶段

主要工作为分析、整理所得的资料、数据，并对其进行评价，得出结论，提出对策和建议，完成评价报告书的编制。对评价报告书进行评审、修改。具体程序如图 9-3 所示。

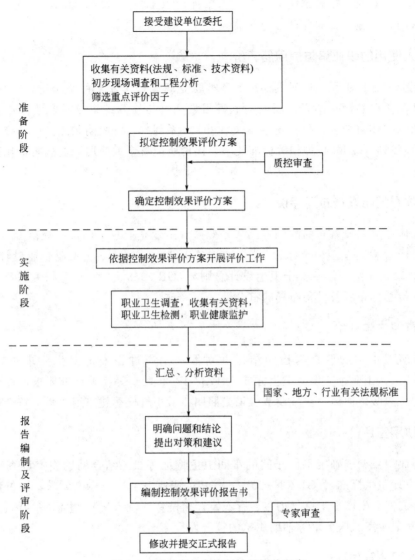

图 9-3　职业病危害控制效果评价程序

三、控制效果评价实施

1. 职业病危害因素评价

按照划分的评价单元，针对其存在的各类职业病危害作业工种（岗位）及其相关工作地点，根据职业病危害因素的检测结果并对照《工作场所有害因素职业接触限值　第 1 部分：化学有害因素》（GBZ 2.1—2019）或《工作场所有害因素职业接触限值　第 2 部分：物理因素》（GBZ 2.2—2007）等标准，评价职业病危害因素接触水平的符合性。

2. 职业病防护设施评价

按照划分的评价单元，针对其设置的各类职业病防护设施，根据其职业病防护设施调查结果、作业现场职业病危害因素检测结果、职业病危害防护设施检测结果以及职业健康监护调查结果等,并对照《排风罩的分类及技术条件》(GB/T 16758—2008)等相关标准要求,评价职业病防护设施设置的合理性与有效性。

3. 个人使用的职业病防护用品评价

按照划分的评价单元,针对其存在的各类职业病危害作业工种(岗位),根据其个人使用的职业病防护用品调查结果、职业病危害因素调查与检测结果以及职业健康监护调查结果,并对照《个体防护装备配备规范》(GB 39800系列)、《呼吸防护用品的选择、使用与维护》(GB/T 18664—2002)等相关标准要求,评价所配备个人使用职业病防护用品的符合性与有效性。

4. 总体布局与设备布局评价

根据总体布局和设备布局的调查结果,对照《工业企业总平面设计规范》(GB 50187—2012)、《生产过程安全卫生要求总则》(GB/T 12801—2008)、《工业企业设计卫生标准》(GBZ 1—2010)、《生产设备安全卫生设计总则》(GB 5083—1999)等相关职业卫生法规标准要求,评价总体布局及设备布局的符合性。

5. 建筑卫生学评价

根据建筑卫生学的调查与检测结果并对照《生产过程安全卫生要求总则》(GB/T 12801—2008)、《工业企业设计卫生标准》(GBZ 1—2010)等相关标准要求,评价建设项目的建筑结构、采暖、通风、空气调节、采光照明、微小气候等建筑卫生学的符合性。

6. 辅助用室评价

根据职业卫生调查确定不同车间的车间卫生特征等级,结合辅助用室调查结果并对照《工业企业设计卫生标准》(GBZ 1—2010)等相关职业卫生法规标准要求,评价建设项目的工作场所办公室、生产卫生室(浴室、存衣室、盥洗室、洗衣房)、生活室(休息室、食堂、厕所)、妇女卫生室、医务室等辅助用室的符合性。

7. 职业卫生管理评价

根据职业卫生管理情况的调查结果,对照相关职业卫生法规标准要求,评价建设项目及其建设施工阶段各项职业卫生管理内容的符合性。

8. 职业健康监护评价

根据职业健康监护调查结果和职业病危害因素调查结果等,对照相关职业卫生法规标准要求,评价职业健康检查的实施、职业健康监护档案的管理以及检查结果的处置等的符合性。

四、职业病危害控制效果评价报告内容

职业病危害控制效果评价报告是建设项目职业病危害控制效果评价的技术报告,主要包括以下内容:

① 建设项目概况:包括建设项目名称、规模、建设地点、建设单位、主要工程内容、试运

行情况、职业病防护设施设计执行情况及建设施工和设备安装调试过程等,并划分评价单元。

② 职业病危害评价:职业病防护设施及其合理性与有效性评价,所配备的个体防护用品及其符合性与有效性评价,各主要职业病危害因素的接触水平及其符合性评价,所设置的应急救援设施及其合理性与符合性评价,总体布局、生产工艺及设备布局、建筑卫生学、辅助用室、应急救援措施、职业卫生管理、职业健康监护等符合性评价。

③ 职业病防护补充措施及建议:针对建设项目试运行阶段存在的不足,提出控制职业病危害的具体补充措施与建议。

④ 评价结论:明确建设项目是否能满足国家和地方对职业病防治方面法律、法规、标准的要求,明确是否具备了职业病防护设施竣工验收条件。

第四节　建设项目职业病危害现状评价

建设项目职业病危害现状评价的评价方法可参考本章第三节"建设项目职业病危害控制效果评价"。

一、现状评价程序

1. 准备阶段

(1) 资料收集与初步现场调查　接受用人单位委托后,应对用人单位的基本情况进行初步现场调查,并进行资料收集。涉及资料主要包括用人单位最近一次职业卫生评价报告以及近三年职业病危害因素监测及检测资料;用人单位所在地的气象条件、主要原辅材料、产品、中间产品、工作场所总体布局、生产工艺与生产设备、生产岗位设置、人员配备、职业病防护设施分布、个人防护用品配备、辅助用室、应急救援设施等工程技术资料;近三年劳动者职业健康监护资料;国家、地方、行业有关职业卫生方面的法律、法规、标准、规范等。

(2) 编制评价工作方案　在对前述收集资料进行研读与初步现场调查的基础上,编制评价工作方案,主要包括以下内容:编制依据、评价方法及范围、用人单位概况、职业卫生调查内容、职业卫生检测方案、组织计划等。

2. 实施阶段

(1) 职业卫生调查　主要涉及以下方面:用人单位基本情况调查、总体布局调查、生产工艺和设备布局调查、建筑卫生学调查、职业病危害因素调查、职业病防护设施与应急救援设施调查、职业健康监护情况调查、个人防护用品调查、辅助用室调查、职业卫生管理情况调查、既往职业卫生评价建议落实情况调查。

(2) 职业卫生检测　主要涉及以下方面:职业病危害因素检测、职业病防护设施检测、建筑卫生学检测。

(3) 职业病危害评价　主要涉及以下方面:总体布局评价、设备布局评价、建筑卫生学评价、职业病危害因素评价、职业病防护设施与应急救援设施评价、职业健康监护评价、个人防护用品评价、辅助用室评价、职业卫生管理评价。

(4) 给出评价结论　主要包括分项结论、职业病危害风险分类、提出建议措施等。

3. 报告编制阶段

完成用人单位职业病危害现状评价报告书与资料性附件的编制。职业病危害现状评价报告书应全面、概括地反应用人单位职业病防治工作的现状，着重指出用人单位自最近一次职业卫生评价以来在职业病防治方面的变化趋势，应具有阶段性和持续性的特点。

二、现状评价报告内容

职业病危害现状评价报告内容应针对性强、重点突出、条理清晰、结论明确、建议可行，主要内容包括以下方面：

① 总论：评价目的、评价依据、评价范围、评价内容、评价单元、评价方法、评价程序、质量控制。
② 用人单位概况。
③ 总体布局。
④ 生产工艺和设备布局。
⑤ 建筑卫生学。
⑥ 职业病危害因素：职业病危害因素辨识、职业病危害因素对人体健康的影响、职业病危害因素检测结果与评价。
⑦ 职业病防护设施与应急救援设施：职业病防护设施与应急救援设施的设置情况、职业病防护设施的维护情况、职业病防护设施与应急救援设施评价。
⑧ 职业健康监护：职业健康监护情况、职业健康监护评价。
⑨ 个人防护用品。
⑩ 辅助用室。
⑪ 职业卫生管理。
⑫ 结论。

职业危害评价实例

一、评价对象

某磷化工企业的酸式焦磷酸钠生产装置、焦磷酸钾生产装置、复配磷酸盐生产装置及其附属配套设施。

主要生产工艺：酸式焦磷酸钠采用干燥聚合2步法工艺，以磷酸和氢氧化钠为原料中和制得磷酸二氢钠，然后进行干燥，由无水磷酸二氢钠加热熔融聚合而形成结晶型粉状或熔融状固体，经后期处理得到产品。焦磷酸钾是以磷酸与氢氧化钾中和反应生成磷酸氢二钾，磷酸氢二钾经脱水聚合得到产品。复配磷酸盐是以三聚磷酸钠、焦磷酸钠等物料经计量、混合、过筛及包装等过程得到产品。

二、职业病危害因素识别

根据工程分析和职业卫生现场调查，确定该企业生产工艺过程主要职业病危害因素及接触情况，见表9-2。

表 9-2　2020 年 7～8 月某磷化工企业主要职业病危害因素及接触情况

评价单元	岗位	接触主要职业病危害因素	接触频次	接触时间/(h/d)
酸式焦磷酸钠单元	中和	磷酸	1次/2h,15min/次	1.5
		氢氧化钠	1次/2h,15min/次	1.5
		噪声	1次/2h,15min/次	1.5
	干燥	粉尘	1次/2h,15min/次	1.5
		噪声	1次/2h,15min/次	1.5
	聚合	粉尘	1次/2h,15min/次	1.5
		噪声	1次/2h,15min/次	1.5
	包装	粉尘	1次/1h,30min/次	6.0
		噪声	1次/1h,30min/次	6.0
焦磷酸钾单元	中控	—		—
	中和	磷酸	1次/2h,15min/次	1.5
		氢氧化钾	1次/2h,15min/次	1.5
		噪声	1次/2h,15min/次	1.5
	炉头	粉尘	1次/2h,15min/次	1.5
		噪声	1次/2h,15min/次	1.5
	炉尾	粉尘	1次/2h,15min/次	1.5
		噪声	1次/2h,15min/次	1.5
	包装	粉尘	1次/2h,1.5h/次	9.0
		噪声	1次/2h,1.5h/次	9.0
复配磷酸盐单元	复配	粉尘	10次/班,30min/次	5.0
		噪声	10次/班,30min/次	5.0

本次检测的职业病危害因素包括粉尘、磷酸、氢氧化钠、氢氧化钾、噪声。

1. 粉尘

采用经计量检定的 AFKC-92G 型个体粉尘采样器、IFC-2 型粉尘采样仪等对工作场所的粉尘进行采样,采样前先校正采样仪的采样流量。对该企业 7 个岗位接触的粉尘(其他粉尘)浓度进行了检测,各岗位人员的粉尘检测结果均符合要求,见表 9-3。

表 9-3　2020 年 7～8 月某磷化工企业粉尘检测结果　　单位:mg/cm³

评价单元	检测岗位	C_{TWA}	C_{PE}	PC-TWA	判定结果
酸式焦磷酸钠单元	干燥	0.02～0.04	0.70～1.43	8	合格
	聚合	0.03～0.05	1.22～2.00	8	合格
	包装	0.82～1.06	1.48～1.58	8	合格

续表

评价单元	检测岗位	C_{TWA}	C_{PE}	PC-TWA	判定结果
焦磷酸钾单元	炉头	0.02~0.04	1.45~1.48	8	合格
	炉尾	0.02~0.15	1.18~1.60	8	合格
	包装	1.34~1.70	1.15~1.82	8	合格
复配磷酸盐单元	复配	0.18~0.43	2.10~2.52	8	合格

注：C_{TWA} 为实际测得的当日时间加权平均接触浓度；C_{PE} 为实际测得的峰接触浓度；PC-TWA 为时间加权平均容许浓度。

2. 化学毒物

采用经计量检定的 QC-5 型大气采样仪对工作场所的化学毒物进行采样，采样前先校正采样仪的采样流量。对该企业 2 个岗位接触的 3 种毒物浓度进行了检测，各岗位人员接触的毒物浓度均符合要求，见表 9-4。

表 9-4　2020 年 7~8 月某磷化工企业毒物检测结果　　　　单位：mg/cm^3

评价单元	岗位	检测项目	C_{TWA}	C_{STE}	C_{ME}	PC-TWA	PC-STEL	MAC	结果判定
酸式焦磷酸钠单元	中和	磷酸	<0.05	<0.26	—	1	3	—	合格
		氢氧化钠	—	—	0.016~0.023	—	—	2	合格
焦磷酸钾单元	中和	磷酸	<0.05	<0.26	—	1	3	—	合格
		氢氧化钾	—	—	0.044~0.288	—	—	2	合格

注：C_{TWA} 为实际测得的当日时间加权平均接触浓度；C_{STE} 为 1 个工作日期间任何短时间的接触浓度；C_{ME} 为 1 个工作日内、任何时间、任何工作地点的最高接触浓度；PC-TWA 为时间加权平均容许浓度；PC-STEL 为短时间接触容许浓度；MAC 为最高容许浓度。

3. 噪声

采用经计量检定的 ASV5910 型个人声暴露计、AWA5636 型声级计等对工作场所的噪声进行测量，测量前用标准声源对声级计进行校正。对该企业 10 个岗位接触的噪声进行了检测，检测结果均符合要求，见表 9-5。流动岗位定点噪声检测结果见表 9-6。

表 9-5　2020 年 7~8 月某磷化工企业 8h 等效 A 声级检测结果　　　单位：dB（A）

评价单元	岗位	8h 等效 A 声级	接触限值	结果判定
酸式焦磷酸钠单元	中和	70.4~71.2	85	合格
	干燥	78.1~79.7	85	合格
	聚合	79.9~80.5	85	合格
	包装	76.0~76.1	85	合格
焦磷酸钾单元	中控	57.4~60.7	85	合格
	中和	75.0~76.7	85	合格
	炉头	78.1~78.5	85	合格

续表

评价单元	岗位	8h等效A声级	接触限值	结果判定
焦磷酸钾单元	炉尾	78.2～78.5	85	合格
	包装	76.2～78.2	85	合格
复配磷酸盐单元	复配	72.4～73.0	85	合格

表9-6　2020年7～8月某磷化工企业流动岗定点噪声检测结果　　单位：dB（A）

评价单元	岗位	检测地点	检测结果
酸式焦磷酸钠单元	中和	1#酸磷罐	72.4～75.6
		1#碱液罐	72.6～75.8
	干燥	1#输送机	78.2～83.7
	聚合	聚合炉	83.2～84.2
焦磷酸钾单元	中和	中和反应釜	82.1～83.7
	炉头	聚合炉头	81.2～83.4
	炉尾	聚合炉尾	80.7～83.9
复配磷酸盐单元	复配	投料区	78.2～83.4
		包装区	74.2～76.7

注：定点噪声检测结果仅用于判断作业场所的背景噪声强度大小。

三、职业病危害防护措施

1. 防尘、防毒措施

（1）采用分散控制系统（distributed control system，DCS）进行控制，对装置的主要参数进行自动调节和联锁，主要生产岗位工人仅需巡检作业，可有效地减少工人直接接触有毒有害物质的概率和接触时间。

（2）主要采用密闭化工艺流程，采用可靠的机泵、阀门、管道或管件对管道和设备采取密封措施及防腐措施，生产过程加强维护与管理，严禁跑、冒、滴漏现象发生。

（3）聚合等区域屋顶设无动力风机作为自然通风措施，干燥、聚合等区域设轴流扇进行机械通风，包装区设净化空调系统，可减少有毒有害物质的积聚。

（4）干燥、聚合等工序产生的废气经旋风除尘、水洗等处理后经烟筒高空排放；破碎筛分及包装等工序产生的粉尘经布袋除尘处理后通过排气筒排放。

（5）储罐区设置围堰。

2. 防噪声措施

（1）选用了功率小、噪声低且振动小的设备，从源头上减小噪声的危害。

（2）在泵类等高噪声设备基础上安装橡胶减振垫，减少由于设备振动产生的噪声；电机等加装吸声罩进行降噪。

（3）休息室和控制室等房间与生产区隔离且墙体、门、窗具有隔音效果，减少噪声危害。

（4）噪声较大的干燥和聚合等生产装置区与物料存放区、待检区、仓库和休息室等分开布置，采取具有隔声效果的墙体或门窗与其他区域隔离。

3. 应急救援设施

（1）在可能发生急性职业损伤的装置附近配置应急柜，并配备空气呼吸器、防化服、防护面罩和耐酸碱手套等。

（2）在储罐区和生产车间等可能泄漏磷酸、氢氧化钾、氢氧化钠等有毒、腐蚀性物质的部位设置喷淋洗眼设施。

（3）在氢气缓冲罐、热风炉及燃烧机等区域设置固定式可燃气体（氢气）检测报警装置，并在作业现场配备有便携式可燃气体报警仪。

（4）作业现场设置有应急药箱，箱内配备有人丹、藿香正气液、碘伏、创可贴、棉签和纱布等物品。

4. 职业健康监护

该企业建立有劳动者职业健康监护及其档案管理制度，近几年均组织员工进行了在岗期间的职业健康检查，并对检出的职业禁忌证员工进行了岗位调动，并已组织离岗人员进行离岗时的职业健康检查。但未组织员工进行上岗前的职业健康检查。

5. 个人防护用品

该企业制定了职业病防护用品管理制度，为接触职业病危害因素的作业人员定期发放防尘口罩、耳塞、耐酸碱手套、防护面罩、护目镜、防护服及劳保鞋等个人防护用品。

6. 职业卫生管理

该企业设置有职业卫生管理机构，配备有职业卫生管理人员，进行了职业病危害因素申报，开展了职业卫生培训，组织了职业病危害因素定期检测和日期监测，建立了职业卫生档案，但该企业厂区未按要求设置职业病危害公告栏。

四、结果分析

通过职业卫生调查及工作场所职业病危害因素检测分析，该企业存在的主要职业病危害因素为其他粉尘、磷酸、氢氧化钠、氢氧化钾、噪声。根据《国家卫生健康委办公厅关于公布建设项目职业病危害风险分类管理目录的通知》并结合本次现状评价分析，该企业属于职业病危害严重的生产企业。

粉尘关键控制点：复配磷酸盐生产工艺过程中人工投料工序应尽可能采取自动投料方式，并采取密闭隔离的方式将粉尘发生源进行隔离密闭；化学毒物关键控制点：酸式焦磷酸钠和焦磷酸钾生产工艺过程中和工序应加强生产过程的密闭化管理，防止有毒物质从生产过程中散发、外溢；噪声关键控制点：风机（包括鼓风机、废气引风机、通风机等）、机泵等运行过程应减少作业人员在高噪声场所的停留时间，督促劳动者正确佩戴耳塞。

针对该企业工作场所职业病危害现状评价提出以下几方面建议：

(1) 按要求开展职业健康检查工作，委托经过省级卫生健康行政部门备案的机构进行上岗前、在岗期间和离岗时的职业健康检查。

(2) 在办公区域和工作场所设置职业病公告栏，公布本单位的职业卫生管理制度和操作规程及应急救援措施等。

(3) 建立合理的劳动作息制度，减少作业人员接触职业病危害因素的时间，以利工人各器官系统功能的恢复。

(4) 对职业病防护设备、应急救援设施和个人使用的职业病防护用品应当进行经常性的维护或检修，定期检测其性能和效果，并建立台账及检查使用情况记录等。

(5) 不断完善职业卫生管理制度和操作规程，严格按文件开展职业病防治工作，将职业病危害的风险降至最低。

[资料来源：吴迎春，谭辉，杨东岳. 宜昌市某磷化工企业职业病危害现状评价[J]. 职业与健康，2022，38 (16)：2182-2185.]

复习思考题

1. 建设项目职业病防护设施"三同时"的含义是什么？
2. 建设项目职业病危害风险分为哪几类？
3. 职业病危害预评价何时开展？预评价报告的主要内容包括哪些？
4. 职业病危害控制效果评价的主要依据包括哪些？
5. 工作场所如何有效实施职业病危害现状评价？

第十章 职业病危害因素测定技术

> **学习目标**
>
> 知晓检测技术涉及的相关知识；掌握典型职业病危害因素检测技术；强化检测工作精益求精的职业素质。

第一节 作业场所空气中粉尘浓度测定技术

一、检测依据

《工作场所空气中粉尘测定 第1部分：总粉尘浓度》GBZ/T 192.1—2007。

《工作场所空气中有害物质监测的采样规范》GBZ 159—2004。

《工作场所有害因素职业接触限值 第1部分：化学有害因素》GBZ 2.1—2019。

二、检测所需仪器设备及对人员的要求

1. 滤膜的准备

测尘滤膜：主要是过氯乙烯纤维滤膜和其他测尘滤膜。

粉尘浓度≤50mg/m³ 时，用直径 37mm 或 40mm 的滤膜；粉尘浓度＞50mg/m³ 时，用直径 75mm 的滤膜。

将滤膜置于干燥器内 2h 以上，用镊子取下滤膜的衬纸，将滤膜通过除静电器，除去滤膜的静电，在分析天平上准确称量，记录滤膜的质量 m_1。在衬纸上和记录表上记录滤膜的质量和编号。将滤膜和衬纸放入相应容器中备用，或将滤膜直接安装在采样夹上。

2. 现场检测仪器的准备

用于个体采样时，采样器流量范围为 1~5L/min；用于定点采样时，流量范围为 5~80L/min，用于长时间采样时，连续运转时间应≥8h。

选择符合检测要求的仪器设备，检查其正常运行操作、电池电量、充电器、计量检定有效期情况。

仪器出库前，应进行流量校准。

需要防爆的工作场所应使用防爆型采样器。

现场检测仪器参考图 10-1 和图 10-2。

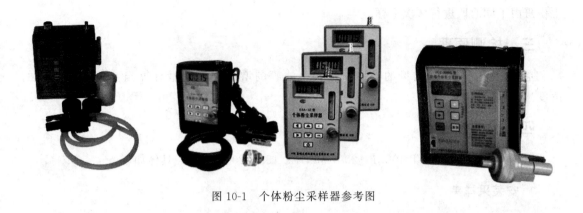

图 10-1　个体粉尘采样器参考图

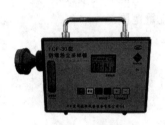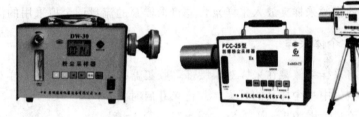

图 10-2　定点粉尘采样器参考图

3. 实验室检测仪器的准备

分析天平：感量 0.1mg 或 0.01mg；

干燥器：内装变色硅胶；

镊子、除静电器等。

4. 检测人员要求

检测人员应具有职业卫生相关专业知识，掌握现场调查和采样技术；

检测人员应注意工作场所的温度、湿度、风速等环节条件对采样准确度的影响；

检测人员应根据现场有害物质的浓度情况确定合适的采样流量和采样时间，以免出现过载造成粉尘脱落；

检测人员做好必要的个体防护；

检测人员备齐现场采样/检测记录单。

5. 检测频次要求

职业接触限值为时间加权平均容许浓度的有害物质的采样，应优先采用长时间采样，采样时间尽可能覆盖整个工作班；采用定点短时间方式采样的，应当在有害物质浓度不同时段分别进行采样，且同一采样点至少采集 3 个不同时段的样品。作业人员在不同工作地点工作或移动工作时，应当根据工作情况在每个工作地点或移动范围内分别设置采样点。

职业接触限值为最高容许浓度、短时间接触容许浓度的有害物质的采样，应当选择接触有害物质浓度最高的作业人员或有害物质浓度最高的工作地点，在有害物质浓度最高的时段进行采样，不得随机选取采样对象或采样点。当现场浓度波动情况难以确定时，应当在 1 个工作班内不同时段进行多次采样。

三、检测原理

空气中粉尘用已知质量的滤膜采集，由滤膜的增量和采气量计算出空气中总粉尘的浓度。

四、检测步骤

现场检测按照 GBZ/T 192.1—2007 和 GBZ 159—2004 执行，具体如下。

1. 安装采样夹

将滤膜装进采样夹，滤膜毛面应朝进气方向，滤膜放置应平整，不能有裂痕或褶皱。将装好滤膜的采样夹放入采样泵，并将采样泵的流量调至拟采用的流量范围。

2. 个体采样

将采样泵佩戴在采样对象腰部，收集器的进气口佩戴在采样对象的呼吸带，开启采样泵进行空气中粉尘样品的采集，并记录开启时间。

流量范围为 1~5L/min，采集时间为 1~8h。

采样结束时，将采样泵和收集器从采样对象上取下，关闭采样泵，记录关闭时间，带至无危害因素的场所，将采样夹取出。

3. 定点采样

将采样泵安放在三脚架上，进气口尽量靠近采样对象的呼吸带，开启采样泵进行空气中粉尘样品的采集，并记录开启时间。

流量范围为 15~40L/min，采集时间为 15min。

采样结束后，关闭采样泵，记录关闭时间。将其从支架上取下，带至无危害因素的场所，取出采样夹。

4. 样品的储存和运输

采样后，取出采样夹中的滤膜，将滤膜的接尘面朝里对折两次，置于清洁容器内运输和保存。运输和保存过程中应防止粉尘脱落或污染。

5. 样品的称量

称量前，将采样后的滤膜置于干燥器内 2h 以上，除静电后，在分析天平上准确称量，记录滤膜和粉尘的质量 m_2。

五、检测数据记录

1. 采样记录

采样时，应在专用的采样记录表上，边采样边记录。专用采样记录表见附表 A 和附表 B。

2. 结果计算

空气中粉尘浓度按照下式进行计算：

$$C = \frac{m_2 - m_1}{Vt} \times 1000$$

式中　C——空气中粉尘浓度，mg/m^3；
　　　m_2——采样后的滤膜质量，mg；
　　　m_1——采样前的滤膜质量，mg；
　　　V——采样流量，L/min；
　　　t——采样时间，min。

说明：本法的最低检出浓度为 $0.2mg/m^3$（以感量 0.01mg 天平，采集 500L 空气样品计）。

六、检测过程中应注意的问题

① 采样过程应保持采样流量稳定；
② 工作场所空气样品的采样体积，在采样点温度低于 5℃ 和高于 35℃、大气压低于 98.8kPa 和高于 103.4kPa 时，应将采样体积换算成标准采样体积；
③ 在样品的采集、运输和保存的过程中，应注意防止样品的污染；
④ 当过氯乙烯滤膜不适用时（如在高温情况下采样），可用超细玻璃纤维滤纸；
⑤ 采样前后，滤膜称量应使用同一台分析天平；
⑥ 测尘滤膜通常带有静电，影响称量的准确性，因此，应在每次称量前除去静电。

七、测结果及数据处理

空气中总粉尘时间加权平均浓度（C_{TWA}）按照 GBZ 159—2004 的规定计算，具体示例如下。

1. 个体采样法示例

某车间选择 2 名采样对象（接尘浓度最高和接尘时间最长者）佩戴粉尘个体采样器，连续采样 1 个工作班（8h），采样流量 3.5L/min，滤膜增重分别为 2.2mg 和 2.3mg。

按照公式计算：
$C_{TWA1} = 2.2 \div (3.5 \times 480) \times 1000 = 1.31 (mg/m^3)$；
$C_{TWA2} = 2.3 \div (3.5 \times 480) \times 1000 = 1.37 (mg/m^3)$。

2. 定点采样法示例

① 接尘时间 8h 计算示例。
某锅炉车间在工人经常停留的作业地点选 5 个采样点，这 5 个采样点的粉尘浓度及工人在该处的接尘时间见表 10-1。

表 10-1　车间采样点粉尘浓度及工人接尘时间测定结果（1）

作业区域	工作点平均浓度/(mg/m^3)	接尘时间/h
煤场	0.34	2

续表

作业区域	工作点平均浓度/(mg/m³)	接尘时间/h
进煤口	4.02	0.8
电控室	0.69	4.5
出渣口	2.65	0.3
清扫处	7.74	0.4

计算 TWA 浓度为：

$C_{TWA}=(0.34×2+4.02×0.8+0.69×4.5+2.65×0.3+7.74×0.4)/8=1.36(mg/m^3)$

② 接尘时间不足 8h 计算示例。

某工厂工人间断接触粉尘，总的接触粉尘时间不足 8h，工作地点的粉尘浓度及接触时间见表 10-2。

表 10-2 车间采样点粉尘浓度及工人接尘时间测定结果（2）

工作时间	工作点平均浓度/(mg/m³)	接尘时间/h
08：30—10：30	2.5	2
10：30—12：30	5.3	2
13：30—15：30	1.8	2

计算 TWA 浓度为：$C_{TWA}=(2.5×2+5.3×2+1.8×2)/8=2.4(mg/m^3)$

③ 接尘时间超过 8h 计算示例。

某工厂工人在一个工作班内接尘工作 6h，加班工作中接尘 3h，总结尘时间为 9h，接尘时间和工作点粉尘浓度见表 10-3。

表 10-3 车间采样点粉尘浓度及工人接尘时间测定结果（3）

时间	工作任务	工作点平均浓度/(mg/m³)	接尘时间/h
08：15—10：30	任务 1	5.3	2.25
11：00—13：00	任务 2	4.7	2
14：00—15：45	整理	1.6	1.75
16：00—19：00	加班	5.7	3

计算 TWA 浓度为：$C_{TWA}=(5.3×2.25+4.7×2+1.6×1.75+5.7×3)/8=5.2(mg/m^3)$

3. 数据处理

职业接触限值为整数的，检测结果原则上应保留到小数点后 1 位；职业接触限值为非整数的，检测结果应比职业接触限值数值小数点后多保留 1 位。

例如：根据 GBZ 2.1—2019 的规定，电焊烟尘的 PC-TWA 值为 $4mg/m^3$，为整数，则上述个体采样法示例中的最终结果应为 $C_{TWA1}=1.3mg/m^3$；$C_{TWA2}=1.4mg/m^3$。

附表 A

工作场所空气中有害物质个体采样记录表

检测任务编号：　　　　　　　　　　　　　　　　　　　　气压：　　kPa　　第　页，共　页

用人单位		检测类型	
仪器、型号		校准仪器名称、编号	
检测项目		采样方法	
采样依据			

膜/管号	样品编号	仪器编号	采样对象（车间名称及岗位/工种）	佩戴人姓名	生产情况、职业病防护设施运行情况以及工人个体防护措施	采样流量/(L/min)		采样时间		温度/℃	备注
						采样前	采样后	开始	结束		
								:	:		
								:	:		
								:	:		

采样人：　　　　　　年　月　日　　　　　　陪同人：　　　　　　年　月　日

附表 B

工作场所空气中有害物质定点采样记录表

检测任务编号：　　　　　　　　　　　　　　　　　　　　气压：　　kPa　　第　页，共　页

用人单位		检测类型	
仪器、型号		校准仪器名称、编号	
检测项目		采样方法	
采样依据			

膜/管号	样品编号	仪器编号	采样点	生产情况、职业病防护设施运行情况以及工人个体防护措施	采样流量/(L/min)		采样时间		温度/℃	备注
					采样前	采样后	开始	结束		
							:	:		
							:	:		
							:	:		

采样人：　　　　　　年　月　日　　　　　　陪同人：　　　　　　年　月　日

第二节　作业场所空气中有毒物质测定技术（以二氧化锰为例）

一、检测依据

《工作场所空气有毒物质测定 第 17 部分：锰及其化合物》GBZ/T 300.17—2017。

《工作场所空气中有害物质监测的采样规范》GBZ 159—2004。
《工作场所有害因素职业接触限值 第1部分：化学有害因素》GBZ 2.1—2019。

二、检测所需仪器设备及对人员的要求

1. 仪器

微孔滤膜，孔径 0.8μm。
大采样夹，滤料直径为 37mm 或 40mm。
小采样夹，滤料直径为 25mm。
空气采样器，流量范围为 0～2L/min 和 0～10L/min。
烧杯，50mL。
控温电热器。
具塞刻度试管，10mL。
原子吸收分光光度计，具有乙炔-空气火焰燃烧器和锰空心阴极灯。

2. 试剂

实验用水为去离子水，用酸为优级酸。
消解液，高氯酸：硝酸＝1:9（体积比）。
盐酸溶液，0.12mol/L。
标准溶液：用盐酸溶液稀释国家认可的锰标准溶液为 10.0μm/mL 锰标准应用液。

3. 检测人员要求（同粉尘测定）

检测人员应具有职业卫生相关专业知识，掌握现场调查和采样技术。
检测人员应注意工作场所的温度、湿度、风速等环节条件对采样准确度的影响。
检测人员应做好必要的个体防护。
检测人员应备齐现场采样/检测记录单。

三、检测原理

空气中气溶胶态的锰及其化合物用微孔滤膜采集，酸消解后，用乙炔-空气火焰原子吸收分光光度计在 279.5nm 波长下测定吸光度，进行定量。

四、检测步骤

1. 样品的采集、运输和保存

现场检测按照 GBZ/T 300.17—2017 和 GBZ 159—2004 执行，具体如下：
短时间采样：在采样点，用装好微孔滤膜的大采样夹，以 5.0L/min 流量采集空气样品 15min。
长时间采样：在采样点，用装好微孔滤膜的小采样夹，以 1.0L/min 流量采集空气样品 2～8h。
采样后，打开采样夹，取出微孔滤膜，将滤膜的接尘面朝里对折两次，放入清洁的塑料

袋或纸袋中，置于清洁容器内运输和保存。样品在室温下可长期保存。

样品空白：在采样点，打开装好微孔滤膜的采样夹，立即取出滤膜，放入清洁的塑料袋或纸袋中，然后同样品一起运输、保存和测定。每批次样品中空白样品不少于2个。

2. 样品的前处理

将采过样的滤膜放入烧杯中，加入5mL消解液，盖好表面皿，在控温电热器上于200℃左右消解；消解液基本挥发干时，立即取下；稍冷后，用磷酸溶液溶解残渣，并定量转移入具塞刻度试管中，稀释至10.0mL。样品溶液供测定。

空白样品同采集样品同步平行处理。

3. 样品的分析测定

标准曲线的制备：取5~8支具塞比色管，分别加入0.0~3.0mL锰标准应用液，用盐酸溶液定容，配成0.0~3.0μm/mL浓度范围的锰标准系列溶液。

同时，平行配制质控样品（或者直接购买标准质控样品），质控样品浓度应处于标准曲线浓度范围内。

将原子吸收分光光度计调节至最佳测定状态，在279.5nm波长下，用乙炔-空气火焰分别测定标准系列各浓度的吸光度。以吸光度均值对锰浓度（μg/mL）绘制标准曲线或计算回归方程，其相关系数应≥0.999。

用测定标准溶液系列的操作条件测定样品溶液和空白对照溶液，测得的样品吸光度值减去空白对照吸光度值后，由标准曲线计算得到锰的浓度（μg/mL）。

若样品溶液中锰的浓度超过测定范围，可用盐酸溶液稀释后测定，计算时乘以稀释倍数。

五、检测数据记录及数据处理

1. 现场采样记录（见本章第一节附表A和附表B）

2. 结果计算

空气中二氧化锰的浓度按照下式进行计算：

$$C = \frac{10 C_0}{V_0} \times 1.58$$

式中　C——空气中二氧化锰的浓度，mg/m^3；

　　　10——样品溶液的体积，mL；

　　　C_0——测得的样品溶液中锰的浓度（减去样品空白），μg/mL；

　　　1.58——由锰换算成二氧化锰的系数；

　　　V_0——标准采样体积，mL。

说明：本法的检出限为0.33μg/mL，定量下限为0.1μg/mL，定量测定范围为0.1~3μg/mL（按Mn计）；最低检出浓度为0.006mg/m³（以采集75L空气样品计），最低定量浓度为0.02mg/m³（按MnO_2计）。

样品也可采用微波消解法。

3. 结果处理

职业接触限值为整数的，检测结果原则上应保留到小数点后 1 位；职业接触限值为非整数的，检测结果应比职业接触限值数值小数点后多保留 1 位。

当样品未检出时，检测结果表示为小于最低检出浓度，最低检出浓度至少保留 1 位有效数字。

当空白对照样品未检出时，检测结果表示为未检出。

六、检测过程中应注意的问题

GBZ 159—2004 中规定，在采样点温度低于 5℃和高于 35℃、大气压低于 98.8kPa 和高于 103.4kPa 时，应按将采样体积换算成标准采样体积，再进行计算。

附　录

附录1　中华人民共和国职业病防治法

（中华人民共和国主席令第 52 号）

《中华人民共和国职业病防治法》于 2001 年 10 月 27 日第九届全国人民代表大会常务委员会第二十四次会议通过。现行版本为，根据 2018 年 12 月 29 日第十三届全国人民代表大会常务委员会第七次会议《关于修改〈中华人民共和国劳动法〉等七部法律的决定》的修正版本。

现行的《中华人民共和国职业病防治法》，共计七章 88 条。分别是第一章总则，第二章前期预防，第三章劳动过程中的防护与管理，第四章职业病诊断与职业病病人保障，第五章监督检查，第六章法律责任，第七章附则。

第一章　总　　则

第一条　为了预防、控制和消除职业病危害，防治职业病，保护劳动者健康及其相关权益，促进经济社会发展，根据宪法，制定本法。

第二条　本法适用于中华人民共和国领域内的职业病防治活动。

本法所称职业病，是指企业、事业单位和个体经济组织等用人单位的劳动者在职业活动中，因接触粉尘、放射性物质和其他有毒、有害因素而引起的疾病。

职业病的分类和目录由国务院卫生行政部门会同国务院劳动保障行政部门制定、调整并公布。

第三条　职业病防治工作坚持预防为主、防治结合的方针，建立用人单位负责、行政机关监管、行业自律、职工参与和社会监督的机制，实行分类管理、综合治理。

第四条　劳动者依法享有职业卫生保护的权利。

用人单位应当为劳动者创造符合国家职业卫生标准和卫生要求的工作环境和条件，并采取措施保障劳动者获得职业卫生保护。

工会组织依法对职业病防治工作进行监督，维护劳动者的合法权益。用人单位制定或者修改有关职业病防治的规章制度，应当听取工会组织的意见。

第五条　用人单位应当建立、健全职业病防治责任制，加强对职业病防治的管理，提高职业病防治水平，对本单位产生的职业病危害承担责任。

第六条　用人单位的主要负责人对本单位的职业病防治工作全面负责。

第七条　用人单位必须依法参加工伤保险。

国务院和县级以上地方人民政府劳动保障行政部门应当加强对工伤保险的监督管理，确保劳动者依法享受工伤保险待遇。

第八条 国家鼓励和支持研制、开发、推广、应用有利于职业病防治和保护劳动者健康的新技术、新工艺、新设备、新材料,加强对职业病的机理和发生规律的基础研究,提高职业病防治科学技术水平;积极采用有效的职业病防治技术、工艺、设备、材料;限制使用或者淘汰职业病危害严重的技术、工艺、设备、材料。

国家鼓励和支持职业病医疗康复机构的建设。

第九条 国家实行职业卫生监督制度。

国务院卫生行政部门、劳动保障行政部门依照本法和国务院确定的职责,负责全国职业病防治的监督管理工作。国务院有关部门在各自的职责范围内负责职业病防治的有关监督管理工作。

县级以上地方人民政府卫生行政部门、劳动保障行政部门依据各自职责,负责本行政区域内职业病防治的监督管理工作。县级以上地方人民政府有关部门在各自的职责范围内负责职业病防治的有关监督管理工作。

县级以上人民政府卫生行政部门、劳动保障行政部门(以下统称职业卫生监督管理部门)应当加强沟通,密切配合,按照各自职责分工,依法行使职权,承担责任。

第十条 国务院和县级以上地方人民政府应当制定职业病防治规划,将其纳入国民经济和社会发展计划,并组织实施。

县级以上地方人民政府统一负责、领导、组织、协调本行政区域的职业病防治工作,建立健全职业病防治工作体制、机制,统一领导、指挥职业卫生突发事件应对工作;加强职业病防治能力建设和服务体系建设,完善、落实职业病防治工作责任制。

乡、民族乡、镇的人民政府应当认真执行本法,支持职业卫生监督管理部门依法履行职责。

第十一条 县级以上人民政府职业卫生监督管理部门应当加强对职业病防治的宣传教育,普及职业病防治的知识,增强用人单位的职业病防治观念,提高劳动者的职业健康意识、自我保护意识和行使职业卫生保护权利的能力。

第十二条 有关防治职业病的国家职业卫生标准,由国务院卫生行政部门组织制定并公布。

国务院卫生行政部门应当组织开展重点职业病监测和专项调查,对职业健康风险进行评估,为制定职业卫生标准和职业病防治政策提供科学依据。

县级以上地方人民政府卫生行政部门应当定期对本行政区域的职业病防治情况进行统计和调查分析。

第十三条 任何单位和个人有权对违反本法的行为进行检举和控告。有关部门收到相关的检举和控告后,应当及时处理。

对防治职业病成绩显著的单位和个人,给予奖励。

第二章 前期预防

第十四条 用人单位应当依照法律、法规要求,严格遵守国家职业卫生标准,落实职业病预防措施,从源头上控制和消除职业病危害。

第十五条 产生职业病危害的用人单位的设立除应当符合法律、行政法规规定的设立条件外,其工作场所还应当符合下列职业卫生要求:

(一)职业病危害因素的强度或者浓度符合国家职业卫生标准;

（二）有与职业病危害防护相适应的设施；
（三）生产布局合理，符合有害与无害作业分开的原则；
（四）有配套的更衣间、洗浴间、孕妇休息间等卫生设施；
（五）设备、工具、用具等设施符合保护劳动者生理、心理健康的要求；
（六）法律、行政法规和国务院卫生行政部门关于保护劳动者健康的其他要求。

第十六条 国家建立职业病危害项目申报制度。

用人单位工作场所存在职业病目录所列职业病的危害因素的，应当及时、如实向所在地卫生行政部门申报危害项目，接受监督。

职业病危害因素分类目录由国务院卫生行政部门制定、调整并公布。职业病危害项目申报的具体办法由国务院卫生行政部门制定。

第十七条 新建、扩建、改建建设项目和技术改造、技术引进项目（以下统称建设项目）可能产生职业病危害的，建设单位在可行性论证阶段应当进行职业病危害预评价。

医疗机构建设项目可能产生放射性职业病危害的，建设单位应当向卫生行政部门提交放射性职业病危害预评价报告。卫生行政部门应当自收到预评价报告之日起三十日内，作出审核决定并书面通知建设单位。未提交预评价报告或者预评价报告未经卫生行政部门审核同意的，不得开工建设。

职业病危害预评价报告应当对建设项目可能产生的职业病危害因素及其对工作场所和劳动者健康的影响作出评价，确定危害类别和职业病防护措施。

建设项目职业病危害分类管理办法由国务院卫生行政部门制定。

第十八条 建设项目的职业病防护设施所需费用应当纳入建设项目工程预算，并与主体工程同时设计，同时施工，同时投入生产和使用。

建设项目的职业病防护设施设计应当符合国家职业卫生标准和卫生要求；其中，医疗机构放射性职业病危害严重的建设项目的防护设施设计，应当经卫生行政部门审查同意后，方可施工。

建设项目在竣工验收前，建设单位应当进行职业病危害控制效果评价。

医疗机构可能产生放射性职业病危害的建设项目竣工验收时，其放射性职业病防护设施经卫生行政部门验收合格后，方可投入使用；其他建设项目的职业病防护设施应当由建设单位负责依法组织验收，验收合格后，方可投入生产和使用。卫生行政部门应当加强对建设单位组织的验收活动和验收结果的监督核查。

第十九条 国家对从事放射性、高毒、高危粉尘等作业实行特殊管理。具体管理办法由国务院制定。

第三章 劳动过程中的防护与管理

第二十条 用人单位应当采取下列职业病防治管理措施：
（一）设置或者指定职业卫生管理机构或者组织，配备专职或者兼职的职业卫生管理人员，负责本单位的职业病防治工作；
（二）制定职业病防治计划和实施方案；
（三）建立、健全职业卫生管理制度和操作规程；
（四）建立、健全职业卫生档案和劳动者健康监护档案；
（五）建立、健全工作场所职业病危害因素监测及评价制度；

（六）建立、健全职业病危害事故应急救援预案。

第二十一条 用人单位应当保障职业病防治所需的资金投入，不得挤占、挪用，并对因资金投入不足导致的后果承担责任。

第二十二条 用人单位必须采用有效的职业病防护设施，并为劳动者提供个人使用的职业病防护用品。

用人单位为劳动者个人提供的职业病防护用品必须符合防治职业病的要求；不符合要求的，不得使用。

第二十三条 用人单位应当优先采用有利于防治职业病和保护劳动者健康的新技术、新工艺、新设备、新材料，逐步替代职业病危害严重的技术、工艺、设备、材料。

第二十四条 产生职业病危害的用人单位，应当在醒目位置设置公告栏，公布有关职业病防治的规章制度、操作规程、职业病危害事故应急救援措施和工作场所职业病危害因素检测结果。

对产生严重职业病危害的作业岗位，应当在其醒目位置，设置警示标识和中文警示说明。警示说明应当载明产生职业病危害的种类、后果、预防以及应急救治措施等内容。

第二十五条 对可能发生急性职业损伤的有毒、有害工作场所，用人单位应当设置报警装置，配置现场急救用品、冲洗设备、应急撤离通道和必要的泄险区。

对放射工作场所和放射性同位素的运输、贮存，用人单位必须配置防护设备和报警装置，保证接触放射线的工作人员佩戴个人剂量计。

对职业病防护设备、应急救援设施和个人使用的职业病防护用品，用人单位应当进行经常性的维护、检修，定期检测其性能和效果，确保其处于正常状态，不得擅自拆除或者停止使用。

第二十六条 用人单位应当实施由专人负责的职业病危害因素日常监测，并确保监测系统处于正常运行状态。

用人单位应当按照国务院卫生行政部门的规定，定期对工作场所进行职业病危害因素检测、评价。检测、评价结果存入用人单位职业卫生档案，定期向所在地卫生行政部门报告并向劳动者公布。

职业病危害因素检测、评价由依法设立的取得国务院卫生行政部门或者设区的市级以上地方人民政府卫生行政部门按照职责分工给予资质认可的职业卫生技术服务机构进行。职业卫生技术服务机构所作检测、评价应当客观、真实。

发现工作场所职业病危害因素不符合国家职业卫生标准和卫生要求时，用人单位应当立即采取相应治理措施，仍然达不到国家职业卫生标准和卫生要求的，必须停止存在职业病危害因素的作业；职业病危害因素经治理后，符合国家职业卫生标准和卫生要求的，方可重新作业。

第二十七条 职业卫生技术服务机构依法从事职业病危害因素检测、评价工作，接受卫生行政部门的监督检查。卫生行政部门应当依法履行监督职责。

第二十八条 向用人单位提供可能产生职业病危害的设备的，应当提供中文说明书，并在设备的醒目位置设置警示标识和中文警示说明。警示说明应当载明设备性能、可能产生的职业病危害、安全操作和维护注意事项、职业病防护以及应急救治措施等内容。

第二十九条 向用人单位提供可能产生职业病危害的化学品、放射性同位素和含有放射性物质的材料的，应当提供中文说明书。说明书应当载明产品特性、主要成分、存在的有害因素、可能产生的危害后果、安全使用注意事项、职业病防护以及应急救治措施等内容。产品包装应当有醒目的警示标识和中文警示说明。贮存上述材料的场所应当在规定的部位设置危险物品标识或者放射性警示标识。

国内首次使用或者首次进口与职业病危害有关的化学材料，使用单位或者进口单位按照国家规定经国务院有关部门批准后，应当向国务院卫生行政部门报送该化学材料的毒性鉴定以及经有关部门登记注册或者批准进口的文件等资料。

进口放射性同位素、射线装置和含有放射性物质的物品的，按照国家有关规定办理。

第三十条 任何单位和个人不得生产、经营、进口和使用国家明令禁止使用的可能产生职业病危害的设备或者材料。

第三十一条 任何单位和个人不得将产生职业病危害的作业转移给不具备职业病防护条件的单位和个人。不具备职业病防护条件的单位和个人不得接受产生职业病危害的作业。

第三十二条 用人单位对采用的技术、工艺、设备、材料，应当知悉其产生的职业病危害，对有职业病危害的技术、工艺、设备、材料隐瞒其危害而采用的，对所造成的职业病危害后果承担责任。

第三十三条 用人单位与劳动者订立劳动合同（含聘用合同，下同）时，应当将工作过程中可能产生的职业病危害及其后果、职业病防护措施和待遇等如实告知劳动者，并在劳动合同中写明，不得隐瞒或者欺骗。

劳动者在已订立劳动合同期间因工作岗位或者工作内容变更，从事与所订立劳动合同中未告知的存在职业病危害的作业时，用人单位应当依照前款规定，向劳动者履行如实告知的义务，并协商变更原劳动合同相关条款。

用人单位违反前两款规定的，劳动者有权拒绝从事存在职业病危害的作业，用人单位不得因此解除与劳动者所订立的劳动合同。

第三十四条 用人单位的主要负责人和职业卫生管理人员应当接受职业卫生培训，遵守职业病防治法律、法规，依法组织本单位的职业病防治工作。

用人单位应当对劳动者进行上岗前的职业卫生培训和在岗期间的定期职业卫生培训，普及职业卫生知识，督促劳动者遵守职业病防治法律、法规、规章和操作规程，指导劳动者正确使用职业病防护设备和个人使用的职业病防护用品。

劳动者应当学习和掌握相关的职业卫生知识，增强职业病防范意识，遵守职业病防治法律、法规、规章和操作规程，正确使用、维护职业病防护设备和个人使用的职业病防护用品，发现职业病危害事故隐患应当及时报告。

劳动者不履行前款规定义务的，用人单位应当对其进行教育。

第三十五条 对从事接触职业病危害的作业的劳动者，用人单位应当按照国务院卫生行政部门的规定组织上岗前、在岗期间和离岗时的职业健康检查，并将检查结果书面告知劳动者。职业健康检查费用由用人单位承担。

用人单位不得安排未经上岗前职业健康检查的劳动者从事接触职业病危害的作业；不得安排有职业禁忌的劳动者从事其所禁忌的作业；对在职业健康检查中发现有与所从事的职业相关的健康损害的劳动者，应当调离原工作岗位，并妥善安置；对未进行离岗前职业健康检查的劳动者不得解除或者终止与其订立的劳动合同。

职业健康检查应当由取得《医疗机构执业许可证》的医疗卫生机构承担。卫生行政部门应当加强对职业健康检查工作的规范管理，具体管理办法由国务院卫生行政部门制定。

第三十六条　用人单位应当为劳动者建立职业健康监护档案，并按照规定的期限妥善保存。

职业健康监护档案应当包括劳动者的职业史、职业病危害接触史、职业健康检查结果和职业病诊疗等有关个人健康资料。

劳动者离开用人单位时，有权索取本人职业健康监护档案复印件，用人单位应当如实、无偿提供，并在所提供的复印件上签章。

第三十七条　发生或者可能发生急性职业病危害事故时，用人单位应当立即采取应急救援和控制措施，并及时报告所在地卫生行政部门和有关部门。卫生行政部门接到报告后，应当及时会同有关部门组织调查处理；必要时，可以采取临时控制措施。卫生行政部门应当组织做好医疗救治工作。

对遭受或者可能遭受急性职业病危害的劳动者，用人单位应当及时组织救治、进行健康检查和医学观察，所需费用由用人单位承担。

第三十八条　用人单位不得安排未成年工从事接触职业病危害的作业；不得安排孕期、哺乳期的女职工从事对本人和胎儿、婴儿有危害的作业。

第三十九条　劳动者享有下列职业卫生保护权利：

（一）获得职业卫生教育、培训；

（二）获得职业健康检查、职业病诊疗、康复等职业病防治服务；

（三）了解工作场所产生或者可能产生的职业病危害因素、危害后果和应当采取的职业病防护措施；

（四）要求用人单位提供符合防治职业病要求的职业病防护设施和个人使用的职业病防护用品，改善工作条件；

（五）对违反职业病防治法律、法规以及危及生命健康的行为提出批评、检举和控告；

（六）拒绝违章指挥和强令进行没有职业病防护措施的作业；

（七）参与用人单位职业卫生工作的民主管理，对职业病防治工作提出意见和建议。

用人单位应当保障劳动者行使前款所列权利。因劳动者依法行使正当权利而降低其工资、福利等待遇或者解除、终止与其订立的劳动合同的，其行为无效。

第四十条　工会组织应当督促并协助用人单位开展职业卫生宣传教育和培训，有权对用人单位的职业病防治工作提出意见和建议，依法代表劳动者与用人单位签订劳动安全卫生专项集体合同，与用人单位就劳动者反映的有关职业病防治的问题进行协调并督促解决。

工会组织对用人单位违反职业病防治法律、法规，侵犯劳动者合法权益的行为，有权要求纠正；产生严重职业病危害时，有权要求采取防护措施，或者向政府有关部门建议采取强制性措施；发生职业病危害事故时，有权参与事故调查处理；发现危及劳动者生命健康的情形时，有权向用人单位建议组织劳动者撤离危险现场，用人单位应当立即作出处理。

第四十一条　用人单位按照职业病防治要求，用于预防和治理职业病危害、工作场所卫生检测、健康监护和职业卫生培训等费用，按照国家有关规定，在生产成本中据实列支。

第四十二条　职业卫生监督管理部门应当按照职责分工，加强对用人单位落实职业病防护管理措施情况的监督检查，依法行使职权，承担责任。

第四章　职业病诊断与职业病病人保障

第四十三条　职业病诊断应当由取得《医疗机构执业许可证》的医疗卫生机构承担。卫生行政部门应当加强对职业病诊断工作的规范管理，具体管理办法由国务院卫生行政部门制定。

承担职业病诊断的医疗卫生机构还应当具备下列条件：

（一）具有与开展职业病诊断相适应的医疗卫生技术人员；

（二）具有与开展职业病诊断相适应的仪器、设备；

（三）具有健全的职业病诊断质量管理制度。

承担职业病诊断的医疗卫生机构不得拒绝劳动者进行职业病诊断的要求。

第四十四条 劳动者可以在用人单位所在地、本人户籍所在地或者经常居住地依法承担职业病诊断的医疗卫生机构进行职业病诊断。

第四十五条 职业病诊断标准和职业病诊断、鉴定办法由国务院卫生行政部门制定。职业病伤残等级的鉴定办法由国务院劳动保障行政部门会同国务院卫生行政部门制定。

第四十六条 职业病诊断，应当综合分析下列因素：

（一）病人的职业史；

（二）职业病危害接触史和工作场所职业病危害因素情况；

（三）临床表现以及辅助检查结果等。

没有证据否定职业病危害因素与病人临床表现之间的必然联系的，应当诊断为职业病。

职业病诊断证明书应当由参与诊断的取得职业病诊断资格的执业医师签署，并经承担职业病诊断的医疗卫生机构审核盖章。

第四十七条 用人单位应当如实提供职业病诊断、鉴定所需的劳动者职业史和职业病危害接触史、工作场所职业病危害因素检测结果等资料；卫生行政部门应当监督检查和督促用人单位提供上述资料；劳动者和有关机构也应当提供与职业病诊断、鉴定有关的资料。

职业病诊断、鉴定机构需要了解工作场所职业病危害因素情况时，可以对工作场所进行现场调查，也可以向卫生行政部门提出，卫生行政部门应当在十日内组织现场调查。用人单位不得拒绝、阻挠。

第四十八条 职业病诊断、鉴定过程中，用人单位不提供工作场所职业病危害因素检测结果等资料的，诊断、鉴定机构应当结合劳动者的临床表现、辅助检查结果和劳动者的职业史、职业病危害接触史，并参考劳动者的自述、卫生行政部门提供的日常监督检查信息等，作出职业病诊断、鉴定结论。

劳动者对用人单位提供的工作场所职业病危害因素检测结果等资料有异议，或者因劳动者的用人单位解散、破产，无用人单位提供上述资料的，诊断、鉴定机构应当提请卫生行政部门进行调查，卫生行政部门应当自接到申请之日起三十日内对存在异议的资料或者工作场所职业病危害因素情况作出判定；有关部门应当配合。

第四十九条 职业病诊断、鉴定过程中，在确认劳动者职业史、职业病危害接触史时，当事人对劳动关系、工种、工作岗位或者在岗时间有争议的，可以向当地的劳动人事争议仲裁委员会申请仲裁；接到申请的劳动人事争议仲裁委员会应当受理，并在三十日内作出裁决。

当事人在仲裁过程中对自己提出的主张，有责任提供证据。劳动者无法提供由用人单位掌握管理的与仲裁主张有关的证据的，仲裁庭应当要求用人单位在指定期限内提供；用人单位在指定期限内不提供的，应当承担不利后果。

劳动者对仲裁裁决不服的，可以依法向人民法院提起诉讼。

用人单位对仲裁裁决不服的,可以在职业病诊断、鉴定程序结束之日起十五日内依法向人民法院提起诉讼;诉讼期间,劳动者的治疗费用按照职业病待遇规定的途径支付。

第五十条 用人单位和医疗卫生机构发现职业病病人或者疑似职业病病人时,应当及时向所在地卫生行政部门报告。确诊为职业病的,用人单位还应当向所在地劳动保障行政部门报告。接到报告的部门应当依法作出处理。

第五十一条 县级以上地方人民政府卫生行政部门负责本行政区域内的职业病统计报告的管理工作,并按照规定上报。

第五十二条 当事人对职业病诊断有异议的,可以向作出诊断的医疗卫生机构所在地地方人民政府卫生行政部门申请鉴定。

职业病诊断争议由设区的市级以上地方人民政府卫生行政部门根据当事人的申请,组织职业病诊断鉴定委员会进行鉴定。

当事人对设区的市级职业病诊断鉴定委员会的鉴定结论不服的,可以向省、自治区、直辖市人民政府卫生行政部门申请再鉴定。

第五十三条 职业病诊断鉴定委员会由相关专业的专家组成。

省、自治区、直辖市人民政府卫生行政部门应当设立相关的专家库,需要对职业病争议作出诊断鉴定时,由当事人或者当事人委托有关卫生行政部门从专家库中以随机抽取的方式确定参加诊断鉴定委员会的专家。

职业病诊断鉴定委员会应当按照国务院卫生行政部门颁布的职业病诊断标准和职业病诊断、鉴定办法进行职业病诊断鉴定,向当事人出具职业病诊断鉴定书。职业病诊断、鉴定费用由用人单位承担。

第五十四条 职业病诊断鉴定委员会组成人员应当遵守职业道德,客观、公正地进行诊断鉴定,并承担相应的责任。职业病诊断鉴定委员会组成人员不得私下接触当事人,不得收受当事人的财物或者其他好处,与当事人有利害关系的,应当回避。

人民法院受理有关案件需要进行职业病鉴定时,应当从省、自治区、直辖市人民政府卫生行政部门依法设立的相关的专家库中选取参加鉴定的专家。

第五十五条 医疗卫生机构发现疑似职业病病人时,应当告知劳动者本人并及时通知用人单位。

用人单位应当及时安排对疑似职业病病人进行诊断;在疑似职业病病人诊断或者医学观察期间,不得解除或者终止与其订立的劳动合同。

疑似职业病病人在诊断、医学观察期间的费用,由用人单位承担。

第五十六条 用人单位应当保障职业病病人依法享受国家规定的职业病待遇。

用人单位应当按照国家有关规定,安排职业病病人进行治疗、康复和定期检查。

用人单位对不适宜继续从事原工作的职业病病人,应当调离原岗位,并妥善安置。

用人单位对从事接触职业病危害的作业的劳动者,应当给予适当岗位津贴。

第五十七条 职业病病人的诊疗、康复费用,伤残以及丧失劳动能力的职业病病人的社会保障,按照国家有关工伤保险的规定执行。

第五十八条 职业病病人除依法享有工伤保险外,依照有关民事法律,尚有获得赔偿的权利的,有权向用人单位提出赔偿要求。

第五十九条 劳动者被诊断患有职业病,但用人单位没有依法参加工伤保险的,其医疗和生活保障由该用人单位承担。

第六十条 职业病病人变动工作单位,其依法享有的待遇不变。

用人单位在发生分立、合并、解散、破产等情形时,应当对从事接触职业病危害的作业的劳动者进行健康检查,并按照国家有关规定妥善安置职业病病人。

第六十一条 用人单位已经不存在或者无法确认劳动关系的职业病病人,可以向地方人民政府医疗保障、民政部门申请医疗救助和生活等方面的救助。

地方各级人民政府应当根据本地区的实际情况,采取其他措施,使前款规定的职业病病人获得医疗救治。

第五章 监督检查

第六十二条 县级以上人民政府职业卫生监督管理部门依照职业病防治法律、法规、国家职业卫生标准和卫生要求,依据职责划分,对职业病防治工作进行监督检查。

第六十三条 卫生行政部门履行监督检查职责时,有权采取下列措施:

(一)进入被检查单位和职业病危害现场,了解情况,调查取证;

(二)查阅或者复制与违反职业病防治法律、法规的行为有关的资料和采集样品;

(三)责令违反职业病防治法律、法规的单位和个人停止违法行为。

第六十四条 发生职业病危害事故或者有证据证明危害状态可能导致职业病危害事故发生时,卫生行政部门可以采取下列临时控制措施:

(一)责令暂停导致职业病危害事故的作业;

(二)封存造成职业病危害事故或者可能导致职业病危害事故发生的材料和设备;

(三)组织控制职业病危害事故现场。

在职业病危害事故或者危害状态得到有效控制后,卫生行政部门应当及时解除控制措施。

第六十五条 职业卫生监督执法人员依法执行职务时,应当出示监督执法证件。

职业卫生监督执法人员应当忠于职守,秉公执法,严格遵守执法规范;涉及用人单位的秘密的,应当为其保密。

第六十六条 职业卫生监督执法人员依法执行职务时,被检查单位应当接受检查并予以支持配合,不得拒绝和阻碍。

第六十七条 卫生行政部门及其职业卫生监督执法人员履行职责时,不得有下列行为:

(一)对不符合法定条件的,发给建设项目有关证明文件、资质证明文件或者予以批准;

(二)对已经取得有关证明文件的,不履行监督检查职责;

(三)发现用人单位存在职业病危害的,可能造成职业病危害事故,不及时依法采取控制措施;

(四)其他违反本法的行为。

第六十八条 职业卫生监督执法人员应当依法经过资格认定。

职业卫生监督管理部门应当加强队伍建设,提高职业卫生监督执法人员的政治、业务素质,依照本法和其他有关法律、法规的规定,建立、健全内部监督制度,对其工作人员执行法律、法规和遵守纪律的情况,进行监督检查。

第六章 法律责任

第六十九条 建设单位违反本法规定,有下列行为之一的,由卫生行政部门给予警告，责令限期改正；逾期不改正的，处十万元以上五十万元以下的罚款；情节严重的，责令停止产生职业病危害的作业，或者提请有关人民政府按照国务院规定的权限责令停建、关闭：

（一）未按照规定进行职业病危害预评价的；

（二）医疗机构可能产生放射性职业病危害的建设项目未按照规定提交放射性职业病危害预评价报告，或者放射性职业病危害预评价报告未经卫生行政部门审核同意，开工建设的；

（三）建设项目的职业病防护设施未按照规定与主体工程同时设计、同时施工、同时投入生产和使用的；

（四）建设项目的职业病防护设施设计不符合国家职业卫生标准和卫生要求，或者医疗机构放射性职业病危害严重的建设项目的防护设施设计未经卫生行政部门审查同意擅自施工的；

（五）未按照规定对职业病防护设施进行职业病危害控制效果评价的；

（六）建设项目竣工投入生产和使用前，职业病防护设施未按照规定验收合格的。

第七十条 违反本法规定，有下列行为之一的，由卫生行政部门给予警告，责令限期改正；逾期不改正的，处十万元以下的罚款：

（一）工作场所职业病危害因素检测、评价结果没有存档、上报、公布的；

（二）未采取本法第二十条规定的职业病防治管理措施的；

（三）未按照规定公布有关职业病防治的规章制度、操作规程、职业病危害事故应急救援措施的；

（四）未按照规定组织劳动者进行职业卫生培训，或者未对劳动者个人职业病防护采取指导、督促措施的；

（五）国内首次使用或者首次进口与职业病危害有关的化学材料，未按照规定报送毒性鉴定资料以及经有关部门登记注册或者批准进口的文件的。

第七十一条 用人单位违反本法规定，有下列行为之一的，由卫生行政部门责令限期改正，给予警告，可以并处五万元以上十万元以下的罚款：

（一）未按照规定及时、如实向卫生行政部门申报产生职业病危害的项目的；

（二）未实施由专人负责的职业病危害因素日常监测，或者监测系统不能正常监测的；

（三）订立或者变更劳动合同时，未告知劳动者职业病危害真实情况的；

（四）未按照规定组织职业健康检查、建立职业健康监护档案或者未将检查结果书面告知劳动者的；

（五）未依照本法规定在劳动者离开用人单位时提供职业健康监护档案复印件的。

第七十二条 用人单位违反本法规定，有下列行为之一的，由卫生行政部门给予警告，责令限期改正，逾期不改正的，处五万元以上二十万元以下的罚款；情节严重的，责令停止产生职业病危害的作业，或者提请有关人民政府按照国务院规定的权限责令关闭：

（一）工作场所职业病危害因素的强度或者浓度超过国家职业卫生标准的；

（二）未提供职业病防护设施和个人使用的职业病防护用品，或者提供的职业病防护设施和个人使用的职业病防护用品不符合国家职业卫生标准和卫生要求的；

（三）对职业病防护设备、应急救援设施和个人使用的职业病防护用品未按照规定进行维护、检修、检测，或者不能保持正常运行、使用状态的；

（四）未按照规定对工作场所职业病危害因素进行检测、评价的；

（五）工作场所职业病危害因素经治理仍然达不到国家职业卫生标准和卫生要求时，未停止存在职业病危害因素的作业的；

（六）未按照规定安排职业病病人、疑似职业病病人进行诊治的；

（七）发生或者可能发生急性职业病危害事故时，未立即采取应急救援和控制措施或者未按照规定及时报告的；

（八）未按照规定在产生严重职业病危害的作业岗位醒目位置设置警示标识和中文警示说明的；

（九）拒绝职业卫生监督管理部门监督检查的；

（十）隐瞒、伪造、篡改、毁损职业健康监护档案、工作场所职业病危害因素检测评价结果等相关资料，或者拒不提供职业病诊断、鉴定所需资料的；

（十一）未按照规定承担职业病诊断、鉴定费用和职业病病人的医疗、生活保障费用的。

第七十三条 向用人单位提供可能产生职业病危害的设备、材料，未按照规定提供中文说明书或者设置警示标识和中文警示说明的，由卫生行政部门责令限期改正，给予警告，并处五万元以上二十万元以下的罚款。

第七十四条 用人单位和医疗卫生机构未按照规定报告职业病、疑似职业病的，由有关主管部门依据职责分工责令限期改正，给予警告，可以并处一万元以下的罚款；弄虚作假的，并处二万元以上五万元以下的罚款；对直接负责的主管人员和其他直接责任人员，可以依法给予降级或者撤职的处分。

第七十五条 违反本法规定，有下列情形之一的，由卫生行政部门责令限期治理，并处五万元以上三十万元以下的罚款；情节严重的，责令停止产生职业病危害的作业，或者提请有关人民政府按照国务院规定的权限责令关闭：

（一）隐瞒技术、工艺、设备、材料所产生的职业病危害而采用的；

（二）隐瞒本单位职业卫生真实情况的；

（三）可能发生急性职业损伤的有毒、有害工作场所、放射工作场所或者放射性同位素的运输、贮存不符合本法第二十五条规定的；

（四）使用国家明令禁止使用的可能产生职业病危害的设备或者材料的；

（五）将产生职业病危害的作业转移给没有职业病防护条件的单位和个人，或者没有职业病防护条件的单位和个人接受产生职业病危害的作业的；

（六）擅自拆除、停止使用职业病防护设备或者应急救援设施的；

（七）安排未经职业健康检查的劳动者、有职业禁忌的劳动者、未成年工或者孕期、哺乳期女职工从事接触职业病危害的作业或者禁忌作业的；

（八）违章指挥和强令劳动者进行没有职业病防护措施的作业的。

第七十六条 生产、经营或者进口国家明令禁止使用的可能产生职业病危害的设备或者材料的，依照有关法律、行政法规的规定给予处罚。

第七十七条 用人单位违反本法规定，已经对劳动者生命健康造成严重损害的，由卫生行政部门责令停止产生职业病危害的作业，或者提请有关人民政府按照国务院规定的权限责令关闭，并处十万元以上五十万元以下的罚款。

第七十八条 用人单位违反本法规定，造成重大职业病危害事故或者其他严重后果，构成犯罪的，对直接负责的主管人员和其他直接责任人员，依法追究刑事责任。

第七十九条　未取得职业卫生技术服务资质认可擅自从事职业卫生技术服务的，由卫生行政部门责令立即停止违法行为，没收违法所得；违法所得五千元以上的，并处违法所得二倍以上十倍以下的罚款；没有违法所得或者违法所得不足五千元的，并处五千元以上五万元以下的罚款；情节严重的，对直接负责的主管人员和其他直接责任人员，依法给予降级、撤职或者开除的处分。

第八十条　从事职业卫生技术服务的机构和承担职业病诊断的医疗卫生机构违反本法规定，有下列行为之一的，由卫生行政部门责令立即停止违法行为，给予警告，没收违法所得；违法所得五千元以上的，并处违法所得二倍以上五倍以下的罚款；没有违法所得或者违法所得不足五千元的，并处五千元以上二万元以下的罚款；情节严重的，由原认可或者登记机关取消其相应的资格；对直接负责的主管人员和其他直接责任人员，依法给予降级、撤职或者开除的处分；构成犯罪的，依法追究刑事责任：

（一）超出资质认可或者诊疗项目登记范围从事职业卫生技术服务或者职业病诊断的；

（二）不按照本法规定履行法定职责的；

（三）出具虚假证明文件的。

第八十一条　职业病诊断鉴定委员会组成人员收受职业病诊断争议当事人的财物或者其他好处的，给予警告，没收收受的财物，可以并处三千元以上五万元以下的罚款，取消其担任职业病诊断鉴定委员会组成人员的资格，并从省、自治区、直辖市人民政府卫生行政部门设立的专家库中予以除名。

第八十二条　卫生行政部门不按照规定报告职业病和职业病危害事故的，由上一级行政部门责令改正，通报批评，给予警告；虚报、瞒报的，对单位负责人、直接负责的主管人员和其他直接责任人员依法给予降级、撤职或者开除的处分。

第八十三条　县级以上地方人民政府在职业病防治工作中未依照本法履行职责，本行政区域出现重大职业病危害事故、造成严重社会影响的，依法对直接负责的主管人员和其他直接责任人员给予记大过直至开除的处分。

县级以上人民政府职业卫生监督管理部门不履行本法规定的职责，滥用职权、玩忽职守、徇私舞弊，依法对直接负责的主管人员和其他直接责任人员给予记大过或者降级的处分；造成职业病危害事故或者其他严重后果的，依法给予撤职或者开除的处分。

第八十四条　违反本法规定，构成犯罪的，依法追究刑事责任。

第七章　附　　则

第八十五条　本法下列用语的含义：

职业病危害，是指对从事职业活动的劳动者可能导致职业病的各种危害。职业病危害因素包括：职业活动中存在的各种有害的化学、物理、生物因素以及在作业过程中产生的其他职业有害因素。

职业禁忌，是指劳动者从事特定职业或者接触特定职业病危害因素时，比一般职业人群更易于遭受职业病危害和罹患职业病或者可能导致原有自身疾病病情加重，或者在从事作业过程中诱发可能导致对他人生命健康构成危险的疾病的个人特殊生理或者病理状态。

第八十六条　本法第二条规定的用人单位以外的单位，产生职业病危害的，其职业病防治活动可以参照本法执行。

劳务派遣用工单位应当履行本法规定的用人单位的义务。

中国人民解放军参照执行本法的办法，由国务院、中央军事委员会制定。

第八十七条 对医疗机构放射性职业病危害控制的监督管理，由卫生行政部门依照本法的规定实施。

第八十八条 本法自 2002 年 5 月 1 日起施行。

附录 2 职业病分类和目录

(国卫疾控发 [2013] 48 号)

一、职业性尘肺病及其他呼吸系统疾病

(一) 尘肺病

1. 矽肺
2. 煤工尘肺
3. 石墨尘肺
4. 炭黑尘肺
5. 石棉肺
6. 滑石尘肺
7. 水泥尘肺
8. 云母尘肺
9. 陶工尘肺
10. 铝尘肺
11. 电焊工尘肺
12. 铸工尘肺
13. 根据《尘肺病诊断标准》和《尘肺病理诊断标准》可以诊断的其他尘肺病

(二) 其他呼吸系统疾病

1. 过敏性肺炎
2. 棉尘病
3. 哮喘
4. 金属及其化合物粉尘肺沉着病(锡、铁、锑、钡及其化合物等)
5. 刺激性化学物所致慢性阻塞性肺疾病
6. 硬金属肺病

二、职业性皮肤病

1. 接触性皮炎
2. 光接触性皮炎
3. 电光性皮炎
4. 黑变病
5. 痤疮
6. 溃疡
7. 化学性皮肤灼伤
8. 白斑

9. 根据《职业性皮肤病的诊断总则》可以诊断的其他职业性皮肤病

三、职业性眼病

1. 化学性眼部灼伤
2. 电光性眼炎
3. 白内障（含放射性白内障、三硝基甲苯白内障）

四、职业性耳鼻喉口腔疾病

1. 噪声聋
2. 铬鼻病
3. 牙酸蚀病
4. 爆震聋

五、职业性化学中毒

1. 铅及其化合物中毒（不包括四乙基铅）
2. 汞及其化合物中毒
3. 锰及其化合物中毒
4. 镉及其化合物中毒
5. 铍病
6. 铊及其化合物中毒
7. 钡及其化合物中毒
8. 钒及其化合物中毒
9. 磷及其化合物中毒
10. 砷及其化合物中毒
11. 铀及其化合物中毒
12. 砷化氢中毒
13. 氯气中毒
14. 二氧化硫中毒
15. 光气中毒
16. 氨中毒
17. 偏二甲基肼中毒
18. 氮氧化合物中毒
19. 一氧化碳中毒
20. 二硫化碳中毒
21. 硫化氢中毒
22. 磷化氢、磷化锌、磷化铝中毒
23. 氟及其无机化合物中毒
24. 氰及腈类化合物中毒
25. 四乙基铅中毒
26. 有机锡中毒

27. 羰基镍中毒
28. 苯中毒
29. 甲苯中毒
30. 二甲苯中毒
31. 正己烷中毒
32. 汽油中毒
33. 一甲胺中毒
34. 有机氟聚合物单体及其热裂解物中毒
35. 二氯乙烷中毒
36. 四氯化碳中毒
37. 氯乙烯中毒
38. 三氯乙烯中毒
39. 氯丙烯中毒
40. 氯丁二烯中毒
41. 苯的氨基及硝基化合物（不包括三硝基甲苯）中毒
42. 三硝基甲苯中毒
43. 甲醇中毒
44. 酚中毒
45. 五氯酚（钠）中毒
46. 甲醛中毒
47. 硫酸二甲酯中毒
48. 丙烯酰胺中毒
49. 二甲基甲酰胺中毒
50. 有机磷中毒
51. 氨基甲酸酯类中毒
52. 杀虫脒中毒
53. 溴甲烷中毒
54. 拟除虫菊酯类中毒
55. 铟及其化合物中毒
56. 溴丙烷中毒
57. 碘甲烷中毒
58. 氯乙酸中毒
59. 环氧乙烷中毒
60. 上述条目未提及的与职业有害因素接触之间存在直接因果联系的其他化学中毒

六、物理因素所致职业病

1. 中暑
2. 减压病
3. 高原病
4. 航空病

5. 手臂振动病
6. 激光所致眼（角膜、晶状体、视网膜）损伤
7. 冻伤

七、职业性放射性疾病

1. 外照射急性放射病
2. 外照射亚急性放射病
3. 外照射慢性放射病
4. 内照射放射病
5. 放射性皮肤疾病
6. 放射性肿瘤（含矿工高氡暴露所致肺癌）
7. 放射性骨损伤
8. 放射性甲状腺疾病
9. 放射性性腺疾病
10. 放射复合伤
11. 根据《职业性放射性疾病诊断标准（总则)》可以诊断的其他放射性损伤

八、职业性传染病

1. 炭疽
2. 森林脑炎
3. 布鲁氏菌病
4. 艾滋病（限于医疗卫生人员及人民警察）
5. 莱姆病

九、职业性肿瘤

1. 石棉所致肺癌、间皮瘤
2. 联苯胺所致膀胱癌
3. 苯所致白血病
4. 氯甲醚、双氯甲醚所致肺癌
5. 砷及其化合物所致肺癌、皮肤癌
6. 氯乙烯所致肝血管肉瘤
7. 焦炉逸散物所致肺癌
8. 六价铬化合物所致肺癌
9. 毛沸石所致肺癌、胸膜间皮瘤
10. 煤焦油、煤焦油沥青、石油沥青所致皮肤癌
11. β-萘胺所致膀胱癌

十、其他职业病

1. 金属烟热
2. 滑囊炎（限于井下工人）
3. 股静脉血栓综合征、股动脉闭塞症或淋巴管闭塞症（限于刮研作业人员）

附录3 建设项目职业病防护设施"三同时"监督管理办法

(原国家安全生产监督管理总局令第90号)

第一章 总 则

第一条 为了预防、控制和消除建设项目可能产生的职业病危害,加强和规范建设项目职业病防护设施建设的监督管理,根据《中华人民共和国职业病防治法》,制定本办法。

第二条 安全生产监督管理部门职责范围内、可能产生职业病危害的新建、改建、扩建和技术改造、技术引进建设项目(以下统称建设项目)职业病防护设施建设及其监督管理,适用本办法。

本办法所称的可能产生职业病危害的建设项目,是指存在或者产生职业病危害因素分类目录所列职业病危害因素的建设项目。

本办法所称的职业病防护设施,是指消除或者降低工作场所的职业病危害因素的浓度或者强度,预防和减少职业病危害因素对劳动者健康的损害或者影响,保护劳动者健康的设备、设施、装置、构(建)筑物等的总称。

第三条 负责本办法第二条规定建设项目投资、管理的单位(以下简称建设单位)是建设项目职业病防护设施建设的责任主体。

建设项目职业病防护设施必须与主体工程同时设计、同时施工、同时投入生产和使用(以下统称建设项目职业病防护设施"三同时")。建设单位应当优先采用有利于保护劳动者健康的新技术、新工艺、新设备和新材料,职业病防护设施所需费用应当纳入建设项目工程预算。

第四条 建设单位对可能产生职业病危害的建设项目,应当依照本办法进行职业病危害预评价、职业病防护设施设计、职业病危害控制效果评价及相应的评审,组织职业病防护设施验收,建立健全建设项目职业卫生管理制度与档案。

建设项目职业病防护设施"三同时"工作可以与安全设施"三同时"工作一并进行。建设单位可以将建设项目职业病危害预评价和安全预评价、职业病防护设施设计和安全设施设计、职业病危害控制效果评价和安全验收评价合并出具报告或者设计,并对职业病防护设施与安全设施一并组织验收。

第五条 国家安全生产监督管理总局在国务院规定的职责范围内对全国建设项目职业病防护设施"三同时"实施监督管理。

县级以上地方各级人民政府安全生产监督管理部门依法在本级人民政府规定的职责范围内对本行政区域内的建设项目职业病防护设施"三同时"实施分类分级监督管理,具体办法由省级安全生产监督管理部门制定,并报国家安全生产监督管理总局备案。

跨两个及两个以上行政区域的建设项目职业病防护设施"三同时"由其共同的上一级人民政府安全生产监督管理部门实施监督管理。

上一级人民政府安全生产监督管理部门根据工作需要,可以将其负责的建设项目职业病防护设施"三同时"监督管理工作委托下一级人民政府安全生产监督管理部门实施；接受委托的安全生产监督管理部门不得再委托。

第六条 国家根据建设项目可能产生职业病危害的风险程度，将建设项目分为职业病危害一般、较重和严重3个类别，并对职业病危害严重建设项目实施重点监督检查。

建设项目职业病危害分类管理目录由国家安全生产监督管理总局制定并公布。省级安全生产监督管理部门可以根据本地区实际情况，对建设项目职业病危害分类管理目录作出补充规定，但不得低于国家安全生产监督管理总局规定的管理层级。

第七条 安全生产监督管理部门应当建立职业卫生专家库（以下简称专家库），并根据需要聘请专家库专家参与建设项目职业病防护设施"三同时"的监督检查工作。

专家库专家应当熟悉职业病危害防治有关法律、法规、规章、标准，具有较高的专业技术水平、实践经验和有关业务背景及良好的职业道德，按照客观、公正的原则，对所参与的工作提出技术意见，并对该意见负责。

专家库专家实行回避制度，参加监督检查的专家库专家不得参与该建设项目职业病防护设施"三同时"的评审及验收等相应工作，不得与该建设项目建设单位、评价单位、设计单位、施工单位或者监理单位等相关单位存在直接利害关系。

第八条 除国家保密的建设项目外，产生职业病危害的建设单位应当通过公告栏、网站等方式及时公布建设项目职业病危害预评价、职业病防护设施设计、职业病危害控制效果评价的承担单位、评价结论、评审时间及评审意见，以及职业病防护设施验收时间、验收方案和验收意见等信息，供本单位劳动者和安全生产监督管理部门查询。

第二章 职业病危害预评价

第九条 对可能产生职业病危害的建设项目，建设单位应当在建设项目可行性论证阶段进行职业病危害预评价，编制预评价报告。

第十条 建设项目职业病危害预评价报告应当符合职业病防治有关法律、法规、规章和标准的要求，并包括下列主要内容：

（一）建设项目概况，主要包括项目名称、建设地点、建设内容、工作制度、岗位设置及人员数量等；

（二）建设项目可能产生的职业病危害因素及其对工作场所、劳动者健康影响与危害程度的分析与评价；

（三）对建设项目拟采取的职业病防护设施和防护措施进行分析、评价，并提出对策与建议；

（四）评价结论，明确建设项目的职业病危害风险类别及拟采取的职业病防护设施和防护措施是否符合职业病防治有关法律、法规、规章和标准的要求。

第十一条 建设单位进行职业病危害预评价时，对建设项目可能产生的职业病危害因素及其对工作场所、劳动者健康影响与危害程度的分析与评价，可以运用工程分析、类比调查等方法。其中，类比调查数据应当采用获得资质认可的职业卫生技术服务机构出具的、与建设项目规模和工艺类似的用人单位职业病危害因素检测结果。

第十二条 职业病危害预评价报告编制完成后，属于职业病危害一般或者较重的建设项目，其建设单位主要负责人或其指定的负责人应当组织具有职业卫生相关专业背景的中级及中级以上专业技术职称人员或者具有职业卫生相关专业背景的注册安全工程师（以下统称职业卫生专业技术人员）对职业病危害预评价报告进行评审，并形成是否符合职业病防治有关法律、法规、规章和标准要求的评审意见；属于职业病危害严重的建设项目，其建设单位主要负责人或其指定的负责人应当组织外单位职业卫生专业技术人员参加评审工作，并形成评审意见。

建设单位应当按照评审意见对职业病危害预评价报告进行修改完善，并对最终的职业病危害预评价报告的真实性、客观性和合规性负责。职业病危害预评价工作过程应当形成书面报告备查。书面报告的具体格式由国家安全生产监督管理总局另行制定。

第十三条 建设项目职业病危害预评价报告有下列情形之一的，建设单位不得通过评审：

（一）对建设项目可能产生的职业病危害因素识别不全，未对工作场所职业病危害对劳动者健康影响与危害程度进行分析与评价的，或者评价不符合要求的；

（二）未对建设项目拟采取的职业病防护设施和防护措施进行分析、评价，对存在的问题未提出对策措施的；

（三）建设项目职业病危害风险分析与评价不正确的；

（四）评价结论和对策措施不正确的；

（五）不符合职业病防治有关法律、法规、规章和标准规定的其他情形的。

第十四条 建设项目职业病危害预评价报告通过评审后，建设项目的生产规模、工艺等发生变更导致职业病危害风险发生重大变化的，建设单位应当对变更内容重新进行职业病危害预评价和评审。

第三章 职业病防护设施设计

第十五条 存在职业病危害的建设项目，建设单位应当在施工前按照职业病防治有关法律、法规、规章和标准的要求，进行职业病防护设施设计。

第十六条 建设项目职业病防护设施设计应当包括下列内容：

（一）设计依据；

（二）建设项目概况及工程分析；

（三）职业病危害因素分析及危害程度预测；

（四）拟采取的职业病防护设施和应急救援设施的名称、规格、型号、数量、分布，并对防控性能进行分析；

（五）辅助用室及卫生设施的设置情况；

（六）对预评价报告中拟采取的职业病防护设施、防护措施及对策措施采纳情况的说明；

（七）职业病防护设施和应急救援设施投资预算明细表；

（八）职业病防护设施和应急救援设施可以达到的预期效果及评价。

第十七条 职业病防护设施设计完成后，属于职业病危害一般或者较重的建设项目，其建设单位主要负责人或其指定的负责人应当组织职业卫生专业技术人员对职业病防护设施设计进行评审，并形成是否符合职业病防治有关法律、法规、规章和标准要求的评审意见；属于职业病危害严重的建设项目，其建设单位主要负责人或其指定的负责人应当组织外单位职业卫生专业技术人员参加评审工作，并形成评审意见。

建设单位应当按照评审意见对职业病防护设施设计进行修改完善，并对最终的职业病防护设施设计的真实性、客观性和合规性负责。职业病防护设施设计工作过程应当形成书面报告备查。书面报告的具体格式由国家安全生产监督管理总局另行制定。

第十八条 建设项目职业病防护设施设计有下列情形之一的，建设单位不得通过评审和开工建设：

（一）未对建设项目主要职业病危害进行防护设施设计或者设计内容不全的；

（二）职业病防护设施设计未按照评审意见进行修改完善的；

（三）未采纳职业病危害预评价报告中的对策措施，且未作充分论证说明的；

（四）未对职业病防护设施和应急救援设施的预期效果进行评价的；

（五）不符合职业病防治有关法律、法规、规章和标准规定的其他情形的。

第十九条 建设单位应当按照评审通过的设计和有关规定组织职业病防护设施的采购和施工。

第二十条 建设项目职业病防护设施设计在完成评审后，建设项目的生产规模、工艺等发生变更导致职业病危害风险发生重大变化的，建设单位应当对变更的内容重新进行职业病防护设施设计和评审。

第四章　职业病危害控制效果评价与防护设施验收

第二十一条 建设项目职业病防护设施建设期间，建设单位应当对其进行经常性的检查，对发现的问题及时进行整改。

第二十二条 建设项目投入生产或者使用前，建设单位应当依照职业病防治有关法律、法规、规章和标准要求，采取下列职业病危害防治管理措施：

（一）设置或者指定职业卫生管理机构，配备专职或者兼职的职业卫生管理人员；

（二）制定职业病防治计划和实施方案；

（三）建立、健全职业卫生管理制度和操作规程；

（四）建立、健全职业卫生档案和劳动者健康监护档案；

（五）实施由专人负责的职业病危害因素日常监测，并确保监测系统处于正常运行状态；

（六）对工作场所进行职业病危害因素检测、评价；

（七）建设单位的主要负责人和职业卫生管理人员应当接受职业卫生培训，并组织劳动者进行上岗前的职业卫生培训；

（八）按照规定组织从事接触职业病危害作业的劳动者进行上岗前职业健康检查，并将检查结果书面告知劳动者；

（九）在醒目位置设置公告栏，公布有关职业病危害防治的规章制度、操作规程、职业病危害事故应急救援措施和工作场所职业病危害因素检测结果。对产生严重职业病危害的作业岗位，应当在其醒目位置，设置警示标识和中文警示说明；

（十）为劳动者个人提供符合要求的职业病防护用品；

（十一）建立、健全职业病危害事故应急救援预案；

（十二）职业病防治有关法律、法规、规章和标准要求的其他管理措施。

第二十三条 建设项目完工后，需要进行试运行的，其配套建设的职业病防护设施必须与主体工程同时投入试运行。

试运行时间应当不少于 30 日，最长不得超过 180 日，国家有关部门另有规定或者特殊要求的行业除外。

第二十四条 建设项目在竣工验收前或者试运行期间，建设单位应当进行职业病危害控制效果评价，编制评价报告。建设项目职业病危害控制效果评价报告应当符合职业病防治有关法律、法规、规章和标准的要求，包括下列主要内容：

（一）建设项目概况；

（二）职业病防护设施设计执行情况分析、评价；

（三）职业病防护设施检测和运行情况分析、评价；

（四）工作场所职业病危害因素检测分析、评价；

（五）工作场所职业病危害因素日常监测情况分析、评价；

（六）职业病危害因素对劳动者健康危害程度分析、评价；

（七）职业病危害防治管理措施分析、评价；

（八）职业健康监护状况分析、评价；

（九）职业病危害事故应急救援和控制措施分析、评价；

（十）正常生产后建设项目职业病防治效果预期分析、评价；

（十一）职业病危害防护补充措施及建议；

（十二）评价结论，明确建设项目的职业病危害风险类别，以及采取控制效果评价报告所提对策建议后，职业病防护设施和防护措施是否符合职业病防治有关法律、法规、规章和标准的要求。

第二十五条 建设单位在职业病防护设施验收前，应当编制验收方案。验收方案应当包括下列内容：

（一）建设项目概况和风险类别，以及职业病危害预评价、职业病防护设施设计执行情况；

（二）参与验收的人员及其工作内容、责任；

（三）验收工作时间安排、程序等。

建设单位应当在职业病防护设施验收前 20 日将验收方案向管辖该建设项目的安全生产监督管理部门进行书面报告。

第二十六条 属于职业病危害一般或者较重的建设项目，其建设单位主要负责人或其指定的负责人应当组织职业卫生专业技术人员对职业病危害控制效果评价报告进行评审以及对职业病防护设施进行验收，并形成是否符合职业病防治有关法律、法规、规章和标准要求的评审意见和验收意见。属于职业病危害严重的建设项目，其建设单位主要负责人或其指定的负责人应当组织外单位职业卫生专业技术人员参加评审和验收工作，并形成评审和验收意见。

建设单位应当按照评审与验收意见对职业病危害控制效果评价报告和职业病防护设施进行整改完善，并对最终的职业病危害控制效果评价报告和职业病防护设施验收结果的真实性、合规性和有效性负责。

建设单位应当将职业病危害控制效果评价和职业病防护设施验收工作过程形成书面报告备查，其中职业病危害严重的建设项目应当在验收完成之日起 20 日内向管辖该建设项目的安全生产监督管理部门提交书面报告。书面报告的具体格式由国家安全生产监督管理总局另行制定。

第二十七条 有下列情形之一的，建设项目职业病危害控制效果评价报告不得通过评审、职业病防护设施不得通过验收：

（一）评价报告内容不符合本办法第二十四条要求的；

（二）评价报告未按照评审意见整改的；

（三）未按照建设项目职业病防护设施设计组织施工，且未充分论证说明的；

（四）职业病危害防治管理措施不符合本办法第二十二条要求的；

（五）职业病防护设施未按照验收意见整改的；

（六）不符合职业病防治有关法律、法规、规章和标准规定的其他情形的。

第二十八条 分期建设、分期投入生产或者使用的建设项目，其配套的职业病防护设施应当分期与建设项目同步进行验收。

第二十九条 建设项目职业病防护设施未按照规定验收合格的，不得投入生产或者使用。

第五章 监督检查

第三十条 安全生产监督管理部门应当在职责范围内按照分类分级监管的原则，将建设单位开展建设项目职业病防护设施"三同时"情况的监督检查纳入安全生产年度监督检查计划，并按照监督检查计划与安全设施"三同时"实施一体化监督检查，对发现的违法行为应当依法予以处理；对违法行为情节严重的，应当按照规定纳入安全生产不良记录"黑名单"管理。

第三十一条 安全生产监督管理部门应当依法对建设单位开展建设项目职业病危害预评价情况进行监督检查，重点监督检查下列事项：

（一）是否进行建设项目职业病危害预评价；

（二）是否对建设项目可能产生的职业病危害因素及其对工作场所、劳动者健康影响与危害程度进行分析、评价；

（三）是否对建设项目拟采取的职业病防护设施和防护措施进行评价，是否提出对策与建议；

（四）是否明确建设项目职业病危害风险类别；

（五）主要负责人或其指定的负责人是否组织职业卫生专业技术人员对职业病危害预评价报告进行评审，职业病危害预评价报告是否按照评审意见进行修改完善；

（六）职业病危害预评价工作过程是否形成书面报告备查；

（七）是否按照本办法规定公布建设项目职业病危害预评价情况；

（八）依法应当监督检查的其他事项。

第三十二条 安全生产监督管理部门应当依法对建设单位开展建设项目职业病防护设施设计情况进行监督检查，重点监督检查下列事项：

（一）是否进行职业病防护设施设计；

（二）是否采纳职业病危害预评价报告中的对策与建议，如未采纳是否进行充分论证说明；

（三）是否明确职业病防护设施和应急救援设施的名称、规格、型号、数量、分布，并对防控性能进行分析；

（四）是否明确辅助用室及卫生设施的设置情况；

（五）是否明确职业病防护设施和应急救援设施投资预算；

（六）主要负责人或其指定的负责人是否组织职业卫生专业技术人员对职业病防护设施设计进行评审，职业病防护设施设计是否按照评审意见进行修改完善；

（七）职业病防护设施设计工作过程是否形成书面报告备查；

（八）是否按照本办法规定公布建设项目职业病防护设施设计情况；

（九）依法应当监督检查的其他事项。

第三十三条 安全生产监督管理部门应当依法对建设单位开展建设项目职业病危害控制效果评价及职业病防护设施验收情况进行监督检查，重点监督检查下列事项：

（一）是否进行职业病危害控制效果评价及职业病防护设施验收；

（二）职业病危害防治管理措施是否齐全；

（三）主要负责人或其指定的负责人是否组织职业卫生专业技术人员对建设项目职业病危害控制效果评价报告进行评审和对职业病防护设施进行验收，是否按照评审意见和验收意见对职业病危害控制效果评价报告和职业病防护设施进行整改完善；

（四）建设项目职业病危害控制效果评价及职业病防护设施验收工作过程是否形成书面报告备查；

（五）建设项目职业病防护设施验收方案、职业病危害严重建设项目职业病危害控制效果评价与职业病防护设施验收工作报告是否按照规定向安全生产监督管理部门进行报告；

（六）是否按照本办法规定公布建设项目职业病危害控制效果评价和职业病防护设施验收情况；

（七）依法应当监督检查的其他事项。

第三十四条 安全生产监督管理部门应当按照下列规定对建设单位组织的验收活动和验收结果进行监督核查，并纳入安全生产年度监督检查计划：

（一）对职业病危害严重建设项目的职业病防护设施的验收方案和验收工作报告，全部进行监督核查；

（二）对职业病危害较重和一般的建设项目职业病防护设施的验收方案和验收工作报告，按照国家安全生产监督管理总局规定的"双随机"方式实施抽查。

第三十五条 安全生产监督管理部门应当加强监督检查人员建设项目职业病防护设施"三同时"知识的培训，提高业务素质。

第三十六条 安全生产监督管理部门及其工作人员不得有下列行为：

（一）强制要求建设单位接受指定的机构、职业卫生专业技术人员开展建设项目职业病防护设施"三同时"有关工作；

（二）以任何理由或者方式向建设单位和有关机构收取或者变相收取费用；

（三）向建设单位摊派财物、推销产品；

（四）在建设单位和有关机构报销任何费用。

第三十七条 任何单位或者个人发现建设单位、安全生产监督管理部门及其工作人员、有关机构和人员违反职业病防治有关法律、法规、标准和本办法规定的行为，均有权向安全生产监督管理部门或者有关部门举报。

受理举报的安全生产监督管理部门应当为举报人保密，并依法对举报内容进行核查和处理。

第三十八条 上级安全生产监督管理部门应当加强对下级安全生产监督管理部门建设项目职业病防护设施"三同时"监督执法工作的检查、指导。

地方各级安全生产监督管理部门应当定期汇总分析有关监督执法情况，并按照要求逐级上报。

第六章 法律责任

第三十九条 建设单位有下列行为之一的，由安全生产监督管理部门给予警告，责令限期改正；逾期不改正的，处 10 万元以上 50 万元以下的罚款；情节严重的，责令停止产生职业病危害的作业，或者提请有关人民政府按照国务院规定的权限责令停建、关闭：

（一）未按照本办法规定进行职业病危害预评价的；

（二）建设项目的职业病防护设施未按照规定与主体工程同时设计、同时施工、同时投入生产和使用的；

（三）建设项目的职业病防护设施设计不符合国家职业卫生标准和卫生要求的；

（四）未按照本办法规定对职业病防护设施进行职业病危害控制效果评价的；

（五）建设项目竣工投入生产和使用前，职业病防护设施未按照本办法规定验收合格的。

第四十条 建设单位有下列行为之一的，由安全生产监督管理部门给予警告，责令限期改正；逾期不改正的，处 5000 元以上 3 万元以下的罚款：

（一）未按照本办法规定，对职业病危害预评价报告、职业病防护设施设计、职业病危害控制效果评价报告进行评审或者组织职业病防护设施验收的；

（二）职业病危害预评价、职业病防护设施设计、职业病危害控制效果评价或者职业病防护设施验收工作过程未形成书面报告备查的；

（三）建设项目的生产规模、工艺等发生变更导致职业病危害风险发生重大变化的，建设单位对变更内容未重新进行职业病危害预评价和评审，或者未重新进行职业病防护设施设计和评审的；

（四）需要试运行的职业病防护设施未与主体工程同时试运行的；

（五）建设单位未按照本办法第八条规定公布有关信息的。

第四十一条 建设单位在职业病危害预评价报告、职业病防护设施设计、职业病危害控制效果评价报告编制、评审以及职业病防护设施验收等过程中弄虚作假的，由安全生产监督管理部门责令限期改正，给予警告，可以并处 5000 元以上 3 万元以下的罚款。

第四十二条 建设单位未按照规定及时、如实报告建设项目职业病防护设施验收方案，或者职业病危害严重建设项目未提交职业病危害控制效果评价与职业病防护设施验收的书面报告的，由安全生产监督管理部门责令限期改正，给予警告，可以并处 5000 元以上 3 万元以下的罚款。

第四十三条 参与建设项目职业病防护设施"三同时"监督检查工作的专家库专家违反职业道德或者行为规范，降低标准、弄虚作假、牟取私利，作出显失公正或者虚假意见的，由安全生产监督管理部门将其从专家库除名，终身不得再担任专家库专家。职业卫生专业技术人员在建设项目职业病防护设施"三同时"评审、验收等活动中涉嫌犯罪的，移送司法机关依法追究刑事责任。

第四十四条 违反本办法规定的其他行为，依照《中华人民共和国职业病防治法》有关规定给予处理。

第七章 附　　则

第四十五条 煤矿建设项目职业病防护设施"三同时"的监督检查工作按照新修订发布的《煤矿和煤层气地面开采建设项目安全设施监察规定》执行，煤矿安全监察机构按照规定履行国家监察职责。

第四十六条 本办法自 2017 年 5 月 1 日起施行。国家安全生产监督管理总局 2012 年 4 月 27 日公布的《建设项目职业卫生"三同时"监督管理暂行办法》同时废止。

附录4 工业企业设计卫生标准

(GBZ 1—2010)

1 范围

本标准规定了工业企业选址与总体布局、工作场所、辅助用室以及应急救援的基本卫生学要求。

本标准适用于工业企业新建、改建、扩建和技术改造、技术引进项目(以下统称建设项目)的卫生设计及职业病危害评价。

事业单位和其他经济组织建设项目的卫生设计及职业病危害评价、建设项目施工期持续数年或施工规模较大、因各种特殊原因需要的临时性工业企业设计,以及工业园区的总体布局等可参照本标准执行。

2 规范性引用文件

下列文件中的条款通过本标准的引用而成为本标准的条款。凡是注日期的引用文件,其随后所有的修改单(不包括勘误的内容)或修订版均不适用于本标准,然而,鼓励根据本标准达成协议的各方研究是否可使用这些文件的最新版本。凡是不注日期的引用文件,其最新版本适用于本标准。

GBZ 2.1 工作场所有害因素职业接触限值 第1部分:化学有害因素

GBZ 2.2 工作场所有害因素职业接触限值 第2部分:物理因素

GBZ 158 工作场所职业病危害警示标识

GBZ/T 194 工作场所防止职业中毒卫生工程防护措施规范

GBZ/T 195 有机溶剂作业场所个人职业病防护用品使用规范

GBZ/T 223 工作场所有毒气体检测报警装置设置规范

GB 3095 环境空气质量标准

GB 16297 大气污染物综合排放标准

GB/T 16758 排风罩的分类及技术条件

GB 18083 以噪声污染为主的工业企业卫生防护距离标准

GB/T 18664 呼吸防护用品的选择、使用与维护

GB 18871 电离辐射防护与辐射源安全基本标准

GB 50019 采暖通风与空气调节设计规范

GB/T 50033 建筑采光设计标准

GB 50034 建筑照明设计标准

GB 50073 洁净厂房设计规范

GB 50187 工业企业总平面设计规范

GBJ 87 工业企业噪声控制设计规范

3 术语和定义

下列术语和定义适用于本标准。

3.1　卫生标准　hygienic standard

为实施国家卫生法律法规和有关卫生政策，保护人体健康，在预防医学和临床医学研究与实践的基础上，对涉及人体健康和医疗卫生服务事项制定的各类技术规定。

3.2　工作场所　workplace

劳动者进行职业活动、并由用人单位直接或间接控制的所有工作地点。

3.3　工作地点　work site

劳动者从事职业活动或进行生产管理而经常或定时停留的岗位或作业地点。

3.4　职业性有害因素　occupational hazards

又称职业病危害因素，在职业活动中产生和（或）存在的、可能对职业人群健康、安全和作业能力造成不良影响的因素或条件，包括化学、物理、生物等因素。

3.5　职业接触限值　occupational exposure limits，OELs

劳动者在职业活动过程中长期反复接触，对绝大多数接触者的健康不引起有害作用的容许接触水平，是职业性有害因素的接触限制量值。化学有害因素的职业接触限值包括时间加权平均容许浓度、短时间接触容许浓度和最高容许浓度三类，物理因素职业接触限值包括时间加权平均容许限值和最高容许限值。

3.6　自然疫源地　natural infectious focus

某些传染病的病原体在自然界的野生动物中长期存在并造成动物间流行的地区。

3.7　卫生防护距离　hygienic buffer zone

从产生职业性有害因素的生产单元（生产区、车间或工段）的边界至居住区边界的最小距离。即在正常生产条件下，无组织排放的有害气体（大气污染物）自生产单元边界到居住区的范围内，能够满足国家居住区容许浓度限值相关标准规定的所需的最小距离。

3.8　全年（夏季）最小频率风向　annual (summer) minimum frequency of wind direction

全年（或夏季）各风向中频率出现最少的风向。

3.9　夏季主导风向　summer prevailing wind direction

累年夏季各风向中最高频率的风向。

3.10　粉尘　dust

能够较长时间悬浮于空气中的固体微粒。

3.11　生产性粉尘　industrial dust

在生产过程中形成的粉尘。按粉尘的性质分为：无机粉尘（inorganic dust，含矿物性粉尘、金属性粉尘、人工合成的无机粉尘）；有机粉尘（organic dust，含动物性粉尘、植物性粉尘、人工合成有机粉尘）；混合性粉尘（mixed dust，混合存在的各类粉尘）。

3.12　毒物　toxicant [toxic substance（s）]

在一定条件下，较低剂量能引起机体功能性或器质性损伤的外源性化学物质。

3.13　生产性毒物　industrial toxicant（toxic substance）

生产过程中产生或存在于工作场所空气中的各种毒物。

3.14　高温作业　work (job) under hot environment

在高气温，或有强烈的热辐射，或伴有高气湿相结合的异常气象条件下，WBGT指数超过规定限值的作业。

3.15　寒冷环境　cold environment

环境温度、湿度、风速等负荷联合作用于人体，引起人体更多散热，导致人体发生冷应激反应的环境状态。

3.16 低温作业 work (job) under cold stress
平均气温≤5℃的作业。

3.17 噪声 noise
一切有损听力、有害健康或有其他危害的声响。

3.18 生产性噪声 industrial noise
在生产过程中产生的噪声。按噪声的时间分布分为连续声（continuous noise）和间断声（intermittent noise）；声级波动<3dB（A）的噪声为稳态噪声（steady noise），声级波动≥3dB（A）的噪声为非稳态噪声；持续时间≤0.5s，间隔时间>1s，声压有效值变化≥40dB（A）的噪声为脉冲噪声（impulsive noise）。

3.19 振动 vibration
一个质点或物体在外力作用下沿直线或弧线围绕平衡位置来回重复的运动。

3.20 手传振动 hand-transmitted vibration
又称手臂振动（hand-arm vibration）或局部振动（segmental vibration），指生产中使用振动工具或接触受振动工件时，直接作用或传递到人手臂的机械振动或冲击。

3.21 全身振动 whole-body vibration
人体足部或臀部接触并通过下肢或躯干传导到全身的振动。

3.22 电离辐射 ionizing radiation
能使受作用物质发生电离现象的辐射，即波长<100nm的电磁辐射。

3.23 非电离辐射 non-ionizing radiation
波长>100nm不足以引起生物体电离的电磁辐射。

3.24 辅助用室 work-related welfare facilities
为保障生产经营正常运行、劳动者生活和健康而设置的非生产用房。

3.25 工效学 ergonomics
以人为中心，研究人、机器设备和工作环境之间的相互关系，实现人在生产劳动及其他活动中的健康、安全、舒适和高效的一门学科。

4 总则

4.1 工业企业建设项目的设计应贯彻《中华人民共和国职业病防治法》，坚持"预防为主，防治结合"的卫生工作方针，落实职业病危害"前期预防"控制制度，保证工业企业建设项目的设计符合卫生要求。

4.2 工业企业建设项目的设计应优先采用有利于保护劳动者健康的新技术、新工艺、新材料、新设备，限制使用或者淘汰职业病危害严重的工艺、技术、材料；对于生产过程中尚不能完全消除的生产性粉尘、生产性毒物、生产性噪声以及高温等职业性有害因素，应采取综合控制措施，使工作场所职业性有害因素符合国家职业卫生标准要求，防止职业性有害因素对劳动者的健康损害。

4.3 承担工业企业卫生设计的设计人员应了解职业卫生相关法律、法规、标准以及职业病防治知识，掌握建设项目使用和存在的职业性有害因素、危害的分布、毒作用特点和有关的预防控制技术。

4.4 可能产生职业病危害的建设项目，其职业病危害防护设施应与主体工程同时设计、同时施工，同时投入生产使用。在可行性论证阶段编制的可行性论证报告应包括职业卫生相关内容，并进行职业病危害预评价；在设计阶段编制的初步设计应包括职业卫生专篇，职业病危害严重的建设项目还应编制职业病危害防护设施设计专篇。

4.5 应根据工业企业生产性质和规模、职业病危害程度（强度）及接触人数等，兼顾工效学原理设计职业卫生管理组织机构及人员编制。人员编制可参考附录 A 表 A.1。

4.6 项目预算设计应包括职业病防治经费。

5 选址、总体布局与厂房设计

5.1 选址

5.1.1 工业企业选址应依据我国现行的卫生、安全生产和环境保护等法律法规、标准和拟建工业企业建设项目生产过程的卫生特征及其对环境的要求、职业性有害因素的危害状况，结合建设地点现状与当地政府的整体规划，以及水文、地质、气象等因素，进行综合分析而确定。

5.1.2 工业企业选址宜避开自然疫源地；对于因建设工程需要等原因不能避开的，应设计具体的疫情综合预防控制措施。

5.1.3 工业企业选址宜避开可能产生或存在危害健康的场所和设施，如垃圾填埋场、污水处理厂、气体输送管道，以及水、土壤可能已被原工业企业污染的地区；建设工程需要难以避开的，应首先进行卫生学评估，并根据评估结果采取必要的控制措施。设计单位应明确要求施工单位和建设单位制定施工期间和投产运行后突发公共卫生事件应急救援预案。

5.1.4 向大气排放有害物质的工业企业应设在当地夏季最小频率风向被保护对象的上风侧，并应符合国家规定的卫生防护距离要求（参照附录 B），以避免与周边地区产生相互影响。对于目前国家尚未规定卫生防护距离要求的，宜进行健康影响评估，并根据实际评估结果作出判定。

5.1.5 在同一工业区内布置不同卫生特征的工业企业时，宜避免不同有害因素产生交叉污染和联合作用。

5.2 总体布局

5.2.1 平面布置

5.2.1.1 工业企业厂区总平面布置应明确功能分区，可分为生产区、非生产区、辅助生产区。其工程用地应根据卫生要求，结合工业企业性质、规模、生产流程、交通运输、场地自然条件、技术经济条件等合理布局。

5.2.1.2 工业企业总平面布置，包括建（构）筑物现状、拟建建筑物位置、道路、卫生防护、绿化等应符合 GB 50187 等国家相关标准要求。

5.2.1.3 工业企业厂区总平面功能分区的分区原则应遵循：分期建设项目宜一次整体规划，使各单体建筑均在其功能区内有序合理，避免分期建设时破坏原功能分区；行政办公用房应设置在非生产区；生产车间及与生产有关的辅助用室应布置在生产区内；产生有害物质的建筑（部位）与环境质量较高要求的有较高洁净要求的建筑（部位）应有适当的间距或分隔。

5.2.1.4 生产区宜选在大气污染物扩散条件好的地段，布置在当地全年最小频率风向的上风侧；产生并散发化学和生物等有害物质的车间，宜位于相邻车间当地全年最小频率风向的上风侧；非生产区布置在当地全年最小频率风向的下风侧；辅助生产区布置在两者之间。

5.2.1.5 工业企业的总平面布置，在满足主体工程需要的前提下，宜将可能产生严重职业性有害因素的设施远离产生一般职业性有害因素的其他设施，应将车间按有无危害、危害的类型及其危害浓度（强度）分开；在产生职业性有害因素的车间与其他车间及生活区之间宜设一定的卫生防护绿化带。

5.2.1.6 存在或可能产生职业病危害的生产车间、设备应按照 GBZ 158 设置职业病危害警示标识。

5.2.1.7 可能发生急性职业病危害的有毒、有害的生产车间的布置应设置与相应事故防范和应急救援相配套的设施及设备，并留有应急通道。

5.2.1.8 高温车间的纵轴宜与当地夏季主导风向相垂直。当受条件限制时，其夹角不得＜45°。

5.2.1.9 高温热源应尽可能地布置在车间外当地夏季主导风向的下风侧；不能布置在车间外的高温热源应布置在天窗下方或靠近车间下风侧的外墙侧窗附近。

5.2.2 竖向布置

5.2.2.1 放散大量热量或有害气体的厂房宜采用单层建筑。当厂房是多层建筑物时，放散热和有害气体的生产过程宜布置在建筑物的高层。如必须布置在下层时，应采取有效措施防止污染上层工作环境。

5.2.2.2 噪声与振动较大的生产设备宜安装在单层厂房内。当设计需要将这些生产设备安置在多层厂房内时，宜将其安装在底层，并采取有效的隔声和减振措施。

5.2.2.3 含有挥发性气体、蒸气的各类管道不宜从仪表控制室和劳动者经常停留或通过的辅助用室的空中和地下通过；若需通过时，应严格密闭，并应具备抗压、耐腐蚀等性能，以防止有害气体或蒸气逸散至室内。

5.3 厂房设计

5.3.1 厂房建筑方位应能使室内有良好的自然通风和自然采光，相邻两建筑物的间距一般不宜小于二者中较高建筑物的高度。

5.3.2 以自然通风为主的厂房，车间天窗设计应满足卫生要求：阻力系数小，通风量大，便于开启，适应不同季节要求，天窗排气口的面积应略大于进风窗口及进风门的面积之和。热加工厂房应设置天窗挡风板，厂房侧窗下缘距地面不宜高于 1.2m。

5.3.3 高温、热加工、有特殊要求和人员较多的建筑物应避免日晒。厂房侧窗上方宜设置遮阳、遮雨的固定板（棚），避免阳光直射，方便雨天通风。

5.3.4 产生噪声、振动的厂房设计和设备布局应采取降噪和减振措施。

5.3.5 车间办公室宜靠近厂房布置，但不宜与处理危险、有毒物质的场所相邻。应满足采光、照明、通风、隔声等要求。

5.3.6 空调厂房及洁净厂房的设计按 GB 50073 等有关现行国家标准执行。

6 工作场所基本卫生要求

6.1 防尘、防毒

6.1.1 优先采用先进的生产工艺、技术和无毒（害）或低毒（害）的原材料，消除或减少尘、毒职业性有害因素；对于工艺、技术和原材料达不到要求的，应根据生产工艺和粉尘、毒物特性，参照 GBZ/T 194 的规定设计相应的防尘、防毒通风控制措施，使劳动者活动的工作场所有害物质浓度符合 GBZ 2.1 要求；如预期劳动者接触浓度不符合要求的，应根据实际接触情况，参照 GBZ/T 195、GB/T 18664 的要求同时设计有效的个人防护措施。

6.1.1.1 原材料选择应遵循无毒物质代替有毒物质，低毒物质代替高毒物质的原则。

6.1.1.2 对产生粉尘、毒物的生产过程和设备（含露天作业的工艺设备），应优先采用机械化和自动化，避免直接人工操作。为防止物料跑、冒、滴、漏，其设备和管道应采取有效的密闭措施，密闭形式应根据工艺流程、设备特点、生产工艺、安全要求及便于操作、维修等因素确定，并应结合生产工艺采取通风和净化措施。对移动的扬尘和逸散毒物的作业，应与主体工程同时设计移动式轻便防尘和排毒设备。

6.1.1.3 对于逸散粉尘的生产过程，应对产尘设备采取密闭措施；设置适宜的局部排风除尘设施对尘源进行控制；生产工艺和粉尘性质可采取湿式作业的，应采取湿法抑尘。当湿式作业仍不能满足卫生要求时，应采用其他通风、除尘方式。

6.1.2 产生或可能存在毒物或酸碱等强腐蚀性物质的工作场所应设冲洗设施；高毒物质工作场所墙壁、顶棚和地面等内部结构和表面应采用耐腐蚀、不吸收、不吸附毒物的材料，必要时加设保护层；车间地面应平整防滑，易于冲洗清扫；可能产生积液的地面应做防渗透处理，并采用坡向排水系统，其废水纳入工业废水处理系统。

6.1.3 贮存酸、碱及高危液体物质贮罐区周围应设置泄险沟（堰）。

6.1.4 工作场所粉尘、毒物的发生源应布置在工作地点的自然通风或进风口的下风侧；放散不同有毒物质的生产过程所涉及的设施布置在同一建筑物内时，使用或产生高毒物质的工作场所应与其他工作场所隔离。

6.1.5 防尘和防毒设施应依据车间自然通风风向、扬尘和逸散毒物的性质、作业点的位置和数量及作业方式等进行设计。经常有人来往的通道（地道、通廊），应有自然通风或机械通风，并不宜敷设有毒液体或有毒气体的管道。

6.1.5.1 通风、除尘、排毒设计应遵循相应的防尘、防毒技术规范和规程的要求。

a) 当数种溶剂（苯及其同系物、醇类或醋酸酯类）蒸气或数种刺激性气体同时放散于空气中时，应按各种气体分别稀释至规定的接触限值所需要的空气量的总和计算全面通风换气量。除上述有害气体及蒸气外，其他有害物质同时放散于空气中时，通风量仅按需要空气量最大的有害物质计算。

b) 通风系统的组成及其布置应合理，能满足防尘、防毒的要求。容易凝结蒸气和聚积粉尘的通风管道、几种物质混合能引起爆炸、燃烧或形成危害更大的物质的通风管道，应设单独通风系统，不得相互连通。

c) 采用热风采暖、空气调节和机械通风装置的车间，其进风口应设置在室外空气清洁区并低于排风口，对有防火防爆要求的通风系统，其进风口应设在不可能有火花溅落的安全地点，排风口应设在室外安全处。相邻工作场所的进气和排气装置，应合理布置，避免气流短路。

d) 进风口的风量，应按防止粉尘或有害气体逸散至室内的原则通过计算确定。有条件时，应在投入运行前以实测数据或经验数值进行实际调整。

e) 供给工作场所的空气一般直接送至工作地点。放散气体的排出应根据工作场所的具体条件及气体密度合理设置排出区域及排风量。

f) 确定密闭罩进风口的位置、结构和风速时，应使罩内负压均匀，防止粉尘外逸并不致把物料带走。

g) 下列三种情况不宜采用循环空气：

——空气中含有燃烧或爆炸危险的粉尘、纤维，含尘浓度大于或等于其爆炸下限的

25%时；

——对于局部通风除尘、排毒系统，在排风经净化后，循环空气中粉尘、有害气体浓度大于或等于其职业接触限值的30%时；

——空气中含有病原体、恶臭物质及有害物质浓度可能突然增高的工作场所。

h) 局部机械排风系统各类型排气罩应参照 GB/T 16758 的要求，遵循形式适宜、位置正确、风量适中、强度足够、检修方便的设计原则，罩口风速或控制点风速应足以将发生源产生的尘、毒吸入罩内，确保达到高捕集效率。局部排风罩不能采用密闭形式时，应根据不同的工艺操作要求和技术经济条件选择适宜的伞形排风装置。

i) 输送含尘气体的风管宜垂直或倾斜敷设，倾斜敷设时，与水平面的夹角应>45°。如必须设置水平管道时，管道不应过长，并应在适当位置设置清扫孔，方便清除积尘，防止管道堵塞。

j) 按照粉尘类别不同，通风管道内应保证达到最低经济流速。为便于除尘系统的测试，设计时应在除尘器的进出口处设可开闭式的测试孔，测试孔的位置应选在气流稳定的直管段，测试孔在不测试时应可以关闭。在有爆炸性粉尘及有毒有害气体净化系统中，宜设置连续自动检测装置。

k) 为减少对厂区及周边地区人员的危害及环境污染，散发有毒有害气体的设备所排出的尾气以及由局部排气装置排出的浓度较高的有害气体应通过净化处理设备后排出；直接排入大气的，应根据排放气体的落地浓度确定引出高度，使工作场所劳动者接触的落点浓度符合 GBZ 2.1 的要求，还应符合 GB 16297 和 GB 3095 等相应环保标准的规定。

l) 含有剧毒、高毒物质或难闻气味物质的局部排风系统，或含有较高浓度的爆炸危险性物质的局部排风系统所排出的气体，应排至建筑物外空气动力阴影区和正压区之外。

6.1.5.2 在生产中可能突然逸出大量有害物质或易造成急性中毒或易燃易爆的化学物质的室内作业场所，应设置事故通风装置及与事故排风系统相连锁的泄漏报警装置。

a) 事故通风宜由经常使用的通风系统和事故通风系统共同保证，但在发生事故时，必须保证能提供足够的通风量。事故通风的风量宜根据工艺设计要求通过计算确定，但换气次数不宜<12 次/h。

b) 事故通风通风机的控制开关应分别设置在室内、室外便于操作的地点。

c) 事故排风的进风口，应设在有害气体或有爆炸危险的物质放散量可能最大或聚集最多的地点。对事故排风的死角处，应采取导流措施。

d) 事故排风装置排风口的设置应尽可能避免对人员的影响：

——事故排风装置的排风口应设在安全处，远离门、窗及进风口和人员经常停留或经常通行的地点；

——排风口不得朝向室外空气动力阴影区和正压区。

6.1.5.3 在放散有爆炸危险的可燃气体、粉尘或气溶胶等物质的工作场所，应设置防爆通风系统或事故排风系统。

6.1.6 应结合生产工艺和毒物特性，在有可能发生急性职业中毒的工作场所，根据自动报警装置技术发展水平设计自动报警或检测装置。

6.1.6.1 检测报警点应根据 GBZ/T 223 的要求，设在存在、生产或使用有毒气体的工作地点，包括可能释放高毒、剧毒气体的作业场所，可能大量释放或容易聚集的其他有毒气体的工作地点也应设置检测报警点。

6.1.6.2 应设置有毒气体检测报警仪的工作地点，宜采用固定式，当不具备设置固定式的条件时，应配置便携式检测报警仪。

6.1.6.3 毒物报警值应根据有毒气体毒性和现场实际情况至少设警报值和高报值。预报值为 MAC 或 PC-STEL 的 1/2，无 PC-STEL 的化学物质，警报值可设在相应超限倍数值的 1/2；警报值为 MAC 或 PC-STEL 值，无 PC-STEL 的化学物质，警报值可设在相应的超限倍数值；高报值应综合考虑有毒气体毒性、作业人员情况、事故后果、工艺设备等各种因素后设定。

6.1.7 可能存在或产生有毒物质的工作场所应根据有毒物质的理化特性和危害特点配备现场急救用品，设置冲洗喷淋设备、应急撤离通道、必要的泄险区以及风向标。泄险区应低位设置且有防透水层，泄漏物质和冲洗水应集中纳入工业废水处理系统。

6.2 防暑、防寒

6.2.1 防暑

6.2.1.1 应优先采用先进的生产工艺、技术和原材料，工艺流程的设计宜使操作人员远离热源，同时根据其具体条件采取必要的隔热、通风、降温等措施，消除高温职业危害。

6.2.1.2 对于工艺、技术和原材料达不到要求的，应根据生产工艺、技术、原材料特性以及自然条件，通过采取工程控制措施和必要的组织措施，如减少生产过程中的热和水蒸气释放，屏蔽热辐射源，加强通风，减少劳动时间，改善作业方式等，使室内和露天作业地点 WBGT 指数符合 GBZ 2.2 的要求。对于劳动者室内和露天作业 WBGT 指数不符合标准要求的，应根据实际接触情况采取有效的个人防护措施。

6.2.1.3 应根据夏季主导风向设计高温作业厂房的朝向，使厂房能形成穿堂风或能增加自然通风的风压。高温作业厂房平面布置呈"L"型、"Π"型或"Ⅲ"型的，其开口部分宜位于夏季主导风向的迎风面。

6.2.1.4 高温作业厂房宜设有避风的天窗，天窗和侧窗宜便于开关和清扫。

6.2.1.5 夏季自然通风用的进气窗的下端距地面不宜>1.2m，以便空气直接吹向工作地点；冬季需要自然通风时，应对通风设计方案进行技术经济比较，并根据热平衡的原则合理确定热风补偿系统容量，进气窗下端一般不宜<4m；若<4m时，宜采取防止冷风吹向工作地点的有效措施。

6.2.1.6 以自然通风为主的高温作业厂房应有足够的进、排风面积。产生大量热、湿气、有害气体的单层厂房的附属建筑物占用该厂房外墙的长度不得超过外墙全长的 30%，且不宜设在厂房的迎风面。

6.2.1.7 产生大量热或逸出有害物质的车间，在平面布置上应以其最长边作为外墙。若四周均为内墙时，应采取向室内送入清洁空气的措施。

6.2.1.8 热源应尽量布置在车间外面；采用热压为主的自然通风时，热源应尽量布置在天窗的下方；采用穿堂风为主的自然通风时，热源应尽量布置在夏季主导风向的下风侧；热源布置应便于采用各种有效的隔热及降温措施。

6.2.1.9 车间内发热设备设置应按车间气流具体情况确定，一般宜在操作岗位夏季主导风向的下风侧、车间天窗下方的部位。

6.2.1.10 高温、强热辐射作业，应根据工艺、供水和室内微小气候等条件采用有效的隔热措施,如水幕、隔热水箱或隔热屏等。工作人员经常停留或靠近的高温地面或高温壁板,其表面平均温度不应>40℃,瞬间最高温度也不宜>60℃。

6.2.1.11 当高温作业时间较长,工作地点的热环境参数达不到卫生要求时,应采取降温措施。

a) 采用局部送风降温措施时,气流达到工作地点的风速控制设计应符合以下要求:
——带有水雾的气流风速为3~5m/s,雾滴直径应<100μm;
——不带水雾的气流风速,劳动强度Ⅰ级的应控制在2~3m/s,Ⅱ级的控制在3~5m/s,Ⅲ级的控制在4~6m/s。

b) 设置系统式局部送风时,工作地点的温度和平均风速应符合表1的规定:

表1 工作地点的温度和平均风速

热辐射强度 /(W/m²)	冬季		夏季	
	温度/℃	风速/(m/s)	温度/℃	风速/(m/s)
350~700	20~25	1~2	26~31	1.5~3
701~1400	20~25	1~3	26~30	2~4
1401~2100	18~22	2~3	25~29	3~5
2101~2800	18~22	3~4	24~28	4~6

注:1. 轻度强度作业时,温度宜采用表中较高值,风速宜采用较低值;重强度作业时,温度宜采用较低值,风速宜采用较高值;中度强度作业时其数据可按插入法确定。
2. 对于夏热冬冷(或冬暖)地区,表中夏季工作地点的温度,可提高2℃。
3. 当局部送风系统的空气需要冷却或加热处理时,其室外计算参数,夏季应采用通风室外计算温度及相对湿度;冬季应采用采暖室外计算温度。

6.2.1.12 工艺上以湿度为主要要求的空气调节车间,除工艺有特殊要求或已有规定者外,不同湿度条件下的空气温度应符合表2的规定。

表2 空气调节厂房内不同湿度下的温度要求(上限值)

相对湿度/%	<55	<65	<75	<85	≥85
温度/℃	30	29	28	27	26

6.2.1.13 高温作业车间应设有工间休息室。休息室应远离热源,采取通风、降温、隔热等措施,使温度≤30℃;设有空气调节的休息室室内气温应保持在24~28℃。对于可以脱离高温作业点的,可设观察(休息)室。

6.2.1.14 特殊高温作业,如高温车间桥式起重机驾驶室、车间内的监控室、操作室、炼焦车间拦焦车驾驶室等应有良好的隔热措施,热辐射强度应<700W/m²,室内气温不应>28℃。

6.2.1.15 当作业地点日最高气温≥35℃时,应采取局部降温和综合防暑措施,并应减少高温作业时间。

6.2.2 防寒

6.2.2.1 凡近十年每年最冷月平均气温≤8℃的月数≥3个月的地区应设集中采暖设施,<2个月的地区应设局部采暖设施。当工作地点不固定,需要持续低温作业时,应在工作场所附近设置取暖室。

6.2.2.2 冬季寒冷环境工作地点采暖温度应符合表3要求。

表3 冬季工作地点的采暖温度（干球温度）

体力劳动强度级别	采暖温度/℃
Ⅰ	≥18
Ⅱ	≥16
Ⅲ	≥14
Ⅳ	≥12

注：1. 体力劳动强度分级见GBZ 2.2，其中Ⅰ级代表轻劳动，Ⅱ级代表中等劳动，Ⅲ级代表重劳动，Ⅳ级代表极重劳动。
2. 当作业地点劳动者人均占用较大面积（50~100m^2）、劳动强度Ⅰ级时，其冬季工作地点采暖温度可低至10℃，Ⅱ级时可低至7℃，Ⅲ级时可低至5℃。
3. 当室内散热量<23W/m^{3}时，风速不宜>0.3m/s；当室内散热量≥23W/m^{3}时，风速不宜>0.5m/s。

6.2.2.3 采暖地区的生产辅助用室冬季室温宜符合表4中的规定。

表4 生产辅助用室的冬季温度

辅助用室名称	气温/℃
办公室、休息室、就餐场所	≥18
浴室、更衣室、妇女卫生室	≥25
厕所、盥洗室	≥14

注：工业企业辅助建筑，风速不宜>0.3m/s。

6.2.2.4 工业建筑采暖的设置、采暖方式的选择应按照GB 50019，根据建筑物规模、所在地区气象条件、能源状况、能源及环保政策等要求，采用技术可行、经济合理的原则确定。

6.2.2.5 冬季采暖室外计算温度≤-20℃的地区，为防止车间大门长时间或频繁开放而受冷空气的侵袭，应根据具体情况设置门斗、外室或热空气幕。

6.2.2.6 设计热风采暖时，应防止强烈气流直接对人产生不良影响，送风的最高温度不得超过70℃，送风宜避免直接面向人，室内气流一般应为0.1~0.3m/s。

6.2.2.7 产生较多或大量湿气的车间，应设计必要的除湿排水防潮设施。

6.2.2.8 车间围护结构应防止雨水渗透，冬季需要采暖的车间，围护结构内表面（不包括门窗）应防止凝结水气，特殊潮湿车间工艺上允许在墙上凝结水汽的除外。

6.3 防噪声与振动

6.3.1 防噪声

6.3.1.1 工业企业噪声控制应按GBJ 87设计，对生产工艺、操作维修、降噪效果进行综合分析，采用行之有效的新技术、新材料、新工艺、新方法。对于生产过程和设备产生的噪声，应首先从声源上进行控制，使噪声作业劳动者接触噪声声级符合GBZ 2.2的要求。采用工程控制技术措施仍达不到GBZ 2.2要求的，应根据实际情况合理设计劳动作息时间，并采取适宜的个人防护措施。

6.3.1.2 产生噪声的车间与非噪声作业车间、高噪声车间与低噪声车间应分开布置。

6.3.1.3 工业企业设计中的设备选择，宜选用噪声较低的设备。

6.3.1.4 在满足工艺流程要求的前提下，宜将高噪声设备相对集中，并采取相应的隔声、吸声、消声、减振等控制措施。

6.3.1.5 为减少噪声的传播，宜设置隔声室。隔声室的天棚、墙体、门窗均应符合隔声、吸声的要求。

6.3.1.6 产生噪声的车间，应在控制噪声发生源的基础上，对厂房的建筑设计采取减轻噪声影响的措施，注意增加隔声、吸声措施。

6.3.1.7 非噪声工作地点的噪声声级的设计要求应符合表5的规定设计要求：

表5 非噪声工作地点噪声声级设计要求

地点名称	噪声声级/dB(A)	工效限值/dB(A)
噪声车间观察(值班)室	≤75	≤55
非噪声车间办公室、会议室	≤60	
主控室、精密加工室	≤70	

6.3.2 防振动

6.3.2.1 采用新技术、新工艺、新方法避免振动对健康的影响，应首先控制振动源，使手传振动接振强度符合GBZ 2.2的要求，全身振动强度不超过表6规定的卫生限值。采用工程控制技术措施仍达不到要求的，应根据实际情况合理设计劳动作息时间，并采取适宜的个人防护措施。

表6 全身振动强度卫生限值

工作日接触时间(t)/h	卫生限值/(m/s^2)
$4<t\leqslant8$	0.62
$2.5<t\leqslant4$	1.10
$1.0<t\leqslant2.5$	1.40
$0.5<t\leqslant1.0$	2.40
$t\leqslant0.5$	3.60

6.3.2.2 工业企业设计中振动设备的选择，宜选用振动较小的设备。

6.3.2.3 产生振动的车间，应在控制振动发生源的基础上，对厂房的建筑设计采取减轻振动影响的措施。对产生强烈振动的车间应采取相应的减振措施，对振幅、功率大的设备应设计减振基础。

6.3.2.4 受振动（1~80Hz）影响的辅助用室（如办公室、会议室、计算机房、电话室、精密仪器室等），其垂直或水平振动强度不应超过表7中规定的设计要求。

表7 辅助用室垂直或水平振动强度卫生限值

接触时间(t)/h	卫生限值/(m/s^2)	工效限值/(m/s^2)
$4<t\leqslant8$	0.31	0.098
$2.5<t\leqslant4$	0.53	0.17
$1.0<t\leqslant2.5$	0.71	0.23
$0.5<t\leqslant1.0$	1.12	0.37
$t\leqslant0.5$	1.8	0.57

6.4 防非电离辐射与电离辐射

6.4.1 产生工频电磁场的设备安装地址（位置）的选择应与居住区、学校、医院、幼儿园等保持一定的距离，使上述区域电场强度最高容许接触水平控制在 4kV/m 以下。

6.4.2 对有可能危及电力设施安全的建筑物、构筑物进行设计时，应遵循国家有关法律、法规要求。

6.4.3 在选择极低频电磁场发射源和电力设备时，应综合考虑安全性、可靠性以及经济社会效益；新建电力设施时，应在不影响健康、社会效益以及技术经济可行的前提下，采取合理、有效的措施以降低极低频电磁场辐射的接触水平。

6.4.4 对于在生产过程中有可能产生非电离辐射的设备，应制定非电离辐射防护规划，采取有效的屏蔽、接地、吸收等工程技术措施及自动化或半自动化远距离操作，如预期不能屏蔽的应设计反射性隔离或吸收性隔离措施，使劳动者非电离辐射作业的接触水平符合GBZ 2.2 的要求。

6.4.5 设计劳动定员时应考虑电磁辐射环境对装有心脏起搏器病人等特殊人群的健康影响。

6.4.6 电离辐射防护应按 GB 18871 及相关国家标准执行。

6.5 采光和照明

6.5.1 工作场所采光设计按 GB/T 50033 执行。

6.5.2 工作场所照明设计按 GB 50034 执行。

6.5.3 照明设计宜避免眩光，充分利用自然光，选择适合目视工作的背景，光源位置选择宜避免产生阴影。

6.5.3.1 照明设计宜采取相应措施减少来自窗户眩光，如工作台方向设计宜使劳动者侧对或背对窗户，采用百叶窗、窗帘、遮盖布或树木，或半透明窗户等。

6.5.3.2 应减少裸光照射或使用深颜色灯罩，以完全遮蔽眩光或确保眩光在视野之外，避免来自灯泡眩光的影响。

6.5.3.3 应采取避免间接眩光（反射眩光）的措施，如合理设置光源位置，降低光源亮度，调整工作场所背景颜色。

6.5.3.4 在流水线从事关键技术工作岗位间的隔板不应影响光线或照明。

6.5.3.5 应使设备和照明配套，避免孤立的亮光光区，提高能见度及适宜光线方向。

6.5.4 应根据工作场所的环境条件，选用适宜的符合现行节能标准的灯具。

6.5.4.1 在潮湿的工作场所，宜采用防水灯具或带防水灯头的开敞式灯具。

6.5.4.2 在有腐蚀性气体或蒸气的工作场所，宜采用防腐蚀密闭式灯具。若采用开敞式灯具，各部分应有防腐蚀或防水措施。

6.5.4.3 在高温工作场所，宜采用散热性能好、耐高温的灯具。

6.5.4.4 在粉尘工作场所，应按粉尘性质和生产特点选择防水、防高温、防尘、防爆炸的适宜灯具。

6.5.4.5 在装有锻锤、大型桥式吊车等振动、摆动较大的工作场所使用的灯具，应有防振和防脱落措施。

6.5.4.6 在需防止紫外线照射的工作场所，应采用隔紫灯具或无紫光源。

6.5.4.7 在含有可燃易爆气体及粉尘的工作场所，应采用防爆灯具和防爆开关。

6.6 工作场所微小气候

6.6.1 工作场所的新风应来自室外，新风口应设置在空气清洁区，新风量应满足下列要求：非空调工作场所人均占用容积<20m^3 的车间，应保证人均新风量≥30m^3/h；如所占

容积>20m³时,应保证人均新风量≥20m³/h。采用空气调节的车间,应保证人均新风量≥30m³/h。洁净室的人均新风量应≥40m³/h。

6.6.2 封闭式车间人均新风量宜设计为30~50m³/h。微小气候的设计宜符合表8的要求。

表8 封闭式车间微小气候设计要求

参数	冬季	夏季
温度/℃	20~24	25~28
风速/(m/s)	≤0.2	≤0.3
相对湿度/%	30~60	40~60

注:过渡季节微小气候计算参数取冬季、夏季插值。

7 辅助用室基本卫生要求

7.1 一般规定

7.1.1 应根据工业企业生产特点、实际需要和使用方便的原则设置辅助用室,包括车间卫生用室(浴室、更/存衣室、盥洗室以及在特殊作业、工种或岗位设置的洗衣室)、生活室(休息室、就餐场所、厕所)、妇女卫生室,并应符合相应的卫生标准要求。

7.1.2 辅助用室应避开有害物质、病原体、高温等职业性有害因素的影响。建筑物内部构造应易于清扫,卫生设备便于使用。

7.1.3 浴室、盥洗室、厕所的设计,一般按劳动者最多的班组人数进行设计。存衣室设计计算人数应按车间劳动者实际总数计算。

7.1.4 工业园区内企业共用辅助用室的,应统筹考虑园区内各企业的特点。

7.2 车间卫生用室

7.2.1 应根据车间的卫生特征设置浴室、更/存衣室、盥洗室,其卫生特征分级见表9。

表9 车间卫生特征分级

卫生特征	1级	2级	3级	4级
有毒物质	易经皮肤吸收引起中毒的剧毒物质(如有机磷农药、三硝基甲苯、四乙基铅等)	易经皮肤吸收或有恶臭的物质,或高毒物质(如丙烯腈、吡啶、苯酚等)	其他毒物	不接触有害物质或粉尘,不污染或轻度污染身体(如仪表、金属冷加工、机械加工等)
粉尘		严重污染全身或对皮肤有刺激的粉尘(如炭黑、玻璃棉等)	一般粉尘(棉尘)	
其他	处理传染性材料、动物原料(如皮毛等)	高温作业、井下作业	体力劳动强度Ⅲ级或Ⅳ级	

注:虽易经皮肤吸收,但易挥发的有毒物质(如苯等)可按3级确定。

7.2.2 浴室

7.2.2.1 车间卫生特征1级、2级的车间应设浴室;3级的车间宜在车间附近或厂区设置集中浴室;4级的车间可在厂区或居住区设置集中浴室。浴室可由更衣间、洗浴间和管理间组成。

7.2.2.2 浴室内一般按 4~6 个淋浴器设一具盥洗器。淋浴器的数量，可根据设计计算人数按表10计算。

表10 每个淋浴器设计使用人数（上限值）

车间卫生特征	1级	2级	3级	4级
人数	3	6	9	12

注：需每天洗浴的炎热地区，每个淋浴器使用人数可适当减少。

7.2.2.3 女浴室和卫生特征1级、2级的车间浴室不得设浴池。

7.2.2.4 体力劳动强度Ⅲ级或Ⅳ级者可设部分浴池，浴池面积一般可按1个淋浴器相当于 $2m^2$ 面积进行换算，但浴池面积不宜＜$5m^2$。

7.2.3 更/存衣室

7.2.3.1 车间卫生特征1级的更/存衣室应分便服室和工作服室。工作服室应有良好的通风。

7.2.3.2 车间卫生特征2级的更/存衣室，便服室、工作服室可按照同室分柜存放的原则设计，以避免工作服污染便服。

7.2.3.3 车间卫生特征3级的更/存衣室，便服室、工作服室可按照同柜分层存放的原则设计。更衣室与休息室可合并设置。

7.2.3.4 车间卫生特征4级的更/存衣柜可设在休息室内或车间内适当地点。

7.2.4 盥洗设施

7.2.4.1 车间内应设盥洗室或盥洗设备。接触油污的车间，应供给热水。盥洗水龙头的数量应根据设计计算人数按表11计算。

表11 盥洗水龙头设计数量

车间卫生特征级别	每个水龙头的使用人数/人
1、2	20~30
3、4	31~40

7.2.4.2 盥洗设施宜分区集中设置。厂房内的盥洗室应做好地面排水，厂房外的盥洗设施还宜设置雨篷并应防冻。

7.2.5 应根据职业接触特征，对易沾染病原体或易经皮肤吸收的剧毒或高毒物质的特殊工种和污染严重的工作场所设置洗消室、消毒室及专用洗衣房等。

7.2.6 低温高湿的重负荷作业如冷库和地下作业等，应设工作服干燥室。

7.3 生活用室

7.3.1 生活用室的配置应与产生有害物质或有特殊要求的车间隔开，应尽量布置在生产劳动者相对集中、自然采光和通风良好的地方。

7.3.2 应根据生产特点和实际需要设置休息室或休息区。休息室内应设置清洁饮水设施。女工较多的企业，应在车间附近清洁安静处设置孕妇休息室或休息区。

7.3.3 就餐场所的位置不宜距车间过远，但不能与存在职业性有害因素的工作场所相邻设置，并应根据就餐人数设置足够数量的洗手设施。就餐场所及所提供的食品应符合相关的卫生要求。

7.3.4 厕所不宜距工作地点过远，并应有排臭、防蝇措施。车间内的厕所，一般应为水冲式，同时应设洗手池、洗污池。寒冷地区宜设在室内。除有特殊需要，厕所的蹲位数应按使用人数设计。

7.3.4.1　男厕所：劳动定员男职工人数＜100人的工作场所可按25人设1个蹲位；≥100人的工作场所每增50人增设1个蹲位。小便器的数量与蹲位的数量相同。

7.3.4.2　女厕所：劳动定员女职工人数＜100人的工作场所可按15人设1～2个蹲位；≥100人的工作场所，每增30人，增设1个蹲位。

7.4　妇女卫生室

7.4.1　人数最多班组女工＞100人的工业企业，应设妇女卫生室。

7.4.2　妇女卫生室由等候间和处理间组成。等候间应设洗手设备及洗涤池。处理间内应设温水箱及冲洗器。冲洗器的数量应根据设计计算人数确定。人数最多班组女工人数为100～200人时，应设1具冲洗器，＞200人时，每增加200人增设1个。

7.4.3　人数最多班组女工人数为40～100人的工业企业，可设置简易的温水箱及冲洗器。

8　应急救援

8.1　生产或使用有毒物质的、有可能发生急性职业病危害的工业企业的劳动定员设计应包括应急救援组织机构（站）编制和人员定员。

8.1.1　应急救援机构（站）可设在厂区内的医务所或卫生所内，设在厂区外的应考虑应急救援机构（站）与工业企业的距离及最佳响应时间。

8.1.2　应急救援组织机构急救人员的人数宜根据工作场所的规模、职业性有害因素的特点、劳动者人数，按照0.1%～5%的比例配备，并对急救人员进行相关知识和技能的培训。有条件的企业，每个工作班宜至少安排1名急救人员。

8.2　生产或使用剧毒或高毒物质的高风险工业企业应设置紧急救援站或有毒气体防护站。

8.2.1　紧急救援站或有毒气体防护站使用面积可参考附录A表A.2。

8.2.2　有毒气体防护站的装备应根据职业病危害性质、企业规模和实际需要确定，并可参考附录A表A.3配置。

8.2.3　应根据车间（岗位）毒害情况配备防毒器具，设置防毒器具存放柜。防毒器具在专用存放柜内铅封存放，设置明显标识，并定期维护与检查，确保应急使用需要。

8.2.4　站内采暖、通风、空调、给水排水、电器、照明等配套设备应按相应国家标准、规范配置。

8.3　有可能发生化学性灼伤及经皮肤黏膜吸收引起急性中毒的工作地点或车间，应根据可能产生或存在的职业性有害因素及其危害特点，在工作地点就近设置现场应急处理设施。急救设施应包括：不断水的冲淋、洗眼设施；气体防护柜；个人防护用品；急救包或急救箱以及急救药品；转运病人的担架和装置；急救处理的设施以及应急救援通信设备等。

8.3.1　应急救援设施应有清晰的标识，并按照相关规定定期保养维护以确保其正常运行。

8.3.2　冲淋、洗眼设施应靠近可能发生相应事故的工作地点。

8.3.3　急救箱应当设置在便于劳动者取用的地点，配备内容可根据实际需要参照附录A表A.4确定，并由专人负责定期检查和更新。

8.4　工业园区内设置的应急救援机构（站）应统筹考虑园区内各企业的特点，满足各企业应急救援的需要。

8.5 对于生产或使用有毒物质的且有可能发生急性职业病危害的工业企业的卫生设计应制定应对突发职业中毒的应急救援预案。

附录 A （规范性附录）正确使用说明

A.1 工业企业建设项目卫生设计的目的是贯彻《中华人民共和国职业病防治法》，坚持"预防为主，防治结合"的卫生工作方针，落实职业病危害源头控制的"前期预防"制度，保证工业企业建设项目的设计符合卫生要求。

A.2 本标准规定的适用范围涵盖了职业病防治法规定的所有用人单位，既包括企业，也包括事业单位和个体经济组织。施工期持续数年或施工规模较大，存在多种职业病危害及危害较大的建设项目或因施工等特殊需要的临时性工业企业设计，或工业园区的总体布局等可参照本标准执行。

A.3 工业企业建设项目卫生设计应遵循职业病危害的预防控制对策。职业病危害的预防控制对策包括对职业病危害发生源、传播途径、接触者三个方面的控制。发生源的控制原则及优先措施是：替代、改变工艺、密闭、隔离、湿式作业、局部通风及维护管理；传播途径的控制对策及优先措施是：清理、全面通风、密闭、自动化远距离操作、监测及维护管理；接触者的控制原则及优先措施是：培训教育、劳动组织管理、个体医学监护、配备个人防护用品以及维护管理等。

A.4 工业企业卫生设计人员应通过各种方式学习、熟悉职业卫生相关法律、法规、标准，了解职业病防治知识，根据职业病危害评价结果进行工业企业的卫生设计。

A.5 对本标准条文执行严格程度的用词，采用以下写法：

A.5.1 表示很严格，非这样做不可的用词：正面词一般采用"应"，反面词一般采用"不应"或"不得"。

A.5.2 表示一般情况下均应这样做，但硬性规定这样做有困难的用词：采用"应尽量"或"尽可能"。

A.5.3 表示允许有选择，在一定条件下，可以这样做的，采用"可"。

A.5.4 表示允许稍有选择。在条件许可时，首先应这样做的用词：正面词一般采用"宜"或"一般"，反面词一般采用"不宜"。

A.5.5 条文中必须按指定的标准、规范或其他有关规定执行的写法为"按……执行"或"符合……要求"，非必须按所指定的标准、规范或其他规定执行的写法为"参照……"。

A.6 职业卫生管理组织机构和职业卫生管理人员设置或配备原则可参考表 A.1。

表 A.1 职业卫生管理组织机构和职业卫生管理人员设置或配备参考原则

职业病危害分类	劳动者人数	职业卫生管理组织机构及管理人员
严重	>1000 人	设置机构,配备专职人员>2 人
	300~1000 人	设置机构或配备专职人员≥2 人
	>300 人	设置机构或配备专职人员
一般危害	>300 人	配备专职人员
	<300 人	配备专职或兼职人员
轻微		可配备兼职人员

A.7 为区别于环境卫生选址要求,本标准的选址与总体布局卫生学要求突出了工业企业周边环境对劳动者健康的影响以及工业企业之间的相互影响,有关环境评价选址要求参见相关标准。

A.8 有关工作场所职业病危害因素强度(浓度)的卫生学要求分别在GBZ 2.1、GBZ 2.2和本标准中给出,GBZ 2.1、GBZ 2.2给出的工作场所职业病危害因素强度(浓度)限值称为工作场所职业接触限值,本标准暂时保留的部分物理因素强度暂称为卫生限值,并将在适当时机纳入GBZ 2.1或GBZ 2.2。

A.9 规定产生工频电磁场设备安装地址(位置)周边居住区、学校、医院、幼儿园等区域的电场强度<4kV/m是指该区域的最高容许接触水平,长期慢性的健康影响特别是致癌效应尚有待于进一步研究。

A.10 紧急救援站或有毒气体防护站使用面积可参见表A.2。

表 A.2 紧急救援站或有毒气体防护站使用面积

职工人数/人	最小使用面积/m²
<300	20
300~1000	30
1001~2000	60
2001~3500	100
3501~10000	120
>10000	200

A.11 有毒气体防护站的装备可参考表A.3配置。

表 A.3 有毒气体防护站装备参考配置表

装备名称	数量	备注
万能校验器	2~3台	
空气或氧气充装泵	1~2台	
天平	1~2台	
采样器、胶管	按需要配备	
快速检测分析仪器(包括测爆仪、测氧仪和毒气监测仪)	按需要配备	
器材维修工具(包括台钳、钳工工具)	1套	
电话	2部	
录音电话	1部	
生产调度电话	1部	
对讲机	2对	
事故警铃	1只	
气体防护作业(救护)车	1~2辆	设有声光报警器,备有空气呼吸器、苏生器、安全帽、安全带、全身防毒衣、防酸碱胶皮衣裤、绝缘棒、绝缘靴、手套、被褥、担架、防爆照明等抢救用的器具
空气呼吸器	根据技术防护人员及驾驶员人数确定	
过滤式防毒面具	每人1套	

A.12 急救箱配备内容可根据工业企业规模、职业病危害性质、接触人数等实际需要参照表 A.4 确定。

表 A.4 急救箱配置参考清单

药品名称	储存数量	用途	保质(使用)期限
医用酒精	1 瓶	消毒伤口	
新洁而灭酊	1 瓶	消毒伤口	
过氧化氢溶液	1 瓶	清洗伤口	
0.9%的生理盐水	1 瓶	清洗伤口	
2%碳酸氢钠	1 瓶	处置酸灼伤	
2%醋酸或 3%硼酸	1 瓶	处置碱灼伤	
解毒药品	按实际需要	职业中毒处置	有效期内
脱脂棉花、棉签	2 包、5 包	清洗伤口	
脱脂棉签	5 包	清洗伤口	
中号胶布	2 卷	粘贴绷带	
绷带	2 卷	包扎伤口	
剪刀	1 个	急救	
镊子	1 个	急救	
医用手套、口罩	按实际需要	防止施救者被感染	
烫伤软膏	2 支	消肿/烫伤	
保鲜纸	2 包	包裹烧伤、烫伤部位	
创可贴	8 个	止血护创	
伤湿止痛膏	2 个	瘀伤、扭伤	
冰袋	1 个	瘀伤、肌肉拉伤或关节扭伤	
止血带	2 个	止血	
三角巾	2 包	受伤的上肢、固定敷料或骨折处等	
高分子急救夹板	1 个	骨折处理	
眼药膏	2 支	处理眼睛	有效期内
洗眼液	2 支	处理眼睛	有效期内
防暑降温药品	5 盒	夏季防暑降温	有效期内
体温计	2 支	测体温	
急救、呼吸气囊	1 个	人工呼吸	
雾化吸入器	1 个	应急处置	
急救毯	1 个	急救	
手电筒	2 个	急救	
急救使用说明	1 个		

附录 B （规范性附录）工业企业卫生防护距离标准

B.1 为方便参阅工业企业卫生防护距离标准，本标准收集并汇总了国家相关标准要求。考虑到这些标准今后可能修订，本附录给出标准发布日期。

B.2 表 B.1 中注日期的引用文件，其随后所有的修改单（不包括勘误的内容）或修订版均不适用于本标准。

B.3 卫生防护距离按所在地区近五年平均风速规定。

B.4 以噪声污染为主的工业企业卫生防护距离按标准 GB 18083 执行。

表 B.1 工业企业卫生防护距离标准　　　　　　单位：m

企业类型	规模	风速/(m/s) <2	2~4	>4	标准
氯丁橡胶厂		2000	1600	1200	GB 11655—1989
盐酸造纸厂		1000	800	600	GB 11654—1989
黄磷厂		1000	800	600	GB 11656—1989
铜冶炼厂（密闭鼓风炉型）		1000	800	600	GB 11657—1989
聚氯乙烯树脂厂	<10000t/a	1000	800	600	GB 11658—1989
聚氯乙烯树脂厂	≥10000t/a	1200	1000	800	GB 11658—1989
铅蓄电池厂	<10000kV·A	600	400	300	GB 11659—1989
铅蓄电池厂	≥10000kV·A	800	500	400	GB 11659—1989
炼铁厂		1400	1200	1000	GB 11660—1989
焦化厂		1400	1000	800	GB 11661—1989
烧结厂		600	500	400	GB 11662—1989
硫酸厂		600	600	400	GB 11663—1989
钙镁磷肥厂		1000	800	600	GB 11664—1989
晋通过磷酸钙厂		800	600	600	GB 11665—1989
小型氮肥厂	合成氨（万吨率）<25000t/a	1200	800	600	GB 11666—1989
小型氮肥厂	合成氨（万吨率）≥25000t/a	1600	1000	800	GB 11666—1989
水泥厂	年产水泥 ≥50×10⁴t/a	600	500	400	GB 18068—2000
水泥厂	年产水泥 <50×10⁴t/a	500	400	300	GB 18068—2000
硫化碱厂		600	500	400	GB 18069—2000
油漆厂		700	600	500	GB 18070—2000
氯碱厂	生产规模 <10000t/a	800	600	400	GB 18071—2000
氯碱厂	生产规模 ≥10000t/a	1000	800	600	GB 18071—2000
塑料厂	生产规模 <1000t/a	100	100	100	GB 18072—2000
碳素厂	年产石墨电极 >10000t/a	1000	800	600	GB 18073—2000
碳素厂	年产石墨电极 ≤10000t/a	800	600	500	GB 18073—2000
内燃机厂		400	300	200	GB 18074—2000
汽车制造厂		500	400	300	GB 18075-2000
石灰厂		300	200	100	GB 18076—2000
石棉制品厂		300	300	200	GB 18077—2000

续表

企业类型		规模	风速/(m/s)			标准
			<2	2~4	>4	
制胶厂	生产规模	<1500t/a	600	300	200	GB 18079—2000
		≥1500t/a	700	500	400	
缫丝厂	缫丝规模	<5000 绪	200	150	100	GB 18080—2000
		≥5000 绪	250	200	150	
火葬场	年焚尸量	>4000 具	500	400	300	GB 18081—2000
		≤4000 具	700	600	500	
皮革厂	年制革	<20 万张	500	400	300	GB 18082—2000
		≥20 万张	600	500	400	
肉类联合加工厂	班屠宰量	<2000 头	700	500	400	GB 18078—2000
		≥2000 头	800	600	500	
炼油厂	原油含硫量/%	年加工原油≥250 万吨	≥0.5	1500	1300	1000	GB 8195—1987
			<0.5	1300	1000	800	
		年加工原油量<250 万吨	≥0.5	1300	1000	800	
			<0.5	1000	800	800	
煤制气厂	煤气储存量	<100t/d	2000			GB/T 17222—1998
		100~300t/d	3000			
		>300t/d	4000			

注：1. 随后所有的修改单（不包括勘误的内容）或修订版均适用于本标准。
2. 卫生防护距离按所在地近 5 年平均风速规定。
3. "t/a" 为 "吨/年"，"t/d" 为 "吨/天"。

附录5 工作场所有害因素职业接触限值（摘选）

（自 GBZ 2.1—2019）

序号	中文名	化学文摘号 CAS号	OELs/(mg/m³) MAC	OELs/(mg/m³) PC-TWA	OELs/(mg/m³) PC-STEL	临界不良健康效应
1	安妥	86-88-4	—	0.3	—	甲状腺效应；恶心
2	氨	7664-41-7	—	20	30	眼和上呼吸道刺激
3	2-氨基吡啶	504-29-0	—	2	—	中枢神经系统损伤；皮肤、黏膜刺激
4	氨基磺酸铵	7773-06-0	—	6	—	呼吸道、眼及皮肤刺激
5	氨基氰	420-04-2	—	2	—	眼和呼吸道刺激；皮肤刺激
6	奥克托今	2691-41-0	—	2	4	眼刺激
7	巴豆醛（丁烯）	4170-30-3	12	—	—	眼和呼吸道刺激；慢性鼻炎；神经功能障碍
8	百草枯	4685-14-7	—	0.5	—	呼吸系统损害；皮肤、黏膜刺激
9	百菌清	1897-45-6	1	—	—	皮肤刺激、致敏；眼和呼吸道刺激
10	钡及其可溶性化合物（按 Ba 计）	7440-39-3(Ba)	—	0.5	1.5	消化道刺激；低血钾
11	倍硫磷	55-38-9	—	0.2	0.3	胆碱酯酶抑制
12	苯	71-43-2	—	6	10	头晕、头痛意识障碍；全血细胞减少，白血病
13	苯胺	62-53-3	—	3	—	高铁血红蛋白症
14	苯基醚（二苯醚）	101-84-8	—	7	14	上呼吸道和眼刺激
15	苯醌	106-51-4	—	0.45	—	眼、皮肤刺激
16	苯硫磷	2104-64-5	—	0.5	—	胆碱酯酶抑制
17	苯乙烯	100-42-5	—	50	100	眼、上呼吸道刺激；神经衰弱；周围神经症状
18	吡啶	110-86-1	—	4	—	眼、呼吸道、皮肤刺激；神经衰弱及自主神经紊乱；肝、肾损害
19	苄基氯	100-44-7	5	—	—	呼吸道炎症；皮肤、上呼吸道和眼刺激；肝肾损害
20	丙酸	79-09-4	—	30	—	眼、皮肤和呼吸道刺激
21	丙酮	67-64-1	—	300	450	呼吸道和眼刺激；麻醉；中枢神经系统损害
22	丙酮氰醇（按 CN 计）	75-86-5	3	—	—	呼吸道刺激；头痛；缺氧/发绀
23	丙烯醇	107-18-6	—	2	3	眼和上呼吸道刺激
24	丙烯腈	107-13-1	—	1	2	中枢神经系统损害；下呼吸道刺激
25	丙烯菊酯	584-79-2	—	5	—	皮肤刺激；神经系统损害

续表

序号	中文名	化学文摘号 CAS 号	OELs/(mg/m³) MAC	OELs/(mg/m³) PC-TWA	OELs/(mg/m³) PC-STEL	临界不良健康效应
26	丙烯醛	107-02-8	0.3	—	—	眼和上呼吸道刺激；肺水肿；肺气肿
27	丙烯酸	79-10-7	—	6	—	皮肤、眼及呼吸道刺激
28	丙烯酸甲酯	96-33-3	—	20	—	眼、皮肤和呼吸道刺激；皮肤损害及过敏
29	丙烯酸正丁酯	141-32-2	—	25	—	皮肤、眼和呼吸道刺激；麻醉
30	丙烯酰胺	79-06-1	—	0.3	—	中枢神经系统损害；周围神经系统损害
31	草甘膦	1071-83-6	—	5	—	肝、肾功能损伤
32	草酸	144-62-7	—	1	2	呼吸道、眼和皮肤刺激
33	抽余油(60～220℃)	—	—	300	—	麻醉；眼、皮肤和呼吸道黏膜刺激；神经系统功能障碍；肝、肾、血液系统改变
34	重氮甲烷	334-88-3	—	0.35	0.7	呼吸道刺激；中枢神经系统抑制
35	臭氧	10028-15-6	0.3	—	—	刺激
36	O,O-二甲基-S-(甲基氨基甲酰)二硫代磷酸酯(乐果)	60-51-5	—	1	—	胆碱酯酶抑制
37	O,O-二甲基-(2,2,2-三氯-1-羟基乙基)磷酸酯(敌百虫)	52-68-6	—	0.5	1	胆碱酯酶抑制
38	N-3,4-二氯苯基-N′,N′-二甲基脲(敌草隆)	330-54-1	—	10	—	呼吸道、眼皮肤刺激；贫血
39	2,4-二氯苯氧基乙酸(2,4-滴)	94-75-7	—	10	—	甲状腺效应、肾小管损伤
40	二氯二苯基三氯乙烷(滴滴涕,DDT)	50-29-3	—	0.2	—	神经系统损害；肝肾损害；呼吸道、皮肤及眼刺激
41	碲及其化合物(不含碲化氢)(按 Te 计)	13494-80-9(Te)	—	0.1	—	中枢神经系统损伤、肝损伤
42	碲化铋(按 Bi_2Te_3 计)	1304-82-1	—	5	—	呼吸道、眼、皮肤刺激；肝肾影响；贫血
43	碘	7553-56-2	1	—	—	眼、上呼吸道和皮肤刺激
44	碘仿	75-47-8	—	10	—	中枢神经系统损害；眼、呼吸道刺激
45	碘甲烷	74-88-4	—	10	—	眼刺激；中枢神经系统损害
46	叠氮酸蒸气	7782-79-8	0.2	—	—	鼻、眼刺激；低血压
47	叠氮化钠	26628-22-8	0.3	—	—	心脏损害；肺损害
48	1,3-丁二烯	106-99-0	—	5	—	眼和呼吸道刺激；麻醉；神经衰弱；皮肤灼伤或冻伤
49	2-丁氧基乙醇	111-76-2	—	97	—	刺激

续表

序号	中文名	化学文摘号 CAS号	OELs/(mg/m³) MAC	PC-TWA	PC-STEL	临界不良健康效应
50	丁烯	25167-67-3	—	100	—	窒息、弱麻醉和弱刺激作用。液态丁烯皮肤冻伤
51	毒死蜱	2921-88-2	—	0.2	—	胆碱酯酶抑制
52	对苯二胺	106-50-3	—	0.1	—	皮肤致敏、呼吸系统损伤
53	对苯二甲酸	100-21-0	—	8	15	眼、皮肤、黏膜和上呼吸道刺激
54	对二氯苯	106-46-7	—	30	60	眼、皮肤、上呼吸道刺激;肝损害
55	对硫磷	56-38-2	—	0.05	0.1	胆碱酯酶抑制
56	对特丁基甲苯	98-51-1	—	6	—	眼、上呼吸道刺激
57	对硝基苯胺	100-01-6	—	3	—	高铁血红蛋白症;肝损害
58	对硝基氯苯	100-00-5	—	0.6	—	皮肤致敏、皮炎;过敏性哮喘;肝损害
59	多次甲基多苯基多异氰酸酯	57029-46-6	—	0.3	0.5	皮肤、眼、呼吸道刺激;变态反应、哮喘
60	二苯胺	122-39-4	—	10	—	上呼吸道、皮肤刺激;高铁血红蛋白血症;肝肾损害
61	二苯基甲烷二异氰酸酯	101-68-8	—	0.05	0.1	眼、上呼吸道刺激;哮喘
62	二丙二醇甲醚(2-甲氧基甲乙氧基丙醇)	34590-94-8	—	600	900	轻度麻醉;中枢神经系统抑制
63	二丙酮醇	123-42-2	—	240	—	眼、鼻、喉黏膜刺激;皮肤刺激
64	2-N-二丁氨基乙醇	102-81-8	—	4	—	眼和上呼吸道刺激;眼或皮肤灼伤
65	二恶烷	123-91-1	—	70	—	上呼吸道和眼刺激;肝损害
66	二噁英类化合物	1746-01-6	—	30 pgTEQ/m³	—	致癌
67	二氟氯甲烷	75-45-6	—	3500	—	中枢神经系统损害;心血管系统影响
68	二甲胺	124-40-3	—	5	10	眼、上呼吸道刺激;皮肤灼伤
69	二甲苯(全部异构体)	1330-20-7;95-47-6;108-38-3	—	50	100	呼吸道和眼刺激;中枢神经系统损害
70	N,N-二甲基苯胺	121-69-7	—	5	10	高铁血红蛋白血症
71	1,3-二甲基丁基乙酸酯(仲-乙酸己酯)	108-84-9	—	300	—	眼、上呼吸道刺激;中枢神经系统抑制
72	二甲基二氯硅烷	75-78-5	2	—	—	呼吸道、眼及皮肤、黏膜强刺激
73	N,N-二甲基甲酰胺	68-12-2	—	20	—	眼和上呼吸道刺激;肝损害
74	3,3-二甲基联苯胺	119-93-7	0.02	—	—	眼和呼吸道刺激
75	二甲基亚砜	67-68-5	—	160	—	皮肤、黏膜刺激
76	N,N-二甲基乙酰胺	127-19-5	—	20	—	致幻;呼吸道、皮肤刺激;神经衰弱
77	二甲氧基甲烷	109-87-5	—	3100	—	眼、黏膜刺激

续表

序号	中文名	化学文摘号 CAS 号	OELs/(mg/m³) MAC	PC-TWA	PC-STEL	临界不良健康效应
78	二聚环戊二烯	77-73-6	—	25	—	呼吸道和眼刺激;神经系统症状
79	二硫化碳	75-15-0	—	5	10	眼及鼻黏膜刺激;周围神经系统损害
80	1,1-二氯-1-硝基乙烷	594-72-9	—	12	—	上呼吸道刺激
81	1,3-二氯丙醇	96-23-1	—	5	—	眼、黏膜、皮肤强刺激;呼吸道损害、中枢神经系统抑制;麻醉;溶血
82	1,2-二氯丙烷	78-87-5	—	350	500	眼、皮肤、黏膜和呼吸道刺激;中枢神经系统抑制;肝肾损害
83	1,3-二氯丙烯	542-75-6	—	4	—	上呼吸道、眼、皮肤刺激;肝肾损害
84	二氯二氟甲烷	75-71-8	—	5000	—	眼及上呼吸道刺激;心脏毒性;液体接触皮肤灼伤
85	二氯甲烷	75-09-2	—	200	—	碳氧血红蛋白血症;周围神经系统损害
86	二氯乙炔	7572-29-4	0.4	—	—	眼和上呼吸道刺激;意识障碍及肝肾损害
87	1,2-二氯乙烷	107-06-2	—	7	15	中枢神经系统抑制;眼、呼吸道刺激;肺水肿;胃肠道刺激;肝肾损害
88	1,2-二氯乙烯(全部异构体)	156-59-2;156-60-5;540-59-0	—	800	—	中枢神经系统损害;眼及上呼吸道刺激
89	二硼烷	19287-45-7	—	0.1	—	上呼吸道和眼刺激;头痛
90	二缩水甘油醚	2238-07-5	—	0.5	—	眼和呼吸道刺激;麻醉作用
91	二硝基苯(全部异构体)	25154-54-5;528-29-0;99-65-0;100-25-4	—	1	—	高铁血红蛋白血症;眼损害
92	二硝基甲苯	25321-14-6	—	0.2	—	高铁血红蛋白血症;生殖毒性
93	4,6-二硝基邻甲酚	534-52-1	—	0.2	—	基础代谢亢进;高热
94	2,4-二硝基氯苯	97-00-7	—	0.6	—	皮肤致敏;皮炎;支气管哮喘;肝损害
95	氮氧化物(一氧化氮和二氧化氮)	10102-43-9;10102-44-0	—	5	10	呼吸道刺激
96	二氧化硫	7446-09-5	—	5	10	呼吸道刺激
97	二氧化氯	10049-04-4	—	0.3	0.8	呼吸道刺激;慢性支气管炎
98	二氧化碳	124-38-9	—	9000	18000	呼吸中枢、中枢神经系统作用;窒息
99	二氧化锡(按 Sn 计)	18282-10-5	—	2	—	金属烟热;肺锡尘沉着症;皮炎
100	2-二乙氨基乙醇	100-37-8	—	50	—	眼、皮肤、呼吸道刺激

续表

序号	中文名	化学文摘号 CAS 号	OELs/(mg/m³) MAC	OELs/(mg/m³) PC-TWA	OELs/(mg/m³) PC-STEL	临界不良健康效应
101	二乙烯三胺	111-40-0	—	4	—	眼、皮肤、呼吸道刺激;哮喘;眼灼伤
102	二乙基甲酮	96-22-0	—	700	900	眼、呼吸道刺激;麻醉作用
103	二乙烯基苯	1321-74-0	—	50	—	眼、呼吸道黏膜刺激;麻醉作用
104	二异丁基甲酮	108-83-8	—	145	—	刺激、麻醉作用
105	甲苯-2,4-二异氰酸酯（TDI）	584-84-9	—	0.1	0.2	黏膜刺激和致敏作用;哮喘、皮炎
106	二月桂酸二丁基锡	77-58-7	—	0.1	0.2	肝胆损害;皮肤黏膜刺激;接触性炎
107	钒及其化合物(按 V 计) 五氧化二钒烟尘 钒铁合金尘	7440-62-6(V) 1314-62-1 12604-58-9	— — —	— 0.05 1	— — —	呼吸系统损害 肝、肾损害;血液学毒性
108	酚	108-95-2	—	10	—	皮肤和黏膜强刺激;肝肾损害;溶血
109	呋喃	110-00-9	—	0.5	—	麻醉、中枢神经系统抑制;黏膜刺激、皮炎、肝、肾损害
110	氟化氢(按 F 计)	7664-39-3	2	—	—	呼吸道、皮肤和眼刺激;肺水肿;皮肤灼伤;牙齿酸蚀症
111	氟及其化合物(不含氟化氢)(按 F 计)	—	—	2	—	眼和上呼吸道刺激;骨损害;氟中毒
112	锆及其化合物(按 Zr 计)	7440-67-7(Zr)	—	5	10	局部刺激;皮疹;肺肉芽肿
113	镉及其化合物(按 Cd 计)	7440-43-9(Cd)	—	0.01	0.02	肾损害
114	汞-金属汞(蒸气)	7439-97-6	—	0.02	0.04	肾损害
115	汞-有机汞化合物(按 Hg 计)	—	—	0.01	0.03	中枢神经系统损害;肾损害
116	钴及其化合物(按 Co 计)	7440-48-4(Co)	—	0.05	0.1	上呼吸道刺激;皮肤黏膜损害;哮喘
117	过氧化苯甲酰	94-36-0	—	5	—	上呼吸道刺激;皮肤刺激和致敏
118	过氧化甲乙酮	1338-23-4	1.5	—	—	上呼吸道、眼和皮肤损害
119	过氧化氢	7722-84-1	—	1.5	—	上呼吸道和皮肤刺激;眼损伤
120	环己胺	108-91-8	—	10	20	上呼吸道和眼刺激;中枢神经系统兴奋
121	环己醇	108-93-0	—	100	—	眼及上呼吸道刺激;中枢神经系统损害
122	环己酮	108-94-1	—	50	—	眼和上呼吸道刺激;中枢神经系统抑制;麻醉作用
123	环己烷	110-82-7	—	250	—	眼、上呼吸道刺激;中枢神经系统损害;麻醉作用
124	环三次甲基三硝胺(黑索金)	121-82-4	—	1.5	—	肝损害

续表

序号	中文名	化学文摘号 CAS号	OELs/(mg/m³) MAC	OELs/(mg/m³) PC-TWA	OELs/(mg/m³) PC-STEL	临界不良健康效应
125	环氧丙烷	75-56-9	—	5	—	眼和上呼吸道刺激
126	环氧氯丙烷	106-89-8	—	1	2	上呼吸道刺激;周围神经损害
127	环氧乙烷	75-21-8	—	2	—	皮肤、呼吸道、黏膜刺激;中枢神经系统损害
128	黄磷	7723-14-0	—	0.05	0.1	眼及呼吸道刺激;吸入性损伤;肝损害
129	邻-茴香胺 对-茴香胺	90-04-0; 104-94-9	—	0.5	—	高铁血红蛋白血症;神经衰弱和自主神经紊乱
130	己二醇	107-41-5	100	—	—	眼和上呼吸道刺激;麻醉
131	1,6-己二异氰酸酯	822-06-0	—	0.03	—	眼及上呼吸道刺激;呼吸系统致敏
132	己内酰胺	105-60-2	—	5	—	眼、皮肤、上呼吸道刺激
133	2-己酮(甲基正丁基甲酮)	591-78-6	—	20	40	眼、鼻刺激;麻醉;周围神经病
134	一甲胺	74-89-5	—	5	10	眼、皮肤和上呼吸道刺激
135	甲拌磷	298-02-2	0.01	—	—	胆碱酯酶抑制
136	甲苯	108-88-3	—	50	100	麻醉作用;皮肤黏膜刺激
137	N-甲苯胺 o-甲苯胺	100-61-8; 95-53-4	—	2	—	高铁血红蛋白血症;中枢神经系统及肝、肾损害;神经衰弱
138	甲醇	67-56-1	—	25	50	麻醉作用和眼、上呼吸道刺激;眼损害
139	甲酚(全部异构体)	1319-77-3; 95-48-7; 108-39-4; 106-44-5	—	10	—	眼、皮肤和上呼吸道刺激
140	甲基丙烯腈	126-98-7	—	3	—	中枢神经系统损害;眼和皮肤刺激
141	甲基丙烯酸	79-41-4	—	70	—	皮肤和眼刺激
142	甲基丙烯酸甲酯	80-62-6	—	100	—	眼、上呼吸道、皮肤刺激;肺功能改变
143	甲基丙烯酸缩水甘油酯	106-91-2	5	—	—	上呼吸道、眼和皮肤刺激
144	甲基肼	60-34-4	0.08	—	—	上呼吸道刺激;眼刺激;肝损害
145	甲基内吸磷	8022-00-2	—	0.2	—	胆碱酯酶抑制
146	18-甲基炔诺酮(炔诺孕酮)	6533-00-2	—	0.5	2	类早孕反应及不规则出血;影响泌乳
147	甲基叔丁基醚	1634-04-4	—	180	270	黏膜刺激;肝、肾损害
148	甲硫醇	74-93-1	—	1	—	肝损害
149	甲醛	50-00-0	0.5	—	—	上呼吸道和眼刺激
150	甲酸	64-18-6	—	10	20	上呼吸道、眼和皮肤刺激

续表

序号	中文名	化学文摘号 CAS 号	OELs/(mg/m³) MAC	OELs/(mg/m³) PC-TWA	OELs/(mg/m³) PC-STEL	临界不良健康效应
151	甲乙酮(2-丁酮)	78-93-3	—	300	600	眼、呼吸道刺激
152	2-甲氧基乙醇	109-86-4	—	15	—	血液学效应;生殖效应
153	2-甲氧基乙基乙酸酯	110-49-6	—	20	—	眼、黏膜和呼吸道刺激;血液学效应、生殖效应
154	甲氧氯	72-43-5	—	10	—	肝损害;中枢神经系统损害
155	间苯二酚	108-46-3	—	20	—	眼和皮肤刺激
156	焦炉逸散物(按苯溶物计)	—	—	0.1	—	肺癌
157	肼	302-01-2	—	0.06	0.13	上呼吸道癌
158	久效磷	6923-22-4	—	0.1	—	胆碱酯酶抑制
159	糠醇	98-00-0	—	40	60	上呼吸道和眼刺激
160	糠醛	98-01-1	—	5	—	上呼吸道和眼刺激
161	可的松	53-06-5	—	1	—	抑制炎症反应和免疫反应
162	苦味酸(2,4,6-三硝基苯酚)	88-89-1	—	0.1	—	皮肤致敏、炎;眼刺激
163	癸硼烷	17702-41-9	—	0.25	0.75	肺损伤;心力减退;中枢神经系统毒;肝肾损害;皮肤黏膜刺激
164	联苯	92-52-4	—	1.5	—	肺功能改变
165	邻苯二甲酸二丁酯	84-74-2	—	2.5	—	睾丸损害;眼和上呼吸道刺激
166	邻苯二甲酸酐	85-44-9	1	—	—	上呼吸道、眼和皮肤刺激
167	邻二氯苯	95-50-1	—	50	100	上呼吸道和眼刺激;肝损害
168	邻氯苯乙烯	2039-87-4	—	250	400	中枢神经系统损害;周围神经病
169	邻氯苄叉丙二腈	2698-41-1	0.4	—	—	上呼吸道刺激;皮肤致敏
170	邻仲丁基苯酚	89-72-5	—	30	—	上呼吸道、眼和皮肤刺激
171	磷胺	13171-21-6	—	0.02	—	剧毒;皮肤、眼刺激
172	磷化氢	7803-51-2	0.3	—	—	上呼吸道刺激;头痛;胃肠道刺激;中枢神经系统损害
173	磷酸	7664-38-2	—	1	3	上呼吸道、眼和皮肤刺激
174	磷酸二丁基苯酯	2528-36-1	—	3.5	—	胆碱酯酶抑制;上呼吸道刺激
175	硫化氢	7783-06-4	10	—	—	神经毒性;强烈黏膜刺激
176	硫酸钡(按 Ba 计)	7727-43-7	—	10	—	机械刺激炎症反应;肺沉着症
177	硫酸二甲酯	77-78-1	—	0.5	—	眼和皮肤刺激
178	硫酸及三氧化硫	7664-93-9 7446-11-9	—	1	2	肺功能改变
179	硫酰氟	2699-79-8	—	20	40	中枢神经系统损害;眼、皮肤、黏膜刺激
180	六氟丙酮	684-16-2	—	0.5	—	睾丸损害;肾损害

续表

序号	中文名	化学文摘号 CAS 号	OELs/(mg/m³) MAC	OELs/(mg/m³) PC-TWA	OELs/(mg/m³) PC-STEL	临界不良健康效应
181	六氟丙烯	116-15-4	—	4	—	肝肾及肺损害
182	六氟化硫	2551-62-4	—	6000	—	窒息
183	六六六(六氯环己烷)	608-73-1	—	0.3	0.5	胆碱酯酶抑制；慢性中毒全身症状；黏膜、皮肤刺激
184	γ-六六六(γ-六氯环己烷)	58-89-9	—	0.05	0.1	胃肠不适、接触性皮炎、神经衰弱、末梢神经病及肝肾损害
185	六氯丁二烯	87-68-3	—	0.2	—	肾损害
186	六氯环戊二烯	77-47-4	—	0.1	—	上呼吸道刺激
187	六氯萘	1335-87-1	—	0.2	—	肝损害；氯痤疮
188	六氯乙烷	67-72-1	—	10	—	肝、肾损害
189	氯	7782-50-5	1	—	—	上呼吸道和眼刺激
190	氯苯	108-90-7	—	50	—	肝损害
191	氯丙酮	78-95-5	4	—	—	眼和上呼吸道刺激
192	氯丙烯	107-05-1	—	2	4	眼和上呼吸道刺激；肝、肾损害
193	β-氯丁二烯	126-99-8	—	4	—	上呼吸道和眼刺激
194	氯化铵烟	12125-02-9	—	10	20	眼和上呼吸道刺激
195	氯化汞(升汞)	7487-94-7	—	0.025	—	中枢神经系统和周围神经系统损害；肾损害
196	氯化苦	76-06-2	1	—	—	眼刺激；肺水肿
197	氯化氢及盐酸	7647-01-0	7.5	—	—	上呼吸道刺激
198	氯化氰	506-77-4	0.75	—	—	肺水肿；眼、皮肤和呼吸道刺激
199	氯化锌烟	7646-85-7	—	1	2	呼吸道刺激
200	氯甲醚	107-30-2	0.005	—	—	肺癌
201	氯甲烷	74-87-3	—	60	120	中枢神经系统损害；肝、肾损害；睾丸损害；致畸
202	氯联苯(54%氯)	11097-69-1	—	0.5	—	上呼吸道刺激；肝损害；氯痤疮
203	氯萘	90-13-1	—	0.5	—	氯痤疮；中毒性肝炎
204	氯乙醇	107-07-3	2	—	—	眼、上呼吸道刺激；中枢神经系统影响；皮肤红斑；脑、肺水肿；慢性影响全身症状、血压降低和消瘦等
205	氯乙醛	107-20-0	3	—	—	上呼吸道和眼刺激
206	氯乙酸	79-11-8	2	—	—	上呼吸道刺激；心、肺、肝、肾及中枢神经损害；眼刺激或角膜灼伤，皮肤灼伤
207	氯乙烯	75-01-4	—	10	—	肝血管肉瘤；麻醉；昏迷、抽搐；皮肤损害；神经衰弱、肝损伤、消化功能障碍、肢端溶骨症
208	α-氯乙酰苯	532-27-4	—	0.3	—	眼、呼吸道和皮肤刺激

续表

序号	中文名	化学文摘号 CAS号	OELs/(mg/m³) MAC	OELs/(mg/m³) PC-TWA	OELs/(mg/m³) PC-STEL	临界不良健康效应
209	氯乙酰氯	79-04-9	—	0.2	0.6	上呼吸道刺激
210	马拉硫磷	121-75-5	—	2	—	胆碱酯酶抑制;上呼吸道刺激
211	马来酸酐	108-31-6	—	1	2	眼、上呼吸道和皮肤刺激
212	吗啉	110-91-8	—	60	—	眼损害;上呼吸道刺激;支气管炎、肺水肿;皮肤灼伤
213	煤焦油沥青挥发物(按苯溶物计)	65996-93-2	—	0.2	—	肺癌
214	锰及其无机化合物(按MnO_2计)	7439-96-5(Mn)	—	0.15	—	中枢神经系统损害
215	钼及其化合物(按Mo计) 钼,不溶性化合物 钼,可溶性化合物	7439-98-(Mo) —	— —	6 4	— —	— 下呼吸道刺激
216	内吸磷	8065-48-3	—	0.05	—	胆碱酯酶抑制
217	萘	91-20-3	—	50	75	溶血性贫血、肝、肾损害;上呼吸道和眼刺激
218	2-萘酚	135-19-3	—	0.25	0.5	皮肤强刺激;血液循环和肾损害;眼角膜损伤;接触性皮炎
219	萘烷	91-17-8	—	60	—	皮肤黏膜刺激、麻醉作用、眼刺激、周围神经病、胃肠道影响
220	尿素	57-13-6	—	5	10	眼、皮肤和黏膜刺激
221	镍及其无机化合物(按Ni计) 金属镍与难溶性镍化合物 可溶性镍化合物	7440-02-0(Ni) —	— —	1 0.5	— —	皮炎;尘肺病;肺损害;鼻癌;肺癌
222	铍及其化合物(按Be计)	7440-41-7(Be)	—	0.0005	0.001	铍过敏、铍病、肺癌
223	偏二甲基肼	57-14-7	—	0.5	—	上呼吸道刺激;鼻癌
224	铅及其无机化合物(按Pb计) 铅尘 铅烟	7439-92-1(Pb) — —	— — —	— 0.05 0.03	— — —	中枢神经系统损害;周围神经损害;血液学效应
225	氢化锂	7580-67-8	—	0.025	0.05	皮肤、眼和上呼吸道刺激
226	氢醌	123-31-9	—	1	2	眼损害、皮肤、黏膜腐蚀;中枢神经系统抑制;肝功能损害
227	氢氧化钾	1310-58-3	2	—	—	上呼吸道、眼和皮肤刺激
228	氢氧化钠	1310-73-2	2	—	—	上呼吸道、眼和皮肤刺激
229	氢氧化铯	21351-79-1	—	2	—	上呼吸道、皮肤和眼刺激
230	氰氨化钙	156-62-7	—	1	3	眼和上呼吸道刺激
231	氰化氢(按CN计)	74-90-8	1	—	—	上呼吸道刺激;头痛;恶心;甲状腺效应

续表

序号	中文名	化学文摘号 CAS号	OELs/(mg/m³) MAC	OELs/(mg/m³) PC-TWA	OELs/(mg/m³) PC-STEL	临界不良健康效应
232	氰化物(按CN计)	57-12-5	1	—	—	上呼吸道刺激;头痛;恶心;甲状腺效应
233	氰戊菊酯	51630-58-1	—	0.05	—	皮肤、上呼吸道刺激;中枢神经和周围神经系统症状;眼、皮肤刺激
234	全氟异丁烯	382-21-8	0.08	—	—	上呼吸道刺激;血液学效应
235	壬烷	111-84-2	—	500	—	中枢神经系统损害
236	溶剂汽油	—	—	300	—	上呼吸道和眼刺激;中枢神经系统损害
237	乳酸正丁酯	138-22-7	—	25	—	头痛;上呼吸道刺激
238	三氟化氯	7790-91-2	0.4	—	—	眼和上呼吸道刺激;肺损害
239	三氟化硼	7637-07-2	3	—	—	下呼吸道刺激;肺炎
240	三氟甲基次氟化物	373-91-1	0.2	—	—	—
241	三甲苯磷酸酯(全部异构体)	1330-78-5	—	0.3	—	中毒性神经病
242	三甲基氯化锡	1066-45-1	0.025	—	—	低血钾;中枢神经系统损伤
243	1,2,3-三氯丙烷	96-18-4	—	60	—	肝、肾损害;眼和上呼吸道刺激
244	三氯化磷	7719-12-2	—	1	2	上呼吸道、眼和皮肤刺激
245	三氯甲烷氯(氯仿)	67-66-3	—	20	—	肝损害;胚胎/胎儿损害;中枢神经系统损害
246	三氯硫磷	3982-91-0	0.5	—	—	眼、皮肤、黏膜和呼吸道强烈刺激
247	三氯氢硅	10025-28-2	3	—	—	眼和上呼吸道刺激
248	三氯氧磷	10025-87-3	—	0.3	0.6	上呼吸道刺激
249	三氯乙醛	75-87-6	3	—	—	皮肤、黏膜强烈刺激;接触性炎
250	1,1,1-三氯乙烷	71-55-6	—	900	—	中枢神经系统损害;心律不齐;皮肤轻度刺激
251	三氯乙烯	79-01-6	—	30	—	中枢神经系统损伤
252	三硝基甲苯	118-96-7	—	0.2	0.5	高铁血红蛋白血症;肝损害;白内障
253	三溴甲烷	75-25-2	—	5	—	上呼吸道和眼部刺激;肝肾毒性
254	三氧化铬、铬酸盐、重铬酸盐(按Cr计)	1333-82-0; 18540-29-9(六价铬); 7440-47-3(金属铬)(Cr)	—	0.05	—	皮肤过敏和溃疡;鼻腔炎症、坏死;肺癌
255	三乙基氯化锡	994-31-0	—	0.05	0.1	头痛、全身症状、窦性心动过缓;皮肤、黏膜刺激;神经衰弱
256	杀螟松	122-14-5	—	1	2	胆碱酯酶抑制
257	杀鼠灵(3-(1-丙酮基苯基)-4-羟基香豆素;华法林)	81-81-2	—	0.1	—	抗凝血作用

续表

序号	中文名	化学文摘号 CAS 号	OELs/(mg/m³) MAC	PC-TWA	PC-STEL	临界不良健康效应
258	砷化氢（胂）	7784-42-1	0.03	—	—	强溶血作用；多发性神经炎
259	砷及其无机化合物（按As计）	7440-38-2(As)	—	0.01	0.02	肺癌、皮肤癌
260	石蜡烟	8002-74-2	—	2	4	上呼吸道刺激；恶心
261	十溴联苯醚	1163-19-5	—	5	—	内分泌干扰；神经、生殖、肝毒性
262	石油沥青（按苯溶物计）烟	8052-42-4	—	5	—	上呼吸道刺激和眼刺激
263	双(巯基乙酸)二辛基锡	26401-97-8	—	0.1	0.2	皮肤致敏；中枢神经系统损害
264	双酚A	80-05-7	—	5	—	生殖影响；内分泌损害
265	双硫醒	97-77-8	—	2	—	血管舒张；恶心
266	双氯甲醚	542-88-1	0.005	—	—	肺癌
267	四氯化碳	56-23-5	—	15	25	肝损害
268	四氯乙烯	127-18-4	—	200	—	中枢神经系统损害
269	四氢呋喃	109-99-9	—	300	—	上呼吸道刺激；中枢神经系统损害；肾损害
270	四氢化硅	7803-62-5	—	6.6	—	眼、皮肤、呼吸道刺激
271	四氢化锗	7782-65-2	—	0.6	—	溶血；肾损害
272	四溴化碳	558-13-4	—	1.5	4	肝损害；眼、上呼吸道和皮肤刺激
273	四乙基铅（按Pb计）	78-00-2	—	0.02	—	中枢神经系统损害
274	松节油	8006-64-2	—	300	—	上呼吸道、皮肤刺激；中枢神经系统损害；肺损害
275	铊及其可溶性化合物（按Tl计）	7440-28-0(Tl)	—	0.05	0.1	胃肠损害；周围神经病
276	钽及其氧化物（按Ta计）	7440-25-7(Ta)	—	5	—	上呼吸道刺激
277	碳酸钠	497-19-8	—	3	6	上呼吸道、眼、皮肤刺激
278	碳酰氯（光气）	75-44-5	0.5	—	—	眼和上呼吸道刺激；肺损害
279	羰基氟	353-50-4	—	5	10	下呼吸道刺激；骨损害
280	羰基镍（按Ni计）	13463-39-3	0.002	—	—	化学性肺炎
281	锑及其化合物（按Sb计）	7440-36-0(Sb)	—	0.5	—	皮肤和上呼吸道刺激
282	铜（按Cu计）	7440-50-8	—	—	—	呼吸道、皮肤刺激；胃肠道反应；金属烟热
	铜尘	—	—	1	—	
	铜烟	—	—	0.2	—	
283	钨及其不溶性化合物（按W计）	7440-33-7(W)	—	5	10	下呼吸道刺激
284	五氟一氯乙烷	76-15-3	—	5000	—	心律不齐；昏迷甚至死亡；冻伤
285	五硫化二磷	1314-80-3	—	1	3	上呼吸道刺激

续表

序号	中文名	化学文摘号 CAS 号	OELs/(mg/m³) MAC	OELs/(mg/m³) PC-TWA	OELs/(mg/m³) PC-STEL	临界不良健康效应
286	五氯酚及其钠盐	87-86-5	—	0.3	—	上呼吸道刺激；中枢神经系统损害；心脏损害；眼刺激
287	五羰基铁（按 Fe 计）	13463-40-6	—	0.25	0.5	肺水肿；中枢神经系统损害
288	五氧化二磷	1314-56-3	1	—	—	皮肤、眼及上呼吸道刺激；肺炎或肺水肿；齿、龈和下颌骨损害
289	戊醇	71-41-0	—	100	—	眼、皮肤和上呼吸道刺激
290	戊烷（全部异构体）	78-78-4 109-66-0 463-82-1	—	500	1000	周围神经病
291	硒化氢（按 Se 计）	7783-07-5	—	0.15	0.3	上呼吸道和眼刺激；恶心
292	硒及其化合物（按 Se 计）（不包括六氟化硒、硒化氢）	7782-49-2(Se)	—	0.1	—	眼和上呼吸道刺激
293	纤维素	9004-34-6	—	10	—	上呼吸道刺激
294	硝化甘油	55-63-0	1	—	—	舒张血管
295	硝基苯	98-95-3	—	2	—	高铁血红蛋白血症
296	1-硝基丙烷	108-03-2	—	90	—	上呼吸道刺激；肝损害；眼刺激
297	2-硝基丙烷	79-46-9	—	30	—	肝损害；肝癌
298	硝基甲苯（全部异构体）	88-72-2； 99-08-1； 99-99-0	—	10	—	高铁血红蛋白血症
299	硝基甲烷	75-52-5	—	50	—	甲状腺效应；上呼吸道刺激；肺损害
300	硝基乙烷	79-24-3	—	300	—	上呼吸道刺激；中枢神经系统损害；肝损害
301	辛烷	111-65-9	—	500	—	上呼吸道刺激
302	溴	7726-95-6	—	0.6	2	呼吸道刺激、肺损害
303	溴化氢	10035-10-6	10	—	—	上呼吸道刺激
304	1-溴丙烷	106-94-5	—	21	—	肝脏和胚胎/胎儿损害；神经毒性
305	溴甲烷	74-83-9	—	2	—	上呼吸道和皮肤刺激
306	溴氰菊酯	52918-63-5	—	0.03	—	中枢神经和周围神经系统症状；眼、皮肤刺激
307	溴鼠灵	56073-10-0	—	0.002	—	抗凝血作用；经皮毒性
308	氧化钙	1305-78-8	—	2	—	上呼吸道刺激
309	氧化镁烟	1309-48-4	—	10	—	黏膜刺激；金属烟热
310	氧化锌	1314-13-2	—	3	5	金属烟热
311	氧乐果	1113-02-6	—	0.15	—	胆碱酯酶抑制
312	液化石油气	68476-85-7	—	1000	1500	麻醉；自主神经功能紊乱；冻伤

续表

序号	中文名	化学文摘号 CAS 号	OELs/(mg/m³) MAC	OELs/(mg/m³) PC-TWA	OELs/(mg/m³) PC-STEL	临界不良健康效应
313	一氧化碳 　非高原 　高原 　　海拔 2000~3000m 　　海拔＞3000m	630-08-0 — — — —	— — 20 15	20 — — —	30 — — —	碳氧血红蛋白血症
314	乙胺	75-04-7	—	9	18	皮肤、眼刺激；眼损害
315	乙苯	100-41-4	—	100	150	上呼吸道及眼刺激；中枢神经系统损害
316	乙醇胺	141-43-5	—	8	15	眼和皮肤刺激
317	乙二胺	107-15-3	—	4	10	皮肤、黏膜强刺激；肝、肾损害；皮肤和眼灼伤；哮喘
318	乙二醇	107-21-1	—	20	40	上呼吸道和眼刺激
319	乙二醇二硝酸酯	628-96-6	—	0.3	—	血管舒张；头痛
320	乙酐	108-24-7	—	16	—	眼和上呼吸道刺激
321	N-乙基吗啉	100-74-3	—	25	—	上呼吸道刺激；眼损害
322	乙基戊基甲酮	541-85-5	—	130	—	上呼吸道和眼刺激；中枢神经系统损害
323	乙腈	75-05-8	—	30	—	下呼吸道刺激
324	乙硫醇	75-08-1	—	1	—	上呼吸道刺激；中枢神经系统损害
325	乙醚	60-29-7	—	300	500	中枢神经系统损害；上呼吸道刺激
326	乙醛	75-07-0	45	—	—	眼和上呼吸道刺激
327	乙酸	64-19-7	—	10	20	上呼吸道和眼刺激；肺功能
328	乙酸丙酯	109-60-4	—	200	300	眼和上呼吸道刺激
329	乙酸丁酯	123-86-4	—	200	300	眼和上呼吸道刺激
330	乙酸甲酯	79-20-9	—	200	500	头痛；眼和上呼吸道刺激；眼神经损害
331	乙酸戊酯(全部异构体)	628-63-7	—	100	200	眼、上呼吸道及皮肤刺激；消化道症状；贫血和嗜酸性粒细胞增多
332	乙酸乙烯酯	108-05-4	—	10	15	上呼吸道、眼和皮肤刺激；中枢神经系统损害
333	乙酸乙酯	141-78-6	—	200	300	上呼吸道和眼刺激
334	乙烯酮	463-51-4	—	0.8	2.5	上呼吸道刺激；肺水肿
335	乙酰甲胺磷	30560-19-1	—	0.3	—	胆碱酯酶抑制
336	乙酰水杨酸(阿司匹林)	50-78-2	—	5	—	皮肤和眼刺激
337	2-乙氧基乙醇	110-80-5	—	18	36	男性生殖系损害；胚胎/胎儿损害
338	2-乙氧基乙基乙酸酯	111-15-9	—	30	—	男性生殖系损害
339	钇及其化合物(按 Y 计)	7440-65-5(Y)	—	1	—	肺纤维化

续表

序号	中文名	化学文摘号 CAS 号	OELs/(mg/m³)			临界不良健康效应
			MAC	PC-TWA	PC-STEL	
340	异丙胺	75-31-0	—	12	24	上呼吸道刺激;眼损害
341	异丙醇	67-63-0	—	350	700	眼和上呼吸道刺激;中枢神经系统损害
342	N-异丙基苯胺	768-52-5	—	10	—	高铁血红蛋白血症
343	异稻瘟净	26087-47-8	—	2	5	胆碱酯酶抑制
344	异佛尔酮	78-59-1	30	—	—	眼、上呼吸道和皮肤刺激;中枢神经系统损害;全身不适;疲劳
345	异佛尔酮二异氰酸酯	4098-71-9	—	0.05	0.1	呼吸系统致敏
346	异氰酸甲酯	624-83-9	—	0.05	0.08	上呼吸道刺激
347	异亚丙基丙酮	141-79-7	—	60	100	眼和上呼吸道刺激;中枢神经系统损害
348	铟及其化合物(按 In 计)	7440-74-6(In)	—	0.1	0.3	肺炎、肺水肿;牙蚀症;全身不适
349	茚	95-13-6	—	50	—	肝、肾损害;上呼吸道刺激
350	莠去津	1912-24-9	—	2.0	—	血液、生殖和发育损害
351	正丙醇	71-23-8	—	200	300	上呼吸道和眼刺激;中枢神经系统抑制
352	正丁胺	109-73-9	15	—	—	头痛;上呼吸道和眼刺激
353	正丁醇	71-36-3	—	100	—	眼和上呼吸道刺激;中枢神经系统抑制
354	正丁基硫醇	109-79-5	—	2	—	上呼吸道刺激
355	正丁基缩水甘油醚	2426-08-6	—	60	—	睾丸损害
356	正丁醛	123-72-8	—	5	10	眼及呼吸道刺激;麻醉;变态反应
357	正庚烷	142-82-5	—	500	1000	中枢神经系统损害;上呼吸道刺激
358	正己烷	110-54-3	—	100	180	周围神经系统损害;上呼吸道和眼刺激

注:TEQ,Toxic Equivalent Quantity,国际毒性当量。由于环境中的二噁英类物质主要以混合物的形式存在,在对二噁英类进行评价时,通常将各同类物折算成相当于 2,3,7,8-TCDD 的量来表示,称为毒性当量。

参考文献

[1] 任树奎，刘铁民．作业场所职业危害预防与管理．北京：中国劳动社会保障出版社，2005．

[2] 邵强，胡伟江，张东普．职业病危害卫生工程控制技术．北京：化学工业出版社，2005．

[3] 邢娟娟．职业危害评价与控制．北京：航空工业出版社，2005．

[4] 陈卫红，邢景才，史迁明，等．粉尘的危害与控制．北京：化学工业出版社，2005．

[5] 张超光，蒋军成，郑志．粉尘爆炸事故模式及其预防研究．中国安全科学学报，2005，15.6：73-76.

[6] 孟燕华．职业安全卫生法律基础与实践．北京：中国劳动社会保障出版社，2007．

[7] 郝吉明，马广大，王书肖．大气污染控制工程．3版．北京：高等教育出版社，2010．

[8] 刘景良．化工安全技术．4版．北京：化学工业出版社，2019．

[9] 吴璐瑶，徐景德．化工企业职业危害控制效果评价实例研究．能源技术与管理，2018，43（01）：139-140＋170.

[10] 苏华龙．危险化学品安全管理．2版．北京：化学工业出版社，2011．

[11] 周长江，王同义．危险化学品安全技术管理．北京：中国石化出版社，2004．

[12] 李涛，张敏，缪剑影．密闭空间职业危害防护手册．北京．中国科学技术出版社，2006．

[13] 陈万金，陈燕俐，蔡捷．辐射及其安全防护技术．北京：化学工业出版社，2006．

[14] 张广华．危险化学品生产安全技术与管理．北京：中国石化出版社，2004．

[15] 张荣．危险化学品安全技术．2版．北京：化学工业出版社，2016．

[16] 顾向荣，马文军，朱钧．有毒有害工种从业人员必读．北京：化学工业出版社，2007．

[17] 孙连捷，张梦欣．安全科学技术百科全书．北京：中国劳动社会保障出版社，2003．

[18] 刘景良．化工安全技术与环境保护．北京：化学工业出版社，2012．

[19] 杨乐华．建设项目职业病危害因素识别．北京：化学工业出版社，2005．

[20] 周雪勤．职业卫生管理与技术．北京：中国石化出版社，2005．

[21] 张东普．职业卫生与职业病危害控制．北京：化学工业出版社，2004．

[22] 黄灵，刘新荣．某氯乙烯建设项目职业病危害预评价．职业卫生与应急救援，2007，25（1）：39-40.

[23] 黄有信，林文敏，刘松影．某硫酸新建项目职业病危害控制效果评价．职业卫生与应急救援，2007，25（2）：103-104.

[24] 刘景良．大气污染控制工程．2版．北京：中国轻工业出版社，2012．